D1719563

Mehr geneigt ins Nichts

Aus dem kurzen Leben des

Johann Baptista Herrenberger

alias Konstanzer Hans

aufgezeichnet von Wolfgang Duffner

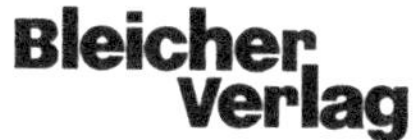

Das in diesem Buch gebrauchte Wort „Jauner“ stammt aus der Rotwelschsprache und leitet sich sehr wahrscheinlich vom hebräischen „jana(h)“ = „übervorteilen“ ab. Im südwestdeutschen Sprachraum wurde „Jauner“ insbesondere zum Synonym für „Räuber“. Der Terminus „Gauner“ entstand erst später und erfuhr dem Begriff „Jauner“ gegenüber eine Bedeutungsabschwächung.

Die Deutsche Bibliothek – CIP-Einheitsaufnahme

Wolfgang Duffner:
Mehr geneigt ins Nichts : aus dem kurzen Leben
des Johann Baptista Herrenberger alias
Konstanzer Hans / Wolfgang Duffner.
- 1. Aufl. – Gerlingen : Bleicher, 1999
ISBN 3-88350-331-2

Lektorat: Hubert Klöpfer, Tübingen
Umschlag: Atelier Reichert, Stuttgart
Herstellung: Wilhelm Röck, Weinsberg
ISBN 3-8835-331-2

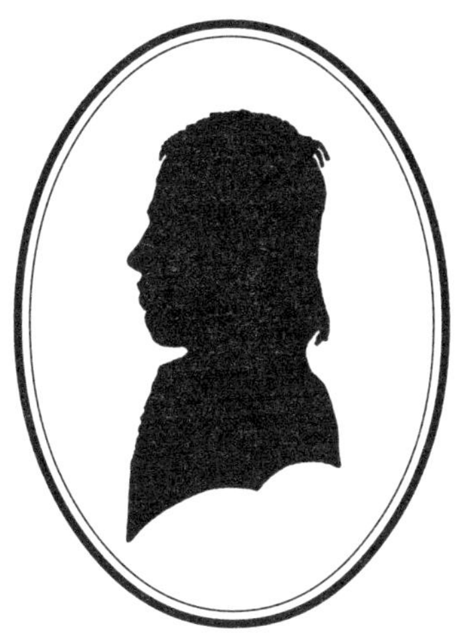

Der Jauner, dessen Namen
fast ganz Schwaben und
die angränzende Schweiz kennt,
hat hier allgemmeines Aufsehen erregt.

J.U. Schöll,
Ludwigsburg, 1789

1

Als Johann Baptista Herrenberger, nur genannt der Konstanzer Hans, weit genug von der betürmten Stadt, nah genug dem Wald mit halbgeschlossenen Augen unter einer scheinbar regungslosen Mittagssonne lag, empfand er so etwas wie Glück, sei es, weil er für Minuten die Welt vergaß, oder sei es, weil er die Welt in anderer Form wahrnahm. Solche Augenblicke waren in seinem kurzen Leben immer wiedergekehrt, so, wenn er, befangen in seinem Glauben an seine Unangreifbarkeit, sorglos unter Bäumen lag oder wenn er nach erfolgreichen Beutezügen so viel getrunken hatte, daß er von einem Sturm von euphorischen Gefühlen hemmungslos davongetragen wurde.

Ihm entging nicht das Geraschel in den Büschen, das Geflüster der Gefährten, es waren vertraute Geräusche. Er spürte die Sonne auf der Haut und die Kühle des nahen Waldes und einen Himmel, der näher schien als die Erde. Dann hörte er das Geflüster lauter werden, und es war die Stimme der Schwester, die ihn sofort auf die Erde zurückholte: der Ton ihrer Stimme gefiel ihm nicht. Was er dann sah, war vielleicht kein Grund zur Unruhe, aber um so mehr zur Vorsicht: ein Zollreiter tauchte hinter den Gärten auf. Kurz darauf war der Reiter wieder verschwunden, und fünf Soldaten näherten sich.

Herrenberger rührte sich nicht, weil eine Flucht sinnlos war und weil er sich seiner sicher war. Sie standen breitbeinig vor ihm, wollten seinen Paß sehen, wollten, daß er mitkomme.
Herrenberger rührte sich immer noch nicht.
Er komme von Gengenbach herauf, erklärte er ihnen, und er sei auf dem Weg nach Lahr, und er und seine Gefährten seien Kaufleute, und seine Reise erlaube keinen Verzug.
Das sagte er mit gewohnt ruhiger und keinen Zweifel zulassender Stimme.
Sie hätten Befehl, entgegneten ihrerseits die Soldaten, niemanden ungeprüft durch das Stadtgebiet gehen zu lassen, und ließen ihren prüfenden Blick über die kleine Reisegruppe gleiten, die aus insgesamt fünf Leuten bestand, unter denen sich auch sein Vater und seine Schwester befanden, die mehr durch Zufall zu der Gruppe gestoßen waren.
Da erhoben sich Herrenberger und die andern und folgten den Soldaten.
Herrenberger schien sich noch immer sicher zu sein. Er vertraute seinem Paß und seiner Unnachgiebigkeit. Während sie gingen, beobachtete er das Gelände und die Bewegung der Soldaten. Dann verlangsamte er seinen Schritt, so daß zeitweise nur einer von den Soldaten in seiner Nähe war, der sich nach ihm umsah, als Herrenberger stehenblieb, und in dem Augenblick, in dem er den Soldaten niederschlug und über das Gehege sprang, begann ihm der Stern des Unheils aufzugehen: er hatte sich selbst gefangen. Er übersprang einen

Zaun nach dem andern und kam doch nicht weiter. Der Lärm hatte Arbeiter aus der nahen Ziegelhütte, Gärtner und Zimmerleute angelockt, und einer von ihnen zwang Herrenberger zum Aufgeben, indem er ihn mit der Axt am Kopf traf. Die Soldaten banden ihm die Hände auf den Rücken und führten ihn in die Stadt hinab, da schien die Sonne immer noch am gleichen Ort.
Dies geschah am zwölften August siebzehnhundertdreiundachtzig.
Zwei Tage und Nächte ließ man Herrenberger ohne Licht und Nahrung im Verlies schmoren, und zwei Tage und Nächte verfolgte ihn wie ein Alptraum die Angst vor der Entdeckung: vor der Entdeckung seiner wahren Existenz, vor der Entdeckung seines Namens. Er war entschlossen zu leugnen, wie er immer geleugnet hatte, und nur das zu bekennen, was nicht geleugnet werden konnte.
Am dritten Tag holte ihn der Stadtknecht ans Licht zurück.
„Den wievielten Tag haben wir heute?" wollte der vom Licht Geblendete wissen.
Und der Stadtknecht: „Erst den dritten, und es werden wohl noch einige dazukommen, denn das Loch, Bruder, ist für dich gebucht, falls du wirklich der bist, als den man dich ansieht."
Im Verhör bekannte Herrenberger mit fester Stimme, er heiße Peter Niklas Koch, wie der Paß auch bezeuge, sei Scharfrichter aus Böhmen, habe fünf Jahre als Regimentshenker gearbeitet und sei auf der Durchreise.
Einer der Untersuchungsbeamten, der Böhmen kann-

te, fragte ihn sofort über Böhmen aus, und Herrenberger, der für kurze Zeit in die böhmische Armee geflüchtet war, um seinen Strafverfolgern zu entgehen, antwortete gelassen auf dessen Fragen.

Warum er der Armee den Rücken gekehrt habe, wollte der Stadtrichter wissen, und Herrenberger, der darauf baute, an das Regimentsgericht ausgeliefert zu werden, antwortete, daß ihn die Freiheit verführt habe und der Wunsch, seine Familie wiederzusehen; dabei verwies er auf seine Schwester und seinen Vater.

Wozu er das große zweischneidige Messer bei sich führe, wollte ein anderer wissen, und Herrenberger, überrascht über die Harmlosigkeit der Frage: Ein Scharfrichter führe immer ein zweischneidiges Messer bei sich, das er zu allerlei Operationen benötige.

Ruhig und überlegt und sich und seiner Sache sicher beantwortete er solche und ähnliche Fragen, wodurch er nicht nur seine augenblickliche Lage verbesserte, sondern sich gleichzeitig dem Verdacht aussetzte, ein Jauner erster Güte zu sein.

Bevor man mit dem Verhör fortfuhr, wollte man die anderen Gefangenen hören, als ersten seinen Vater, einen grauhaarigen, ehrsamen, bigotten Schuhmachermeister, der nur von wenigen Straftaten seines Sohnes wußte, derentwegen es in der Vergangenheit immer wieder zu schweren Auseinandersetzungen zwischen beiden gekommen war.

Herrenberger kannte die unerfüllbare Ehrsucht seines Vaters und traute ihm doch so viel Vaterliebe zu, um ihn, den einzigen Sohn, zu verleugnen. Und als er dann mit

seinem Vater, den man im entgegengesetzten Flügel des Gefängnisses untergebracht hatte, um jeden Kontakt auszuschließen, konfrontiert wurde und in dessen Augen sah, meinte er sogar, daß dieser gar nicht anders konnte, als ihn zu verleugnen, den er seiner Taten wegen so sehr verabscheute und der doch sein Sohn war.
Der Vater stand schwerfällig auf, als er aufgerufen wurde, warf einen schnellen Blick auf den Verdächtigten, bevor er laut und deutlich vor dem Gericht bekannte: „Dieser da ist mein Sohn, und er trägt viele Namen, und sein wahrer Name ist Johann Baptista Herrenberger, genannt der Konstanzer Hans, und er ist Jauner von Beruf und der Gesuchte."
Das sagte er ohne Schwanken in der Stimme.
Die Blicke der Herren am Richtertisch ruhten noch auf dem Alten, als Herrenberger aufspringend, zu seinem Vater gewandt, rief: „Wie kommt Ihr dazu, solche Lügen zu verbreiten und einen unschuldigen Menschen, der Eurem Sohn ähnlich sehen mag, ins Unglück zu stürzen?"
Um dann mit ruhiger, fester Stimme dem Hohen Gericht zu erklären: „Ich kenne diesen Menschen nicht, der mir aus einem Grunde, der mir fremd ist, übel mitspielt."
Vielleicht war der Alte wirklich nicht sein Vater, und nie war ihm dieser Mann fremder erschienen als in diesen Minuten, als er etwas tat, was kein wirklicher Vater zu tun imstande ist: ihn zu verraten.
Der Alte schwieg, die Richter schwiegen. Als ihn schließlich einer der Stadtrichter aufforderte, doch auf die

Erklärung seines angeblichen Sohnes zu antworten, schwieg er immer noch, den Sohn anstarrend, als kenne er ihn gar nicht mehr, und es war nicht klar, ob es Angst war oder Mitleid, was ihn zum Schweigen brachte.

Doch dann erhob er sich noch einmal und wiederholte mit fester, wenn auch halblauter Stimme, was er bereits gesagt hatte: daß doch dieser sein Sohn sei und zu Oppenau getauft wurde und daß seine Paten daselbst noch lebten, die es bezeugen könnten.

Herrenberger, dem die veränderte Stimme und der abwesende Blick des Zeugen nicht entgangen waren, stellte sich vor den Alten, fixierte ihn mit einschüchterndem Blick und entgegnete: „Jetzt seht mich genau an und sagt mir, ob Euer Sohn so aussieht. Überlegt Euch gut, was Ihr sagt, und vergeßt nicht, was Euch die Falschaussage einbringt."

Und der Alte sah auf den Sohn, sah in den Saal, als suche er dort Hilfe, sah ein zweites Mal auf den Sohn, zögerte, sah zum Richtertisch, nickte, und der Stadtrichter ließ ihn gehen.

„Aber man sieht's ihm doch an, daß er nicht bei Sinnen ist", schrie Herrenberger jetzt außer sich, „wie ist es nur möglich, einen dahergelaufenen Wirrkopf wie diesen als Zeugen gegen mich aufzurufen!"

Dann erschien seine Schwester im Zeugenstand, eine sehr junge, zierliche, dunkelhaarige Frau mit weit geöffneten Augen und dem gleichen schwermütigen Zug um den Mund wie der Verdächtigte. Ohne zu zögern, erklärte sie, daß sie tatsächlich einen Bruder habe, das sei Jahre her, daß er die Familie verlassen habe, doch erinnere sie sich, daß er anders ausgesehen habe als jener, der vor ihr stehe, und als der Richter fragte, wie sicher sie sich sei, antwortete sie, je länger sie ihn sehe, um so sicherer sei sie sich, und als der Richter noch einmal nachfragte, ob sie sich auch wirklich sicher sei, entgegnete sie mit kokettem Augenaufschlag: „Aber, geehrter Herr, man kennt doch seinen Herzensbruder, nicht wahr?"

Herrenberger hatte während der Befragung die junge Frau, die so selbstsicher leugnete, seine Schwester zu sein, keine Sekunde aus den Augen gelassen, und selbst, als sie schon gegangen war, schien er noch immer in ihrem Anblick gefangen zu sein.

Das Gericht aber maß der Aussage der jungen Frau keine Bedeutung bei.

Es glaubte dem Vater.

Dieser bestätigte am folgenden Tag noch einmal seine Aussagen, und das Gericht beschloß, Herrenberger zu einem Geständnis zu zwingen. Man ließ ihm vierzig Stockschläge verabreichen, ohne daß er gestand. Als die Tortur fortgeführt werden sollte, erhob der Alte plötzlich zur Überraschung der Anwesenden Einspruch, indem er sich zwischen den Stockknecht und Herrenberger stellte und letzteren aufforderte, endlich die Wahrheit zu sagen.

Da beendete der Stadtrichter abrupt das Verhör und beantragte bei der badischen Regierung, daß Herrenberger dem Oberamt Mahlberg zur weiteren Untersuchung übergeben werde.

Ein paar Tage später brachte man Herrenberger zum Wagen, legte ihn in Ketten, setzte ihm die Daumenschrauben an. Dann sah Herrenberger den Alten, der zusammen mit den anderen Gefangenen zu einem anderen Wagen geführt wurde, doch vergebens suchten seine Augen die Frau, die so standhaft leugnete, seine Schwester zu sein. Als sein Wagen sich in Bewegung setzte, stand der andere Wagen immer noch, und als er ihn überholte, sah Herrenberger den Alten starrköpfig und mutlos in seinem Wagen sitzen. Dann begegneten sich ihre Blicke, und Herrenberger beugte sich aus dem Wagen, so weit es die Ketten erlaubten, und schrie, übermannt von Wut und Trauer: „Warum so traurig, Alter, wo Ihr doch der Wahrheit zum Sieg verholfen habt! Daß Ihr es nie vergeßt: Ich kenne Euch weniger denn je. Daß Euch der Teufel hole!"

Dies waren seine Abschiedsworte.

Und so wurde der von den Obrigkeiten langgesuchte Herrenberger nach Mahlberg gebracht: Soldaten, die den Wagen eskortierten, Wächter auf dem Wagen, und der Gefangene selbst an die Wagenplanken gekettet.

Herrenberger hatte während der Fahrt viel Zeit, um seine Lage zu bedenken. Was mußte er leugnen? Was durfte er zugeben? War es besser, seinen Namen zu bekennen, nachdem ihn sein Vater verraten hatte? Wieweit mußte er den Aussagen seines Vaters vor Gericht folgen?

Er fürchtete sich vor Mahlberg, dessen strenges Regiment nur noch von dem von Sulz übertroffen wurde, wo der Oberamtmann Schäffer, als Bluthund verschrien, residierte. Aber er fühlte sich stark genug, der Furcht nicht

nachzugeben, und er war entschlossen, alles zu tun, um seine Freiheit wiederzuerlangen, notfalls mit Gewalt.
Das Gefängnis, in das man ihn einlieferte, ließ Schlimmes ahnen. Die Zelle war so beschaffen, daß ein Mann von seiner Größe nicht einmal aufrecht sitzen konnte; man schloß seine Hände so nahe an den Füßen zusammen, daß er in geduckter Haltung sein erstes Verhör abwarten mußte.
Als dann der vernehmende Beamte sich am ersten Verhörtag den Spaß erlaubte, ihn mit seinem falschen Namen zu begrüßen, korrigierte ihn Herrenberger sogleich, bekannte seinen richtigen Namen und erklärte auch, warum er in Gengenbach seinen Namen geleugnet habe: die Angst vor der Auslieferung an das Regiment, von dem er desertiert sei. Und um dem Gericht zuvorzukommen, bekannte er noch gleich zwei, drei von seinen Einbrüchen sowie ein paar harmlose Betrügereien, die er aus Not begangen haben wollte.
Der Beamte, überrascht, daß ein Jauner unaufgefordert seine Jaunereien bekannte, fragte ihn nach weiteren Delikten, schloß das Protokoll und zog sich zurück.
Herrenberger schöpfte Hoffnung – zu früh.
Im zweiten Verhör fragte ihn der Beamte nach weiteren Straftaten, und als Herrenberger sich an keine mehr erinnern wollte, präsentierte ihm der Beamte das Gengenbacher Protokoll, in dem der Vater eine Reihe von Überfällen angezeigt hatte, die sein Sohn begangen haben sollte.
Jetzt begriff Herrenberger, daß er handeln mußte, wollte er nicht völlig unglaubwürdig werden: er mußte die

Glaubwürdigkeit seines Vaters in Frage stellen. Und so beschrieb er in beredten Worten die schlechte Beziehung zwischen ihm und seinem Vater, beklagte sich über dessen Haßgefühle und Rachegelüste und dessen schlechtes Gedächtnis, rief nach Beweisen, von denen er wußte, daß sie nicht beschafft werden konnten, und verlangte eine erneute Konfrontation mit dem Vater, um dessen Lügen zu entlarven.
Tatsächlich ließ der Beamte den Vater kommen, ohne ihn mit dem Sohn zu konfrontieren, ließ ihn die Straftaten seines Sohnes aufzählen, die ihm bekannt waren (wobei die verhängnisvollsten aus Unwissen oder Absicht nicht zur Sprache kamen), dann beendete der Beamte zur Überraschung aller die Untersuchung.
„Ich glaube dir", schloß der Beamte mit dünnem Lächeln an den Angeklagten gewandt, „aber deinem Vater glaube ich noch mehr."
Herrenberger aber schöpfte noch einmal Hoffnung. Ein paar Jahre Zuchthaus würde er überleben, und bei guter Haltung würde man ihn vorzeitig in die Freiheit entlassen.
Überraschend schnell traf das Urteil der badischen Regierung ein, und überraschend schnell fand sich der Betroffene damit ab, auch wenn er nicht mit diesem Urteil gerechnet hatte und im ersten Augenblick der Empörung sich sogar weigerte, es anzunehmen. Als er sich jedoch gefangen hatte, kehrte schnell seine Zuversicht zurück, und er richtete sich an dem Zusatzpara-graphen auf, der eine Verkürzung der lebenslänglichen Zuchthausstrafe durchaus möglich erschienen ließ.

Erst mal bin ich mit dem Leben davongekommen, sagte er sich, und so lange ich lebe, ist alles möglich. Und: Besser ein paar Jahre im Zuchthaus zu sitzen, als für immer unter dem Galgen das unwiederbringliche Leben auszuhauchen.

Was ihn jedoch aus der Fassung brachte, war, daß ihm der Schinder gemäß der Vorschrift am Tag der Urteilsverkündung den Kopf kahlschor. Er wehrte sich trotz seiner Ketten und tobte noch lange danach in seiner Zelle. Möglich, daß er ahnte, welche Folgen der Verlust seiner Haarpracht noch haben sollte.

Am Tag darauf setzte man ihn in den Wagen, der ihn ins Zuchthaus bringen sollte.

Da ereignete sich ein Vorfall, der dem bisherigen Geschehen doch noch eine glückliche Wende zu geben schien, am Ende vielleicht die Freiheit. Als sie nämlich durch kaiserliches Gebiet kamen, hielt ein Vogt den Wagen an, überprüfte Herrenbergers Personalien, fragte ihn, ob er nicht kaiserlicher Soldat gewesen und desertiert sei, und Herrenberger, der die Chance sofort erkannte, bejahte zweimal, und der Vogt ließ ihn vom Wagen schließen und übergab ihn einem Korporal, ohne sich um die Proteste des Wagenführers zu kümmern.

Man brachte ihn in eine Wachstube, wo er der Aufsicht des Nachtwächters unterstand. Sechs Stunden lang hatte Herrenberger Zeit, die Vor- und Nachteile einer Flucht zu bedenken, die trotz der Ketten möglich schien. Wenn er sich am Ende gegen die Flucht entschied, dann, weil er damit rechnete, vom Regimentsgericht verurteilt zu werden, und das konnte nur heißen ein paar Wochen Arrest oder Spießrutenlaufen, um dann sogleich wieder ins Regiment aufgenommen zu werden. Darauf würde er ein, zwei Jahre Soldat sein, würde wieder desertieren, um sich von neuem seinen Geschäften zuzuwenden oder gar auszuwandern. Im Militär sah er im Augenblick die einzige Möglichkeit, der zivilen Gerichtsbarkeit zu entkommen, die überall auf ihn lauerte. So entschied er sich zu bleiben und sich nach Freiburg abführen zu lassen, wo das kaiserliche Militärgericht seinen Sitz hatte.

Dort behandelte man ihn korrekt, nahm ihm die Hand- und Fußschellen ab, gab ihm reichlich zu essen und behandelte ihn trotz seiner Desertion eher wie einen der Ihren.

Und dann lud man ihn zum Verhör.

Doch bevor es begann, war es auch schon zu Ende: es war der kahlgeschorene, zur Ehrlosigkeit verdammte Kopf, der das Verhör überflüssig machte. Vielleicht bedauerten die Militärrichter die Sachlage, bedauerten den um seine Ehre gebrachten Herrenberger, doch der Kodex war stärker als ihr Mitgefühl.

Dann holten sie Auskunft in Mahlberg ein, und der Bescheid war, wie zu erwarten, niederschmetternd, die Ehrlosigkeit erwiesen, eine Rückkehr ins Regiment war ausgeschlossen.

Doch noch zögerte das Militärgericht mit dem Urteil, bis sich unvermittelt eine Stimme aus der Ferne zu Wort meldete, die keiner erwartet hatte, am wenigsten Herrenberger, und die überraschend schnell dem heillosen

Gewirr von Hoffnung und Zweifel, ratlosen Gebärden und aufmunternden Worten ein unerwartetes Ende setzen sollte. Ein Gespenst trat aus dem Hintergrund, nahm menschliche Gestalt an: der Oberamtmann Schäffer von Sulz.

Dieser unbestechliche, ehrgeizige, erfolgreichste Menschenjäger seiner Zeit, den die Gesetzlosen einen Blutsauger und Bluthund schimpften, hatte aus einer Jaunerbeschreibung in einer Stuttgarter Zeitung erfahren, daß Herrenberger alias Konstanzer Hans in Freiburg in Haft lag.

Schäffer bat um sofortige Auslieferung.

Dem Regimentskommando in Freiburg, das immer noch zu keiner Entscheidung gelangt war, kam der Auslieferungsantrag nicht ungelegen: Es fühlte sich vom Zwang des Entscheidenmüssens befreit und beschloß, dem Antrag stattzugeben.

Herrenberger, der von alledem nichts ahnte, fühlte sich unter dem Schutz des Militärs vor jedem zivilen Tribunal sicher. Es waren ja nur kurzzeitliche Strafen, die er von einem Militärgericht zu befürchten hatte, und so sah er immer noch Licht am Ende des Tunnels – bis zu dem Tag, an dem der Wagen aus Sulz eintraf und der Wärter ihn aufschloß.

„Was soll das bedeuten?" wollte er von diesem wissen.

„Bruder", antwortete dieser, „das geht *dich* an. Die Leute von Sulz sind da, um dich zu holen."

Herrenberger sah dem Wärter in die Augen, weil er seinen Worten nicht glaubte.

Er weigerte sich, das Gehörte zu glauben.

„Wenn es so wäre“, murmelte er, „hätten mir die Raben in weniger als einem Monat die Augen ausgehackt.“
„Es ist so“, bestätigte der Wärter, „man hat lange genug nach dir Ausschau gehalten, und der Teufel allein weiß, worauf es hinausgeht.“
Danach wurde Herrenberger den Sulzern übergeben und von diesen mit einem eisernen Halsband an den Wagen gefesselt.
„Ein Geschenk vom Oberamtmann“, bemerkte der Wagenknecht, „es ist sein Wunsch, daß wir dich in ganzer Länge nach Sulz bringen.“
Dies geschah am dritten Januar siebzehnhundertvierundachzig.
Das Beste, was ich mir jetzt erhoffen kann, gestand sich Herrenberger ein, ist ein schneller Tod.
Er war wie gelähmt, alle Zuversicht war verschwunden, nicht mal an Flucht dachte er. Er hatte, wie der ausgediente Statthalter von Glatt, interessierter Beobachter und einer der wenigen Vertrauten des Oberamtmanns, an einen Freund schreibt, seinen Meister gefunden.
Wer war dieser Mann mit dem Dreispitz auf dem Kopf und der Reitpeitsche in der Hand, der sich geschworen hatte, die in ganz Schwaben wie ein Fieber grassierende Gesetzlosigkeit mit Stumpf und Stiel auszurotten, und von dem seine Gegner ohne Scham behaupteten, daß bei ihm das Hängen vor dem Urteil komme und daß es ihm nicht genüge, Verbrecher nur hängen zu sehen, sondern daß er es sich nicht verkneifen könne, ihnen auch noch eine Warnung ins Jenseits nachzuschikken?

Die Fakten sind schnell aufgezählt. Sohn eines Pfarrers, hochsensibilisiert für den hoffnungslosen Zustand der Welt und den Bankrott der Justiz, die über die Constitutiones criminalis Caroli V. nicht hinausgekommen war, hellwach für die Morgenluft des neuen heraufziehenden Jahrhunderts, selbstherrlich und überzeugt vom Sinn seines Tuns, war Schäffer entschlossen, seine Rolle als Strafverfolger, Ankläger und Richter unbeirrt auszuspielen. Er war nicht wählerisch in der Wahl seiner Mittel, doch ist der Vorwurf seiner Kritiker, er habe den Rechtssatz „summum ius, summa injuria" nach Belieben mißachtet, schwer nachweisbar.

Was Schäffer von anderen Kriminalisten jener Zeit unterschied, war die Erkenntnis, daß man, um das Verbrechen zu bekämpfen, die Verbrecher kennen mußte. Er war auch der erste im alten, untergehenden Reich, der daran ging, Jaunerlisten anzulegen, die bald alle namhaften Verbrecher im deutschen Südwesten erfaßten und die eine genaue Beschreibung ihres Aussehens, ihrer Herkunft und Beziehungen und Eigenschaften wie Art und Umfang ihrer verbrecherischen Tätigkeit enthielten. Diese Kenntnisse sicherten ihm eine Überlegenheit, die er dem Gefangenen gegenüber später in den Verhören hemmungslos ausspielte. Nirgendwo in Deutschland waren – wie hier – so viele Kundschafter, Beobachter und Hatschiere unterwegs, die die Jauner in ihren geheimsten Schlupfwinkeln aufspürten, nirgendwo lagen so viele Jauner in den Türmen, nirgendwo wurden so viele Todesurteile verhängt.

Der Oberamtmann war stolz auf seine Erfolge, aber er

war keineswegs zufrieden, denn ein Erfolg ruft nach dem andern. Außerdem war ihm irgendwann einmal klar geworden, daß er das Ende der Gesetzlosigkeit ohnehin nicht erleben würde, weil die Gesetzlosigkeit wie ein unauslöschlicher Fluch auf der menschlichen Gesellschaft ruht. Dies war jedoch kein Grund, um in den Bemühungen nachzulassen, eher ein Anlaß, so zu tun, als gebe es keinen Fluch und kein Scheitern und kein Umsonst.

Das Aufsehen, das Herrenberger, sobald er die württembergische Landesgrenze auf seinem Weg nach Sulz überschritten hatte, erregte, schmeichelte seiner Eitelkeit und bewies doch seine hoffnungslose Lage. Überall strömten die Menschen herbei, um den berüchtigten Freibeuter zu sehen, dem die Obrigkeiten fast vier Jahre lang vergeblich nachgestellt hatten und von dem so viel Abenteuerliches – mehr Falsches als Wahres – im Umlauf war, wobei mehr noch als seine Furchtlosigkeit und Kaltblütigkeit seine angeblichen Künste, deren höchste es war, sich unangreifbar, ja unsichtbar zu machen, die Phantasie des niederen Volkes entzündeten. Herrenberger beobachtete den Auflauf in den Dörfern, durch die der Zug kam, mit Stolz und Staunen und zunehmender Resignation. Ich bin ein Nichts, stellte er nüchtern fest, auf dem ein Tag lang das trügerische Licht des Scheins ruht.

Doch weil er immer noch nicht glauben wollte, was ihn erwartete, sagte er zu dem neben ihm sitzenden Wächter: „Hör zu, fahren wir jetzt gleich in die Hölle, oder gibts vielleicht doch noch einen Umweg?“

Doch dieser entgegnete: „Wenn du meinst, es geht nach Sulz, dann bist du noch immer auf dem richtigen Weg."
Als der Zug gegen Abend die Mauern von Sulz erreichte, nahm, so der Statthalter von Glatt, das Gedränge auf den Straßen so zu, daß die Begleitsoldaten und die Wächter auf dem Wagen mit dem Gewehr die Menge in Schach halten mußten.

2

Während der Oberamtmann lustlos auf die Akten sah, stand der Sekretär am offenen Fenster und beobachtete den westlichen Abendhimmel.
„Ein Abendrot", stellte er fest, „das jedes andere in den Schatten stellt; schöne Tage stehn uns bevor."
Solche Worte erstaunten den Oberamtmann. Er hielt sie für Poesie, also für überflüssig. Vor allem konnte er in ihnen keinen Bezug zu der Wirklichkeit erkennen, mit der sie beide es zu tun hatten. Da sein Sekretär ein paar Monate in Frankreich zugebracht hatte, nahm er an, daß solcherlei sprachliche Abschweifungen Relikte dieses Aufenthalts waren. Wäre sein Sekretär nicht ein so klar und geradlinig denkender Mitarbeiter gewesen, hätte er dessen Fähigkeit, sich in scheinbar belanglose Dinge verlieren zu können, weniger leicht ertragen. So blieb ihm nur die stete Verwunderung über diese wiederkehrenden Abirrungen in so belanglose Bereiche wie das Wetter, die Natur oder die Kunst.

Daß sein Sekretär malte, hatte ihn sogar irritiert. Doch als er ihn dabei ertappte, wie er während eines Verhörs den Kopf eines Jauners porträtierte, war er fasziniert. Tatsächlich hielt er die Begabung des Sekretärs für einen Glücksfall. Und so kam es, daß er ihn aufforderte, alle Jaunerköpfe zu zeichnen, deren er habhaft wurde, um sie auf die Fahndungsblätter zu setzen. Wenn er später trotzdem darauf verzichtete, seine Listen mit den Porträts der gesuchten Jauner zu verzieren, geschah es wohl, weil er der sprachlichen Beschreibung mehr Präzision in der Wiedergabe zutraute. Doch waren die Porträts für ihn wichtig bei der Identifizierung, und nicht selten hielt Schäffer die Bilder vor den Verhören, selbst vor der Urteilsverkündung in der Hand, sich in Linien und Schattierungen vertiefend, als würde ihm erst jetzt offenbar, mit wem er es zu tun hatte.
Er wußte, daß sein Sekretär am Sonntagmorgen, wenn die Frommen sich auf den Weg zur Kirche machten, mit Zeichenblock oder Palette durch die Sulzer Vorgärten zog. Er kannte die Bilder nicht, die dieser von seinen Spaziergängen mitbrachte, aber er war überzeugt, daß sie Form und Aussehen des dargestellten Gegenstands getreu wiedergaben, ja, er erwartete es von ihm. Einige wenige Male war ihm der Gedanke gekommen, ihm eines der Bilder abzukaufen, um es seiner jungen Frau zu schenken, die sich im Gegensatz zu ihm etwas aus Bildern machte, vor allem, wenn es sich um sentimentale Naturbilder handelte. Auch hatte er daran gedacht, seine Frau porträtieren zu lassen, ein Gedanke, der ihm, nachdem er ihn gründlich durchdacht hatte, wenig be-

hagte. Nicht weil er dem Sekretär nicht getraut hätte. Der Oberamtmann war es gewohnt, berufliche und private Dinge zu trennen. Er pflegte keine privaten Beziehungen zu seinem Sekretär, aber nicht, weil er sein Sekretär, also untergeordnet war, sondern weil ihm dieser fremd blieb.

Als er einmal darüber nachdachte, ob es etwas gäbe, was ihnen in ihrem privaten Leben gemeinsam sei, fand er nichts. Offensichtlich war das einzige, was sie verband, das professionelle Gespür für die verbrecherische Tat und die Manie, sie aufzudecken. Aber auch da war sich Schäffer nicht so sicher. Was Konsequenz und Beharrlichkeit betraf, konnte er sich auf den Sekretär verlassen. Nur wenn er, der nichts so sehr verabscheute wie Umwege, das Gefühl hatte, daß sich jener in theoretische Exkurse einließ, überhörte er diese kommentarlos, wobei er sie dessen jüngerem Alter zuschrieb. Schäffer war ein Mann der Praxis, Theorien interessierten ihn nur, soweit sie unmittelbar mit dem Fall zu tun hatten, aber auch dann stand er ihnen mißtrauisch gegenüber.

Doch war Schäffer keineswegs der, als den ihn seine Feinde unter den Fortschrittsaposteln und Menschheitsbeglückern gerne hinstellten. Er war konservativ bis auf die Knochen und hörte doch deutlich die Trompeten des neuen Jahrhunderts blasen. „Wichtig: die Bestrafung des Verbrechens“, heißt es in einem seiner Jahresberichte an die Regierung in Stuttgart, „noch wichtiger: die Verhütung des Verbrechens, das ein Unglück ist.“

Der Sekretär beobachtete die dunkler werdende Rötung

des Himmels über den Dächern und Türmen der Stadt, hob seinen Kopf und sagte: „Sie kommen!"
Da wandte der Oberamtmann seinen Blick von den Akten zum Fenster. Im diffusen Licht des Abends erschien ihm die Gestalt am Fenster noch größer, noch undurchsichtiger. Er haßte dieses Licht, das uns daran hindert, die Dinge so klar zu sehen, wie wir sie zu sehen wünschen.
Er verabscheute diese Abende.
Und er verabscheute Volksaufläufe, die für ihn das Stigma von Zusammenrottungen hatten.
Der Sekretär dagegen schien auf den Auflauf geradezu zu warten, denn er litt unter der Monotonie des allzu gleichmäßig ablaufenden Lebens. Deshalb hatte er ein Auge für alles, was die Monotonie, die Enge, die Beschränktheit für Minuten oder Stunden aufhob. Er stammte aus dem Markgräflerland, und dachte oft mit einer Mischung von Verwunderung und Wehmut an die Wärme des Rheintals, an die offenen Weinschenken, an ein sonnigeres Dasein. Mehr noch aber dachte er an den Aufstieg. Als der Oberamtmann ihn damals nach Sulz rief, hatte er keinen Augenblick gezögert. Hier war der Ort, um nach oben zu kommen. Und er wollte nach oben. Doch war er keiner von diesen lärmenden Karrieristen, die uns unentwegt einzureden versuchen, daß ohne sie die Welt zum Stillstand käme. Er verfolgte seine Ziele mit nobler Zurückhaltung und stiller Hartnäckigkeit. Er wußte, was er wert war, und das genügte.
Die Stimmen kamen näher, schwollen an zu einem nicht näher definierbaren Lärm.

„Was für ein Auflauf", hörte Schäffer den Sekretär sagen, „was für eine Demonstration der Neugier und des unverhohlenen Einverständnisses. Wann wird man je erleben, daß einem Fürsten ein solcher Empfang bereitet wird – aus freien Stücken!"
Der Oberamtmann dachte kurz über den Sinn dieser Worte nach und schwieg. Warum sollten Untertanen ihren Herren zujubeln, von denen sie außer Steuererhöhungen und Kriegsdienst so wenig zu erwarten hatten? Warum sollten sie dem Herzog zujubeln, den sie bei seinem Amtsantritt noch liebevoll Karl Herzig nannten und der ihnen die Witwen- und Waisenkasse bescherte und die Kasse der Landstände erbrechen ließ?
Deutlich hörte man jetzt den Lärm von der Straße herauf, dieses heillose, nie endende Gewirr von schreienden, lachenden, johlenden, singenden Stimmen, von Trommelwirbeln und Kommandos. Natürlich störte den Oberamtmann der Lärm. Dieses Wohlwollen für einen Verbrecher! Diese Anteilnahme! Diese geheime Verbrüderung! Er kannte seine Pappenheimer! Begingen sie in Gedanken nicht die gleichen Verbrechen Tag für Tag? Da war einer, der ihre Gedanken und Träume in die Tat umsetzte, und schon bewunderten sie ihn, und einige würden Tränen vergießen, wenn man ihn zum Galgen führte! Aber das war der Mensch: die gezähmte Bestie, der dressierte Affe, dieses Zwitterwesen, das man keinen Augenblick aus den Augen lassen durfte. Der Oberamtmann mißtraute seiner Spezies aus ganzem Herzen, möglicherweise mißtraute er sogar seiner eigenen Frau.

Wenn der Oberamtmann den Auflauf zuließ, dann vielleicht aus dem gleichen Grund, aus dem die Kirche die Fastnachtsumzüge zuließ: Das Volk hatte für eine Weile seinen Spaß und das Gefühl, frei zu sein, und die Obrigkeit hatte ihre Ruhe. Nur einmal war der Auflauf mißbraucht worden, als die Narren den Schlüssel zum Rathaus, der ihnen nach Gewohnheit auf dem Höhepunkt der närrischen Tage übergeben worden war, nicht mehr zurückgeben wollten. Das war Jahre zuvor in Oberndorf, einem Städtchen ein paar Kilometer neckaraufwärts, passiert, und die Obrigkeit mußte eine Streife anfordern, um gegen die rebellischen Narren vorzugehen.
Was Schäffer damals alarmierte, war weniger das Verhalten der Narren, die unter dem Schutz der Narrenkappe sich so weit vorgewagt hatten, daß der Notstand im ganzen Oberamt ausgerufen werden mußte, als das Verhalten der Stadtregierung, die so lange mit ihrem Eingreifen zögerte und die sich nach Meinung des Oberamtmanns von Sulz am Ende selbst zum Narren machte. Gegenüber dem Statthalter von Glatt hatte der Oberamtmann auch klipp und klar geäußert, daß, wenn dies in seinem Amtsbereich geschehen wäre, er keine Minute gezögert hätte, die Aufrührer mit der äußersten Härte des Gesetzes zu bestrafen.
Der Oberamtmann sprang auf, schloß das Fenster, durchschritt die Breite des Amtszimmers mit kurzen, schnurgeraden Schritten, die zum Halbkreis gebogene Reitpeitsche in den Händen, und sagte, was wie eine Einleitung klang: „Als ich mein Amt hier antrat, schwor ich einen Eid. Ich schwor, das Räuberunwesen, das dieses

Land zu einer Kloake zu machen drohte, mit Stumpf und Stiel auszurotten, wofür mir alle legalen Mittel recht sein sollten, die mir in diesem Kampf angemessen schienen. Daran habe ich mich gehalten."

Der Oberamtmann warf einen flüchtigen Blick auf den Aktenberg und fuhr fort: „Wir haben den Schweizer Viktor mitsamt seiner Bande überführt, wir haben den Peter Vetter alias Schinderpeter und den Schultoni fast gleichzeitig an Land gezogen. Aber der dickste Fisch blieb uns vorenthalten, und nur einem Glücksfall verdanken wir es, daß er uns ins Netz gegangen ist."

Die Rede war von Johann Baptista Herrenberger alias Konstanzer Hans.

Und hier die Fakten, oder das, was wir als Fakten ansehen:

Geboren am einunddreißigsten August siebzehnhundertneunundfünfzig auf einem Hof bei Oppenau nahe Offenburg, Vater Flickschuster, Umzug nach Konstanz, der junge Herrenberger verkauft Rosenkränze, Wachsfiguren und Heiligenbilder auf Jahrmärkten und Kirchenfesten, zieht mit seiner Ware bis nach Aulendorf, Riedlingen, Tübingen, Esslingen, auf die Fildern, ist später auch als Medikus, Zirkelschmied und Scharfrichter unterwegs, dabei ergeben sich die ersten Kontakte zur Jaunerszene, Teilnahme an ersten Einbrüchen, Einbrüche auf eigene Faust im Schwäbischen, im Schwarzwald, auf der Baar, im Kanton Schaffhausen, am Bodensee, Überfälle zunehmend auf Pfarrhäuser, Beamtenwohnungen, Adelssitze, fünf Mal gefaßt, vier Mal geflohen, ein Mal zur kaiserlichen Armee geflüchtet und desertiert, einhundertsechsunddreißig schwere Einbrüche und Überfälle, hinzu kommen dreihundert leichtere Diebstähle und sonstige Eigentumsvergehen weitgehend ohne Gewaltanwendung, ist vertraut mit der Szene, agiert jedoch am liebsten allein, eine Zeitlang liiert mit der Jaunerin Schleiferbärbel, regelmäßige Begegnungen mit seiner Schwester, von Gestalt mittelgroß, kräftig, graue Augen, schwarze Haare, Narbe an der rechten Schläfe, aufrechter Gang, spricht Hochdeutsch mit alemannischem Einschlag, Analphabet, dem Leben zugetan, ohne leichtblütig zu sein, tritt sicher und selbstbewußt auf und ist nicht frei von Eitelkeiten, neigt zu Zornesausbrüchen, leugnet mit großer Standhaftigkeit, gesteht nur, was bewiesen ist, sagt kein Wort zuviel, ist erfinderisch im Ausdenken von Fluchtwegen, wechselt Namen und Berufsangaben, versucht Gefängniswärter auf seine Seite zu ziehen, verdient vollstes Augenmerk etc. etc.

Die mehrmals ergänzte Vita des Johann Baptista Herrenberger.

Einhundertsechsunddreißig schwere Einbrüche in einem Zeitraum von nicht einmal vier Jahren übersteigt alles, was uns an kriminellen Erfolgen aus jener Zeit bekannt ist und deutet auf eine ungewöhnliche kriminelle Energie hin und auf ein bemerkenswertes Versagen der polizeilichen Organe. Möglicherweise hatte man es mit dem erfolgreichsten Räuber der Zeit zu tun.

Der Aktenberg: dreißigtausendvierhundertundachtzig Blatt Inquisitionsakten, viertausendzweihundertundvierzig Blatt Protokollauszüge und Korrespondenzen mit

zweihunderteinundzwanzig Herrschaften und Obrigkeiten.
Das Fazit des Oberamtmanns von Sulz: „Wenn Schwaben das Eldorado der Gesetzlosen genannt wird, dann haben wir dies in erster Linie Leuten wie Herrenberger alias Konstanzer Hans zu verdanken, und das wollen wir bei aller Unvoreingenommenheit nicht vergessen."
Aus den Worten des Oberamtmanns klang Verbitterung, auch Unerbittlichkeit, ja dem Sekretär war es, als höre er aus den Worten des Oberamtmanns etwas heraus, was er nicht gewohnt war: eine persönliche Anteilnahme, die über den üblichen Einsatz hinausging, ein Unbehagen, das sich wie ein giftiger Staub über den Fall legte. Dieser Mann, dem die Sachlichkeit über alles ging, war dabei, den Prozeß zu einer cause personelle zu machen, indem er den, den der Pöbel im Triumph zum Gefängnisturm begleitete, kurzerhand zu seinem Feind erklärte.
Und es hörte sich wie eine Bestätigung an, als der Oberamtmann im gleichen mißmutigen Ton fortfuhr: „Wir werden ihn einfach zappeln lassen, das ist alles. Wir lassen ihn selbst sein Urteil sprechen."
Um nach einer kurzen Pause hinzuzufügen: „Es darf nur nicht zu lange gehen."
Der Sekretär spitzte die Ohren.
„Soll das heißen, daß wir kurzen Prozeß machen?"
Und der Oberamtmann mit Blick auf den Aktenberg: „Das soll heißen, daß wir uns auf die Akten beschränken, das genügt."
Der Oberamtmann hatte recht. Eigentlich konnte man

auf die Vernehmungen verzichten. Nie lag ein Fall klarer, nie war ein eindeutigeres Urteil fällig. Wozu der Aufwand? Man würde der Form genügen, mehr nicht. Da hatte der Sekretär eine Idee. Wer einen solch gewaltigen Aktenberg hinterließ, hatte einiges zu sagen. Ja, ihm schien, daß dieser Mann, den sie gerade in den Turm führten, mehr zu sagen hatte als jeder andere zuvor. Warum sich nicht Zeit lassen? War der Mensch vielleicht nicht doch mehr als die Summe seiner Akten? Und wenn es so war, konnte die Hinrichtung dann nicht ein wenig warten?

Der Oberamtmann hörte sich den Sekretär an, ohne seinen Schritt anzuhalten, rief nach dem Amtsdiener, der das Licht brachte, beobachtete den Sekretär, der im Schein des hellen Lichts wieder zu seiner normalen Größe und Sichtbarkeit zurückkehrte, mit jenem schnellen, prüfenden Blick, mit dem er auch seine Verhöropfer zu begutachten pflegte.

„Was ich sagen will", schloß der Sekretär, „wir müssen die Chance nicht ungenutzt lassen."

Der Oberamtmann tat, als verstünde er nicht. Von welcher Chance redete der Sekretär? Glaubte er, daß da einer sein dunkles Herz öffnete, nur weil er mit dem Tod auf Kriegsfuß stand? Und dachte er an den Aufwand, mit dem dies alles verbunden war?

Der Oberamtmann ging seine Schritte so lange, bis er sich entschieden hatte. Draußen begann es zu dunkeln. Der Lärm auf der Straße war verstummt.

„Schön", meinte er, „dann laßt uns hören, was er uns zu sagen hat."

3

Herrenberger blickte in das sieben Meter tief unter ihm liegende Turmverlies wie in ein Grab, aus dem der Geruch von Fäulnis und ewiger Verdammnis aufstieg. Das erste, was er empfand, war Übelkeit. Dann überfiel ihn tiefe Mutlosigkeit, und er dachte: Was immer auch geschehen mag, ich darf nicht den Verstand verlieren. Er schloß die Augen, und als er sie wieder öffnete, spürte er das Seil unter den Armen, und kaum war er unten angekommen, hatte sich das Seil schon wieder von ihm gelöst, und es gab nichts mehr, was ihn mit der Welt oben verband. Ein Strohsack, zweimal am Tag der Lichtschein des Wächters, wenn dieser das Essen herabließ, das war alles, was ihm von der Welt bleiben sollte. Größer noch als das Entsetzen über diesen kläglichen Rest von Leben war die Angst vor dem Ende dieses Rests von Leben. Unauslöschlich hatte sich in ihm das Bild einer öffentlichen Hinrichtung eingeprägt, zu der der Vater das Kind zur Strafe und Abschreckung mitgenommen hatte, weil es eine Tabakspfeife gestohlen hatte. Seit jenem Tag war der Tod ein vertrauter Feind, den es, wo immer er sich blicken ließ, noch mit dem letzten Atemzug zu bekämpfen galt.

Zwischen kurzen Alpträumen, Zahnschmerzen, Fluchtgedanken und Anwandlungen von Verzweiflung arbeitete sein Hirn fieberhaft. Wenn er seine Lage bedachte, sah er nicht den geringsten Grund zur Hoffnung. Wenn sie nur einen Bruchteil seiner Taten kannten, war er verloren, und er fragte sich, was er noch zu ertragen imstande sei, wenn sie sein Geständnis zu erpressen such-

ten. Er würde leugnen, solange er konnte, er würde sich nicht wie ein Lamm zur Schlachtbank führen lassen, solange noch Kraft im kleinsten Finger war. Aber wie lange konnte er durchhalten?
Zwanzig Tage verbrachte er in dem Loch, in das kein Licht drang, kein Laut, kein Zuruf, kein Zeichen, nichts, und wo die Luft so schwer war, daß man nur mit aufgeblasener Lunge atmen konnte. Und als man ihn am Morgen des einundzwanzigsten Tages in die Welt zurückholte, sah er sich nicht imstande, sich am Seil festzuhalten. Auch wußte er nicht mehr, wo er war. Es schien, als habe er die Orientierung verloren. Das einzige, was ihn an jenem Morgen möglicherweise wachhielt, war sein Interesse an jenem Mann, der ihm so unerbittlich nach dem Leben trachtete.
Er hatte Mühe, sich an das Licht zu gewöhnen, als man ihn in das Amtszimmer führte, wo er einen kleinen Mann in hirschledernen Beinkleidern vor dem Fenster stehen sah, der ihn sanft zum Licht hindrehte, ihn eine Weile schweigend betrachtete, um ihn dann mit den Worten zu begrüßen: „Ihr seid es wirklich".
Das klang sachlich und ohne Triumph in der Stimme. Herrenberger begegnete dem Blick des Oberamtmanns mit kaltem Haß, sah zu dem Aktenberg hinüber, den der Oberamtmann vor ihm aufgebaut hatte, um seinen Widerstandswillen zu brechen, warf einen Blick auf den Katzentisch, an dem der Amtsdiener mit gezückter Feder saß, sah wieder auf den Oberamtmann und wartete. Er fühlte sich schwach, aber keineswegs wehrlos.

Der Oberamtmann sah nach dem Schreiber und begann mit der Vernehmung.
„Ich werde Euch ein paar Fragen stellen, von denen ich annehme, daß Ihr sie beantworten werdet."
„Wozu", versetzte Herrenberger, „wo Ihr doch schon alles wißt?"
Der Oberamtmann wurde amtlich.
„Ich möchte es aus Eurem Munde hören."
So gestand Herrenberger alles, was man von Amts wegen wußte oder von dem er annahm, daß man es wußte, und er gestand auch das, wovon er sich wenig Nachteile versprach. Er bewegte sich zwischen Wahrheit, Halbwahrheit und Unwahrheit, gab zweideutige Antworten, die ihm eine Ausflucht ließen, versuchte zu seinem Vorteil zu begründen, was sich nicht verheimlichen ließ, suchte das Thema zu wechseln, wann es ihm opportun erschien. Er tat das, was er immer und nicht ohne rhetorisches Geschick getan hatte, vielleicht noch gewitzter und verschlagener.
Noch vor dem Zwölfuhrmittagläuten schloß der Oberamtmann das Verhör.
„Schön, und morgen wollen wir die Wahrheit hören, und nichts als die ganze Wahrheit."
Was sich wie eine Drohung anhörte, klang keineswegs unsachlich im Ton. Wußte der Oberamtmann wirklich alles, oder täuschte er nur?
Der Häftling hatte in seinem Turmverlies eine Nacht lang Zeit, darüber nachzudenken, und je länger er darüber nachdachte, um so unerfreulicher erschien ihm die Lage. Sie wußten so gut wie alles, und jetzt warteten sie

auf sein Geständnis, damit sie ihr Urteil sprechen konnten. Und während er seine Lage bedachte, schleppte er seine Ketten durch das Halbdunkel, um die Wände zu ertasten und die Höhe des Verlieses zu erkunden und um zu der Erkenntnis zu kommen, daß eine Flucht nie unmöglicher gewesen war. Dann dachte er erneut über das Verhör nach, und er beschloß, nichts mehr zu gestehen, neue Anklagen zurückzuweisen, sich im Zweifelsfall überhaupt nicht zu äußern und niemals die Fassung zu verlieren.

Diesmal erwartete ihn der Oberamtmann unter der Tür, und Herrenberger spürte dessen Augen wie Scheinwerfer über sein Gesicht gleiten, hörte die Stimme, die in diesem sachlichen und drängenden Ton die Vernehmung erbarmungslos vorantrieb, sah den Aktenberg, der bis zur Decke wuchs – und schwieg. Später würde er bereits Gesagtes wiederholen, erwiesene Straftaten auf andere, die bereits abgeurteilt waren, abschieben, würde Zeugen benennen, die nicht erreichbar oder tot waren, und würde sich auf keinerlei Argumentation einlassen. Dann hörte man das kratzende Geräusch der Feder des Schreibers, und der Oberamtmann krümmte die Reitpeitsche zwischen den Händen und meinte in einem scheinbaren Anfall von Ratlosigkeit: „Ihr hattet die Chance, die Wahrheit zu sagen; warum zum Teufel habt Ihr sie nicht genutzt?"

In der Nacht darauf sah Herrenberger seine Schwester auf ihn wartend in einem Wagen sitzen, und als er auf sie zustürzte, sah er, daß ihr Kopf vom übrigen Körper getrennt war. Dieser Traum entsetzte ihn so sehr, daß er

zum ersten Mal die Fassung verlor und sich auch dann nicht beruhigen wollte, als der Wärter auftauchte.
„Wenn sie tot ist“, schrie er, „will auch ich nicht mehr leben.“
Beim anschließenden Verhör war er völlig abwesend, nickte zerstreut zu den Fragen des Oberamtmanns, und nur einmal schien er zum Leben zu erwachen, als er mit blitzenden Augen bemerkte: „Unvergleichlich ist das Leben, selbst wenn es kurz ist.“
Der Oberamtmann, der das Gebaren des Angeklagten mit Verwunderung und Argwohn zur Kenntnis nahm, entließ den Angeklagten vorzeitig in sein Verlies, weil er eine Vernehmung unter solchen Umständen für wenig sinnvoll hielt, keineswegs aber weil er, wie es der ausgediente Statthalter von Glatt ein Vierteljahrhundert später seinen Lesern in seiner kleinen Gedenkschrift zum Tod des Oberamtmanns zu suggerieren suchte, den wehrlosen Herrenberger nicht überrumpeln wollte. Um ans Ziel zu gelangen, kannte der Oberamtmann keine Rücksichten, schon gar nicht die Rücksicht auf die Schwächen des Gegners, und er tat alles, um seinem Ruf als erbarmungsloser Verfolger und Richter gerecht zu werden, den er ein paar Jahre später anläßlich der so erfolgreichen Jagd auf Hannikel und seine Bande noch festigen sollte.
Daß er sich so lange mit Herrenberger abgab, dessen Schuld offenkundig war, wie der Aktenberg es auf so drastische Weise demonstrierte, hing natürlich nicht nur mit dem Rechtsempfinden des Oberamtmanns zusammen, wie dessen Verteidiger uns weismachen wollen.

Mehr noch hing es mit dem ungewöhnlichen Gespür zusammen, das der Oberamtmann im Umgang mit Verbrechern hatte, und mit dem, was der Sekretär eine „Chance" genannt hatte: Es ging zu diesem Zeitpunkt nicht nur um die Verurteilung eines mehr oder weniger Geständigen, sondern um sein Wissen. Denn irgendwann mußte Oberamtmann Schäffer während seiner Verhöre zu dem Schluß gekommen sein, daß selbst ein so verschwiegener, beherrschter Mann wie Herrenberger zum Sprechen gebracht werden konnte, wenn man nur hartnäckig und konsequent genug war.
Im dritten Verhör gestand Herrenberger all das, was er bisher hartnäckig geleugnet hatte, weil er keinen Sinn mehr im Leugnen, im Versteckspiel, ja im ganzen Verhör erkennen konnte, und so hält der Gerichtsschreiber für die Nachwelt in großen, verschlungenen Buchstaben protokollarisch fest, daß der Angeklagte das offenste und vollständigste Bekenntnis ablegte, das je (!) ein Jauner abgelegt habe. Diese Feststellung ist dann richtig, wenn man sie als eine erstaunliche Vorwegnahme dessen ansieht, was weder der Gerichtsschreiber noch ein anderer an dem Verfahren Beteiligter ahnte: den später begangenen zweifachen Verrat. Für den Oberamtmann war es nicht so sehr Herrenbergers Geständnis, das ihn beeindruckte, sondern das, was er dahinter zu spüren glaubte: Nerven.
Tatsächlich war der Oberamtmann von Sulz ganz überzeugt, den von Todesangst heimgesuchten Herrenberger durchschaut zu haben und ihn nach Belieben erpressen zu können. Er sollte sich täuschen.

Herrenberger schwieg fortan beharrlich, und er schwieg auch, als der Oberamtmann ihn die Treppe zum Aussichtsturm hinaufbringen ließ, wo Herrenberger, vom Tageslicht geblendet, die Augen schloß, sie öffnete und wieder schloß. Doch als er sie noch einmal öffnete, blieben sie genau an jenem nicht zu fernen Punkt haften, von dem sie sich nicht mehr entfernten sollten, so sehr er sich auch bemühte: dem Galgen, der sturm- und wetterfest über der Stadt ragte. Und später, wieder zurück im Verlies, hatte Herrenberger das gleiche Bild immer noch vor Augen, und er wurde es auch nicht los, als er sich zum Schlafen niederlegte.
In Wirklichkeit war er hellwach. Er schnappte nach Luft. Und wartete. Worauf? Daß sie ihn holten? Daß ihm eine geheime Botschaft zuteil wurde? Daß ihm eine flüsternde Stimme Rettung verhieß? Rettung! Wer sollte ihn retten? Die Genossen, die nur an sich und die Beute dachten? Nur er selbst konnte sich retten, aber wie? Mit Ketten an den Gliedern, in einem Loch, dessen Tiefe der Höhe des Gerichtsgebäudes gleichkam?
Die Lage war hoffnungslos. Doch war er nicht bereit, sich aufzugeben. Warum? Er war zu jung zum Sterben. Er hatte einen Anspruch auf Leben. Wenigstens auf ein paar Jahre. Vierundzwanzig Jahre waren zu wenig. Wenn er auf sein Leben zurückblickte, war ihm, als sei es nicht der Rede wert, aber er hatte gelebt. Er bedauerte auch nichts, und mit wehmütigem Staunen erinnerte er sich an die gelungenen Beutezüge, an die Saufgelage, an die Tanznächte, die mit dem ersten Hahnenschrei endeten. Nein, er durfte nicht aufgeben. Es gab ein Urteil. Und

es gab eine Hoffnung: die Begnadigung. Begnadigungen waren nicht selten. Warum sollten sie *ihn* nicht begnadigen? Er hatte niemanden umgebracht. Er hatte seine Taten gestanden.
Und er war zu jung zum Sterben.
Zermürbt vom Elend seines Verlieses und vom Grauen seiner Alpträume, nannte Herrenberger im vierten Verhör ohne Aufforderung an die hundert Jaunerherbergen, Zatzenstifte, Gasthäuser und andere Treffpunkte, Sammelplätze und Schlupfwinkel der Banden im Fürstenbergischen, im Wiesensteiger Tal, in der Umgebung von Heitersheim und Elzach, denunzierte geplante größere Überfälle und Einbruchsversuche wie in Rottweil oder Horb, und erwies sich, nach einer protokollarischen Notiz, als erstaunlich mitteilsam.
Seine Angaben wiederholte Herrenberger im fünften Verhör, ergänzte sie und beantwortete auch bereitwillig die Zusatzfragen des Oberamtmanns.
Dieser, an einen der Stützpfeiler gelehnt, rührte sich lange nicht, wobei nicht ersichtlich war, ob er nur nachdachte oder ob er noch auf etwas wartete oder ob das Verhör schon zu Ende war.
Herrenberger aber blickte nach dem Fenster, durch das das ganze Mittagslicht fiel, und für Augenblicke war ihm, als erwachte er gerade aus einem bösen Traum und als setzte er sein Leben dort fort, wo es seinen Anfang genommen hatte, irgendwo in der Kindheit. Ich habe viel nachzuholen, sagte er sich in einem plötzlich aufwallenden Gefühl von Euphorie und Wahn, so, als ob man im Leben überhaupt etwas nachholen könnte.

Doch da begann sich die Gestalt am Pfeiler schon wieder zu rühren, die Hand des Schreibers holte aus, die Welt kam wieder in Bewegung.
Herrenberger wartete auf das Ende des Verhörs. Statt dessen hörte er die ungerührte Stimme des Oberamtmanns sagen: „Und gewiß wollt Ihr uns jetzt *alles* sagen."
Dieser Satz traf Herrenberger wie ein Keulenschlag, und zum zweiten Mal verlor er die Fassung.
„Es gibt Dinge, über die man besser schweigt", wies er den Oberamtmann zurecht, „auch wenn man nur ein Jauner ist."
Der Oberamtmann rührte sich nicht.
„Nie werdet Ihr dergleichen aus meinem Mund hören", fuhr Herrenberger mit erregter Stimme fort, „lieber will ich tot sein."
Und als habe er sich immer noch nicht klar ausgedrückt, fügte er, wieder ruhiger, jene Worte hinzu, die dem Oberamtmann noch Jahre danach nicht aus dem Kopf gehen sollten: „Auch würde ich es nicht überleben."
Der Angeklagte hielt Wort.
Weder moralische Appelle noch Drohungen noch überaus vage Versprechungen konnten ihn zum Sprechen bringen. Herrenberger blieb dabei, daß er alles gesagt habe, was er zu sagen hatte, mehr wolle und könne er nicht sagen, weil es gegen das Gebot sei und weil es ewigen Fluch und Haß einbringe.
Er meinte das Gebot der Geheimhaltung, das höchste Gebot der Gesetzlosen.
„Keiner, der sich so auskennt in dem ganzen Jauner-

dschungel", äußerte der Oberamtmann dem Sekretär gegenüber, „nicht auszudenken, wenn wir nur einige von den Namen hätten."
Und verblüfft fügte er hinzu: „Er will uns nicht mal *einen* nennen."
Beeindruckt schwieg der Oberamtmann eine Weile, dann krümmte er die Reitpeitsche in seinen Händen zu einem geschlossenen Kreis, seufzte und brummte: „Schön, dann bleibt uns nichts anderes übrig, als seinem guten Willen ein wenig nachzuhelfen."
Der Sekretär verscheuchte eine Fliege und meinte zum Fenster blickend: „Warum es nicht zuerst auf die behutsame Art versuchen?"
Der Oberamtmann hob den Kopf.
Was meinte er damit?
„Schickt den Dechanten zu ihm. Die Jauner mögen ihn, und manchmal öffnen sie ihm sogar ihr Herz."
Und was sollte gerade einen wie Herrenberger veranlassen, dem Dechanten sein Herz zu öffnen?
Der Sekretär zuckte mit den Schultern.
„Er könnte eine Menge gutmachen im Hinblick darauf, was die Geistlichen die ewige Verdammnis oder die ewige Seligkeit zu nennen pflegen. Er hat nichts mehr zu verlieren, warum sollte er da nicht sein Gewissen erleichtern, indem er uns bei der Aufklärung ein wenig behilflich ist?"
Und er fügte nach einer kurzen Pause hinzu: „Vielleicht könnte er ihm das Leben schmackhaft machen."
„Das Leben? Welches Leben denn?"
„Das Leben danach, das Leben *nach* dem Urteil."

Der Oberamtmann blickte voller Mißbehagen auf seinen Sekretär, dessen Worte seine Gedanken kreuzten. Doch antwortete er ihm nicht.
Der Oberamtmann hielt nicht wenig vom Dechanten, dem Pfarrherrn von Marschalkenzimmern, weil er für Ordnung in seiner zerstreuten Gemeinde sorgte und weil er mit Menschen umzugehen verstand und weil er ein hervorragender Jäger und treffsicherer Schütze war. Weniger hielt er von dessen manchmal recht eigenwilligen Auffassungen über Fragen wie die göttliche Ordnung und die irdische Gerechtigkeit. Wann immer der Oberamtmann ihn in seine Gefängnisse hatte kommen lassen, wo der Dechant mit den Verurteilten sprach oder sie auf deren Wunsch zum Galgen begleitete, hatte er das Gefühl gehabt, als betreibe der Dechant sein eigenes Spiel, dessen Sinn er nie ganz durchschaute. Doch da er ihm vertraute, ließ er ihn gewähren.
„Einverstanden", sagte der Oberamtmann.

4 Der Dechant, ein rundlicher, kurzsichtiger, ruhiger, eher in sich gekehrter Mann, schon weit über die sechzig gehend, gehörte zu jener seltenen Gattung von Menschen, die sich durch die Gabe des Zuhörens auszeichnen. Unglücklicherweise war er für einige Tage verreist, doch als er von seiner Reise zurück war, erklärte er sich nach kurzer Überlegung bereit, mit Herrenberger zusammenzukommen, unter der Bedingung, daß dieser ohne Ketten in eines der Amtszimmer gebracht werde und daß man von ihm, dem Dechanten, nichts erwarte. Auch wollte er über den Angeklagten nichts hören, weil er dessen Lebensgeschichte aus dessen eigenem Munde hören wollte.

Es war schon Herbst, als Herrenberger den Dechanten zu Gesicht bekam. Er war überrascht, statt des Oberamtmanns den Schwarzrock im Amtszimmer vorzufinden.

„Es gibt keinen Gott“, rief er dem Gottesmann unter der Tür zu, „was wollt Ihr?“

Und da der Dechant schwieg, fuhr er spottend fort:

„Meine einzige Beziehung zu ihm ist die, daß ich mich einige Male in seinen Bethäusern nach Beutestücken umgeschaut habe, als ich noch frei war und gesetzlos und keineswegs unglücklich, und daß ich vor wichtigen Einbrüchen manchmal ein oder zwei Vaterunser betete, weil ich glaubte, daß es mir Erfolg brächte.“

Herrenberger überzeugte sich, daß kein Wächter im Raum war, sah auf seine ungefesselten Hände und bemerkte lächelnd: „Ihr treibt ein gewagtes Spiel, und wenn Ihr auch tausend Mal sagt, Ihr seid in Gottes Hand, so seid Ihr doch in meiner Hand. Ich könnte Euch als Geisel nehmen. Ich könnte mich an meinen Richtern rächen, die mir nach dem Leben trachten, indem ich Euch mit diesen ungefesselten Händen die Luft nehme, so wie man sie mir nimmt. Warum nicht? Ihr dürft mir nicht trauen. Und erwarten dürft Ihr schon gar nichts. Wollt Ihr eine Geschichte hören? Oder wollt Ihr mich bekehren? Was wollt Ihr von mir?“

Und ohne eine Antwort abzuwarten, setzte sich der Gefangene auf den einzigen Stuhl, legte seine Arme auf den Tisch und begann aus einer Laune heraus oder aus Dankbarkeit, dem Verlies für eine Stunde entkommen zu sein, zu reden, ohne den Dechanten eines Blickes zu würdigen, so, als spreche er zu sich selbst:
„Seit dem Sommerende liege ich in einem Loch, in dem nur Ratten und Menschen wie ich überleben, ohne Licht, ohne Luft, ohne irgendeinen Laut außer dem, den ich verursache, wenn ich die Wand abtaste oder mich entleere oder mich auf dem Stroh wälze oder vor mich hinrede, um zu hören, ob ich noch da bin. Und dann bin ich noch da, und, Ihr werdet's nicht glauben, ich bin froh darüber, weil ich ja nicht tot sein will, und wenn ich oben auf der Plattform stehe, will ich immer noch nicht tot sein, und schon gar nicht, wenn ich an der Glocke hänge und die Menschen verfluche, die mir das eingebrockt haben."
Er schwieg, betrachtete prüfend das Gesicht des Besuchers, holte tief Luft, um fortzufahren:
„Ihr seid gekommen, um eine Geschichte zu hören, und ich werde sie Euch erzählen, nicht um Euch einen Gefallen zu tun, sondern weil ich lieber hier oben im Licht sitze, als da unten in diesem verfluchten Loch verfaule. Mein Vater war Flickschuster und bettelte. Wenn Ihr mich fragt, das ist nicht besser, als Jauner zu sein, aber er war stolz darauf, kein Jauner zu sein. Ich konnte noch nicht einmal richtig gehen, da schickte er mich schon zum Klappern, zum Betteln. Was hätte ich tun sollen? Wenn ich nicht ging, schlug er mich. Einmal nahm ich

einem Krämer die Pfeife weg, und zur Strafe nahm er mich zu einer öffentlichen Hinrichtung mit, um mich Mores zu lehren. In die Schule ging ich nie. Ich lernte kein Handwerk. Mein Handwerk war das Betteln, das war mir verhaßt wie der Tod. Später kam der Handel mit Reliquien, Rosenkränzen, Medizin und anderem unnützem Zeug auf den Märkten der Baar, im Hegau, in Oberschwaben. Wie ich Räuber wurde? Ich hatte das Betteln satt, und ich hatte das Herumziehen mit dem Heiligenkram satt, und ich aß gerne und wollte einen feinen Rock wie andere Leute auch. Ich kannte einen von den alten Jaunern, der trug eine flotte Weste, und das Moos schien ihm nicht auszugehen. Der sagte: Einen Springinsfeld wie dich kann ich immer brauchen. Ich war achtzehn und mußte alles Geld zu Hause abliefern. Als mein Vater und ich deswegen wieder einmal in Streit gerieten, schrie er: ‚Dann geh doch zum Teufel'. Da ging ich zum Teufel und stand Schmiere für den alten Jauner. Was wir erbeuteten, war nicht der Rede wert, aber ich war dabei gewesen und war über Nacht zum Räuber geworden, so schnell ging das. Dann beging ich meinen ersten eigenen Einbruch, und weil er so leicht war, gleich noch den nächsten, und so ging es weiter. Ich hatte nie geglaubt, daß es so leicht ginge. Ich war jung und eitel. Ich wollte meinen Anteil. Gewissensbisse? Keine Spur. Nach einer Haft in Tuttlingen, wo man mich fast tot geschlagen hat, schwor ich, diesem Leben Adieu zu sagen. Ich habe meinen Schwur nicht gehalten, und so ist alles noch schlimmer gekommen. Ich habe viel Beute gemacht. Einmal hatte ich so viele Gulden zusammen, daß ich mir ein Schiff nach Amerika hätte kaufen können, wovon mich keiner mehr zurückgeholt hätte."

Wieder schwieg er, um Luft zu holen, dann warf er einen schnellen Blick auf den Besucher, überlegte und sagte: „Vielleicht komme ich besser zum Ende, denn ich glaube nicht, daß solche Geschichten für Euresgleichen ergötzlich sind."

Er machte wieder eine Pause und fuhr fort: „Weil ich ihnen immer wieder entwischt bin, habe ich mich am Ende für unbesiegbar gehalten und bin leichten Sinnes geworden, bis sich der Himmel trübte. Als sie mich über den Gärten von Gengenbach ausfindig machten, stand gerade die Sonne über meinem Kopf, und alles herum flüsterte Frieden, Frieden. Nie habe ich mich in meinem Leben sicherer gefühlt. Sie hatten nichts gegen mich, außer daß sie meinen Ausweis sehen wollten. Aber ich hatte keinen, nicht mal einen falschen, und so erzählte ich ihnen irgendwelche Geschichten. Aber sie hörten gar nicht zu, schielten nach meiner Schwester, drehten verlegen an ihren Gurten und warteten. Auf einmal tauchte hinter den Grasspitzen eine Handvoll Säbelhüte auf, und jetzt war ich hellwach, aber ich rührte mich immer noch nicht, so sicher fühlte ich mich an jenem Tag, an dem die Sonne einen Mittag lang über meinem Kopf stand. Ein Entkommen gab es nicht. Und dies war der Anfang vom Ende. Wieviele Überfälle es insgesamt waren? Fragt den Oberamtmann. Fünf Mal wurde ich gefaßt. Viermal türmte ich, indem ich einmal mit einer Glasscherbe das Fensterkreuz durchfeilte und

ein ander Mal den Wärter reinlegte. Einen Mord habe ich nicht begangen, Gewalt habe ich nur im Notfall angewandt, und bereuen, mein Herr, will ich zwei Unternehmungen, weil es die Falschen erwischte und mir nichts einbrachte. Ich hatte viel Zeit, über meine Verbrechen nachzudenken. Ich verdiene den Tod und wünsche mir noch ein paar luftige Jährlein zum Leben. Und wenn es das war, was Ihr wissen wolltet, so hoffe ich, Euch Genüge getan zu haben, doch glaubt nicht, daß ich es Euch zu Gefallen getan habe. Wenn Ihr noch etwas wissen wollt, geht zum Oberamtmann, der wie Gott, den es nicht gibt, so vieles zu wissen glaubt. Solltet Ihr wiederkommen, vergeßt nicht, mir eine Bouteille Roten mitzubringen, das stärkt die Kräfte wider die Schwermut und andere böse Geister."
Dies und anderes sagte Herrenberger dem Dechanten, um sein Erinnerungsvermögen zu prüfen oder seine Stimme, die ihm fremdgeworden war, und der Dechant, der mit dem Rücken zur Wand stand, unterbrach ihn kein einziges Mal in seiner Rede. Und auch bei den folgenden Treffen schwieg er oder sagte nur wenig; er lehnte an der Wand und horchte nach der Stimme, die aus einer anderen Welt kam. Und Herrenberger ließ sich die Besuche gefallen, weil er seit Monaten keinem Menschen mehr begegnet war, den Wärter, Amtsdiener und Oberamtmann ausgenommen, weil er froh war, dem Verlies für einige Stunden zu entkommen, und weil er überzeugt war, daß er, solange er spreche, noch nicht tot sei. Der Dechant fand offenbar Interesse an Herrenberger, wie ihn alle Gefallenen, Gescheiterten und von Gott Ver-

lassenen anzogen und wie er ja auch lange genug nach einer Antwort auf die Frage gesucht hatte, warum nicht alle Geschöpfe Gottes einen Platz in Seinem Heilsplan fanden. Den Versuch einer Erklärung hatte er inzwischen aufgegeben, doch war er bereit zu glauben, daß Gott schon wisse, was Er anrichte.
Was ihn bei solchen Begegnungen irritierte, war die Tatsache, daß er außer zuhören nichts für den andern tun konnte. Doch schien ihm jede Art von Tröstung oder Aufmunterung angesichts der Situation, in der sich der Häftling befand, schamlos.
Mit einer Flasche Wein unter dem Arm und dem Brevier in der Tasche betrat er nun in unregelmäßigen Abständen das Amtszimmer, in dem Herrenberger schon auf ihn wartete, hörte sich dessen Geschichten an und fragte sich, welch verborgener Sinn hinter diesem Leben stecken mochte, weil doch auch ein gescheitertes Leben nicht ohne Sinn sein konnte.
Über die großen Unternehmen wolle er sich heute noch freuen, gestand Herrenberger dem Dechanten. Einmal sei er mit einigen anderen mitten in der Nacht mit Rennbaum und Pflugeisen zu früh in ein Schloß eingefallen, um die Schatzkammer zu plündern. Wochenlang hätten sie den Streich ausbaldowert, doch hätten sie nicht mit dem Fest gerechnet, das in vollem Gange war. Da hätten sie, unbemerkt von der Festgesellschaft, in der Empore über dem Festsaal gesessen und hätten sich die Augen gerieben, weil sie ihren Augen nicht trauten und der ganzen Pracht und Herrlichkeit, und am Ende hätten sie fast vergessen, warum sie gekommen waren.

„Es waren die glänzenden Dinge, die uns ablenkten", meinte er, um bitter lächelnd hinzuzufügen: „Wenn es sie nur nicht gäbe, diese Dinge, die so wehtun."
Immer wieder kam er auf die Schätze zu sprechen, die sich manchmal seinen Augen darboten.
„Wie ungleich doch alles verteilt ist", rief er dann, doch dieser Umstand schien ihm mehr Grund zum Staunen zu sein als zum Zorn. „So ist die Welt", meinte er, vor sich hinbrütend, „und es muß seinen Grund haben, daß sie so ist."
Er redet wie ein Theologe, dachte der Dechant verblüfft, er redet wie ein Theologe, auch wenn er nicht an Gott glauben will.
Wenn Herrenberger bei Laune war, wozu der Rotwein des Dechanten beitrug, gab er die kleinen und großen Gaunereien zum besten, äußerte sich über die Schliche der verschiedenen Banden, ließ sich über Schwächen und Stärken aus.
„Die höchste Tugend des Gesetzlosen ist seine Standhaftigkeit", erklärte er dem Dechanten, „seine Standhaftigkeit im Leugnen, Lügen und Widerstehen. Von der Standhaftigkeit hängt die Länge seines Lebens ab. Wichtig: die Entschlossenheit zu tun, wozu man einmal aufgebrochen ist. Tugend Numero drei aber lautet: Trau deinem Freund, als sei er dein Feind. Will sagen: Traue niemandem, wenn es um die Beute geht."
Ein ander Mal erklärte er fröhlich, daß die Welt voll sei von ungehenkten Galgenvögeln und daß es kein Betrug sei, Betrüger zu betrügen, und daß er, Herrenberger, sich am Ende nur noch der größeren Vögel – Beamte

und Schloßherren – angenommen habe, wofür man ihn einmal den Reformator der Jaunerei genannt habe.
Es schien, als belustige ihn dieses Wort.
„Es waren die Ansprüche, die wuchsen", meinte er augenzwinkernd. „Ich habe eben alles bis auf die Hefe geleert, ach, und ich bereue nichts. Wozu? Dies Leben war für mich bestimmt."
Dann wieder konnte es sein, daß ihn seine stoischen Anwandlungen im Stich ließen und ihn der Zorn überkam.
„Warum mußte es so kommen? Warum legt man den einen alles in den Schoß, und warum müssen sich die andern ihren Anteil mit Gewalt nehmen?"
Um dann mit traurigem Haß hervorzustoßen: „Das ganze Licht ist nicht für Euch allein."
War der Zorn verraucht, kehrte sehr rasch wieder seine fatalistische Gelassenheit zurück.
„Unter günstigeren Umständen hätte er Richter oder Prediger werden können", meinte der Pfarrherr von Marschalkenzimmern später zum Oberamtmann. „Er hat einen Kopf, ist beredt, und hat einen Sinn für das, was man Recht nennt."
Der Oberamtmann wollte wissen, ob er glaube, daß Herrenberger bereit sei, weitere Aussagen zu machen.
Doch der Dechant schüttelte den Kopf.
„Ich weiß es nicht, und ich muß es auch nicht wissen. Doch habe ich den Eindruck, daß ihm das Leben viel wert ist."
Und als der Oberamtmann fragte, was er glaube, wieviel es ihm wert sei, wiegte der Dechant seinen Kopf und meinte: „Vielleicht mehr, als ihm lieb sein kann."

5 In der Nacht nach dem sechsten, erfolglosen Verhör hatte der Oberamtmann Schäffer einen Traum, und er erzählte ihn seiner jungen, hübschen, lebensfrohen Frau.
„Ich verkünde das Todesurteil, und was geschieht: der Verurteilte ist überrascht!“
„Ach.“
„Er ist nicht nur überrascht, er ist sogar entsetzt; weiß der Teufel, was er erwartet hat.“
Seine Frau wollte wissen, was diesen wohl dazu gebracht habe, über das Todesurteil überrascht zu sein.
„Du meinst, ob es gerecht war?“ fragte der Oberamtmann.
„Nein“, entgegnete sie, „ob es ungerecht war.“
Der Oberamtmann lächelte, die Naivität seiner Frau entzückte ihn.
Mehr aus einer Laune heraus hatte er ihr einmal angeboten, sie zu einer Hinrichtung mitzunehmen, zu seinem Erstaunen hatte sie das Angebot angenommen. Sie sah sich die Hinrichtung schweigend an und sprach auch später nie darüber.
Sie führten eine recht gute Ehe. Er liebte an ihr die naive Unbekümmertheit der Jugend und ihre Art, ihn zu verführen. Es schien, als hätten sie alles, was zu einem halbwegs glücklichen Leben nötig war. Aber sie hatten keine Kinder, was ihn mehr traf als sie, und sie erzählte ihm einmal das Märchen vom König, der schwur, fortan alles Leben in seinem Reich zu schonen, wenn ihm ein einziges Leben in Gestalt des ersehnten Kindes ge-

schenkt werde. Doch das Märchen beeindruckte den Oberamtmann wenig, er mochte solche Geschichten nicht, er mochte überhaupt keine Geschichten.
Was ihn jedoch beeindruckte, war die Art, wie seine Frau ihm widersprach. Was meinte sie mit „ungerecht"? Sie hatte so viel Verstand, um zu wissen, daß ein Mann, der über dreihundert Mal gegen das Gesetz verstoßen hatte, nach geltendem Recht verloren war. Vielleicht mochte das in hundert Jahren anders sein – was der Oberamtmann sich schwer vorstellen konnte, gleichwohl für möglich hielt – doch im Jahre siebzehnhundertdreiundachzig des Herrn waren Urteil und Strafe getragen von der Verantwortung gegenüber den mosaischen Geboten. Wenn er dies seiner Frau zu erklären versuchte, hatte er den Eindruck, als hörte sie aus purer Höflichkeit zu, und er ließ es. Er war ohnehin der Meinung, daß man mit Frauen über solche Dinge besser nicht sprach, weil sie zu sehr unter Gefühlen und falsch verstandener Nachsicht litten.
Was Schäffer am meisten an seiner Frau schätzte, war, daß sie Frau war. Er war galant, er ließ ihr ihre Meinung, und er liebte es, manchmal zu unvorhergesehem Zeitpunkt nach Hause zu kommen, um sie zu überraschen. Da er im Grund niemandem traute, traute er auch seiner Frau nicht, und nichts schmerzte ihn mehr als die Blicke, die die jungen Männer auf sie warfen. Dann tat er, als bemerke er die Blicke nicht, dafür prägte er sich die Gesichter der Männer ein. Vielleicht war dies der Grund dafür, daß der Oberamtmann sich seinen gesellschaftlichen Verpflichtungen gegenüber zurückhielt.

Doch war dies nicht leicht, denn als Oberamtmann war er der persönliche Vertreter des Herzogs in Sulz und Kreis, er führte die Aufsicht über die Gemeinden seines Amtsbezirks, war zuständig für Militärfragen, Polizeiwesen und Strafvollzug, aber auch für die Erhebung der Steuern, den Straßenbau und das Gesundheitswesen, und er hatte die Dienstaufsicht über die Beamten. Seine Verwaltungsaufgaben, die ihn wenig interessierten, erledigte Schäffer, indem er delegierte; nur in außergewöhnlichen Situationen griff er ein, so etwa im großen Stadtbrand von Sulz, bei dem ihm allerdings nach Aussage einiger späterer Kritiker, darunter des Regierungskommissars Friedrich List, die Schuldfrage mehr zu interessieren schien als der Brand selbst. Schäffer war und blieb der Kriminalist in allem, was er tat, und was nicht mit seiner kriminalpolizeilichen und strafrichterlichen Tätigkeit zu tun hatte, war nicht mehr als eine lästige Nebenbeschäftigung, die andere ihm vom Hals schaffen mußten.
Sein einziges öffentliches Vergnügen neben seiner Arbeit als Kriminalist schien die Jagd zu sein, die er zusammen mit dem Statthalter von Glatt oder dem Pfarrherrn von Marschalkenzimmern oder allein, begleitet von seinem Amtsdiener, ausübte. Er liebte die frühmorgendlichen Streifzüge durch die Wälder, und es schien ihn nicht sonderlich zu stören, wenn er ohne Beute nach Hause kam: Das Jagen allein genügte ihm. Erfolgreicher als er war meist der Pfarrherr, der mit einem erstaunlichen Jagdeifer ans Werk ging. Wenn dann der Oberamtmann den Gottesmann halb erstaunt, halb

spöttisch fragte, ob ihm das Töten nicht schwerfalle, wo bekanntlich doch alle Geschöpfe Gottes Geschöpfe seien, bekam er von diesem zu hören, daß er sich dessen wohl bewußt sei und daß er das Wild auch unentwegt um Vergebung bitte. Das sagte der Pfarrherr mit großem Ernst und ehrlichem Bedauern und jedem, der ihn kannte, war klar, daß er einer Leidenschaft frönte, unter der er möglicherweise selbst am meisten litt.

An jenem kalten Morgen – es war nach dem sechsten Verhör – achtete der Oberamtmann Schäffer weniger als sonst auf das Waidwerk, und er tat etwas, was ihm nicht oft passierte: Er ließ sich über die Sorgen des Verfolgers aus.

„Das Land wimmelt von Spitzbuben", klagte er dem Dechanten, „und die Gefängnisse sind überfüllt. Ich weiß nicht mehr, wohin mit ihnen."

„Noch ist Erntezeit", antwortete der Dechant ohne Zögern, „warum schickt Ihr sie nicht in die Felder?"

Solcherlei Vorschläge war der Oberamtmann vom Dechanten gewohnt, die er aber nicht ernst nehmen konnte. Außerdem hätten sie von oben bewilligt werden müssen, und die Aussicht, daß sie bewilligt worden wären, waren gleich null.

Der Oberamtmann blickte zum Galgen hinüber, der wetterfest und majestätisch in den Himmel ragte. Selbst der Galgen war nicht mehr unumstritten, seit gewisse selbsternannte Menschenfreunde gegen die Kapitalstrafe mobil machten, was den Oberamtmann gegenüber dem Dechanten einmal zu dem Urteil hinriß: „An dem Tag, an dem der Staat aufhört, Blut im Namen der Gerechtigkeit zu vergießen, wird er selbst zur Schlachtbank geführt."

Das war in einem Anfall von unkontrolliertem Zorn gesprochen, und so hatte der Pfarrherr keine Mühe, den Oberamtmann kühl auf seinen Fehler hinzuweisen: „Einen Staat führt man nicht zur Schlachtbank, nicht mal metaphorisch."

Der Oberamtmann nahm die Blutstrafe so ernst, daß er für den Abt von Schussenried, der einmal so laut über die Todesstrafe nachgedacht hatte, daß man es bis nach Sulz hören konnte, sämtliche diesbezüglichen Stellen aus der Heiligen Schrift niederschreiben ließ und sie ihm zusandte. Dabei verheimlichte er dem Abt gegenüber nicht sein eigenes Erstaunen über die unerwartete Fülle von Zitaten.

„Ich hatte Euch nur ein paar ausgesuchte Belege zukommen lassen wollen, die mir besonders erwähnenswert erschienen," schreibt er in einem Begleitbrief, „doch hatte ich nicht damit gerechnet, die Heilige Schrift als eine wahre Quelle und Inspiration für die Verteidigung von Recht und irdischer Ordnung bewundern zu lernen."

Eine seiner ersten Amtshandlungen in Sulz war die Erneuerung des Galgens und der Ausbau des Galgensteigs gewesen. Auch hatte er bei der Regierung sogleich einige administrative Neuerungen durchgesetzt, etwa daß dem Delinquenten am Abend vor der Hinrichtung das Urteil in einem Vieraugengespräch noch einmal erläutert wurde (wollte sich der Gerichtsherr rechtfertigen, wollte er letzte Zweifel ausräumen?) oder daß der De-

Familienname

Vorname

Straße

PLZ / Ort

Mit der Rücksendung erkläre ich mich damit einverstanden, daß meine Adresse in Ihre Informationskartei aufgenommen wird. Wenn ich keine Zusendung mehr wünsche, kann ich jederzeit eine Löschung der Adresse verlangen.

Bitte frankieren

Antwort / Postkarte

Bleicher Verlag
Postfach 10 01 23

70826 Gerlingen

Sehr geehrte Leserin, sehr geehrter Leser,

Sie haben ein Buch aus unserem Verlag erworben oder geschenkt bekommen. Sehr interessiert sind wir an Ihrer Meinung zu diesem Titel und freuen uns auf Ihre Antwort.

Meine Meinung zu dem Buch **Wolfgang Duffner, Mehr geneigt ins Nichts:**

Wenn Sie es wünschen, nehmen wir Sie gerne in unsere Informationskartei auf und informieren Sie regelmäßig über unsere Neuerscheinungen. Ihre Buchhandlung besorgt Ihnen gerne jedes Buch. – Bitte senden Sie uns dann diese Karte mit Ihrer Adresse versehen zurück.

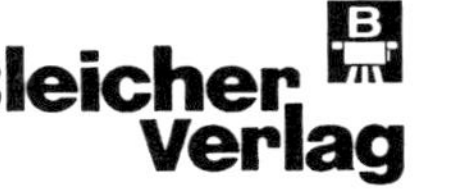

linquent seinen letzten Weg ohne Ketten ging, damit ihm der Abgang aus dieser Welt um so schwerer fiele. Auch war das Programm am Hinrichtungstag vom Oberamtmann geändert worden, doch war er nicht mit allen Änderungsvorschlägen durchgekommen. Vor allem seine willkürliche Anordnung, wonach die Zahl der Zuschauer bei den Hinrichtungen (an Sonntagen wurden bis zu zwölftausend Menschen gezählt) eingeschränkt werden sollte, um die angebliche Würde und Feierlichkeit des Vorgangs nicht zu beeinträchtigen, war auf heftigen Widerspruch in der Bevölkerung gestoßen und mußte ebenso zurückgenommen werden wie das Verbot, Kinder und Frauen – der Oberamtmann war immer wieder erstaunt, wie viele Frauen sich um die Richtstätte drängten – zur Hinrichtung zuzulassen.
Doch war es nicht die Landplage, wie er es nannte, die ihn an jenem Morgen von der Jagd ablenkte, auch nicht der Anblick des Galgens. Es war das bevorstehende Verhör, das die Wende bringen mußte.
Der Oberamtmann horchte in den Wald, als vernehme er ein auffälliges Geräusch.
„Warum hat er nicht diesen einen Schritt gemacht, nachdem er doch diesen Anlauf genommen hatte?"
Der Oberamtmann horchte immer noch in den Wald, während er sein Gewehr über die Schulter hängte und zu gehen begann. Der Dechant folgte ihm.
„Zu leben ist gewiß ein hohes Gebot", erwiderte dieser, „und ich werde es ihm nicht ausreden. Im Gegenteil. Doch bin ich mir nicht sicher, ob er es überleben würde."

„Was überleben würde?“
„Den Verrat.“
Der Oberamtmann blieb stehen. Es schien ihm, als habe er diese oder ähnliche Worte schon einmal gehört, aber er konnte sich im Augenblick nicht erinnern, von wem er sie gehört hatte. Dann hörte man das zweite Messeläuten an diesem Morgen, und beider Wege trennten sich.

6

Der Sommer ging, der Herbst kam, und dann fiel Schnee, und der Oberamtmann unternahm nach der siebten Vernehmung nichts mehr. Ja, es schien, als habe er seinen Häftling schon vergessen, als er diesen zu einem achten Verhör kommen ließ. Es war noch Winter, aber der Schnee begann schon zu schmelzen.
Der Oberamtmann Schäffer hatte sich entschlossen, die Sache zu einem Ende zu bringen. Seine Geduld war erschöpft, und verwirkt hatte der Häftling sein Leben so oder so. So stellte er Herrenberger die einzige Frage, die ihm zu fragen blieb: ob er, Herrenberger, nicht wenigstens die Namen der Bandenführer nennen möchte, um so seine Lage ein wenig zu verbessern. Die letzten Worte sprach Schäffer mit leiser, vager Stimme, und er bedauerte sie wohl auch gleich, kaum daß er sie ausgesprochen hatte. Aber dann mußte er sie sagen, wenn er, der Oberamtmann, nicht seine letzte Chance wahrneh-

men wollte, die zugleich die Chance Herrenbergers war. Und Herrenberger, der tatsächlich nur den letzten Satz, das letzte Wort gehört zu haben schien, beobachtete schweigend den Oberamtmann, als müsse er herausfinden, wie ernst es diesem damit war oder ob es doch nur eine Falle war. Doch selbst wenn es diesem ernst damit gewesen sein sollte, sah er sich außerstande, darauf einzugehen.

Um den Valentinstag herum sollte die Hinrichtung der blutigen Brüder vom Heuberg stattfinden. Daß es dazu nicht kam, hatte mehrere Gründe. Einer der Gründe war, daß einer der Brüder den Wunsch geäußert hatte, vor seinem Ende seine langjährige Beischläferin kopulieren zu dürfen. Der Oberamtmann hatte das Gesuch an die Regierung in Stuttgart weitergeleitet, weil er keinen Grund sah, diesen Wunsch abzuschlagen, und weil der Pfarrherr von Marschalkenzimmern sich bereit erklärt hatte, die Kopulierung vorzunehmen. Die Regierung brauchte länger als sonst, um über das Gesuch zu entscheiden. Schließlich traf der Bescheid in Sulz ein. Er war abschlägig, weil der Antrag der Kriminalordnung Tit.4, 2 widersprach. Der Oberamtmann akzeptierte die Entscheidung, auch wenn er sich gegenüber dem Sekretär verwundert zeigte. Welchen Schaden würde die württembergische Kriminalordnung erleiden, wenn ein Delinquent kurz vor seinem Abgang eine Frau ehelichte? Gleichzeitig jedoch hatte die Regierung in ihrem Bescheid die sofortige Hinrichtung der Brüder angeordnet. Dies war um die Fastnachtszeit. Der Oberamtmann erklärte in einem Schreiben an die Regierung, daß die

Gefahr bestünde, daß die Hinrichtung zur Posse würde, wenn die Hinrichtung während der närrischen Tage stattfände, und setzte die Vollstreckung der Todesurteile eigenmächtig auf den Aschermittwoch fest.
In der Frühe brachte man die Verurteilten wie üblich in die Gerichtsstube, wo der Oberamtmann gegenüber den Delinquenten das Todesurteil rechtfertigte, um sie dann zu ermahnen, in sich zu gehen, bevor sie dem letzten – dem göttlichen – Gericht entgegengingen. Noch bevor der Zug sich auf den Weg machte, ließ der Oberamtmann Herrenberger aus dem Turmverlies holen und ihn auf das Turmplateau schaffen, wo er, angekettet an das Turmgeländer, den langen Zug, angeführt vom Stabhalter, gefolgt von den Malefikanten, den Soldaten und dem Gericht, vorüberziehen sah, der sich unter Trommelwirbel zum Richtplatz bewegte, wo die beiden Verurteilten die Galgenleiter bestiegen.
Herrenberger beobachtete das Spektakel von Anfang bis Ende mit offenen Augen, und nichts entging ihm, nicht der sich mühsam dahinquälende Zug, nicht die gaffende Neugier der Zuschauer, nicht der Aufstieg der Verurteilten zum Galgen, nicht ihre letzten, sinnlosen Gesten, ihre verzweifelten, zappeligen Bewegungen, als das Gerüst unter ihren Füßen weggezogen wurde und sie unter dem quietschenden Gelächter der Zuschauer in der Luft hängend immer noch zu strampeln schienen. Was er sah, war schwindelerregend genug.
Erst als alles vorbei war, schloß er für einen Augenblick die Augen, atmete tief die Luft in sich ein und wartete, daß man ihn holte. Er hatte alles gesehen, was zu sehen

war, und er empfand fast ein Gefühl von Dankbarkeit gegenüber dem Oberamtmann, der ihn zum Zuschauen gezwungen hatte: Der Tod, den er so fürchtete, hatte keine Geheimnisse. Doch als er in seinem Verlies lag, empfand er wieder dieses tiefe Gefühl von Angst und Abscheu, und jetzt wünschte er sich, daß alles schnell vorüberginge.

Noch am gleichen Tag ließ der Oberamtmann Herrenberger zu sich kommen und fragte ihn, ob er eine gute Sicht gehabt habe.

„Bemüht Euch nicht“, entgegnete Herrenberger, „Ihr werdet nichts von mir hören. Keinen Namen, nichts. Ihr werdet mich nicht hereinlegen, selbst wenn Ihr mir diesen schändlichen Tod erlassen würdet.“

Und fügte dann, noch unter dem Eindruck des Gesehenen, hinzu, daß, wenn ein letzter Wunsch auch für ihn gelte, er lieber seinen Kopf in den Korb fallen als seine Beine unterm Galgen zappeln sehen wolle.

Der Oberamtmann warf ihm einen erstaunten Blick zu, ging ein paar Schritte auf und ab und fragte ihn dann, ob er noch etwas zu sagen habe.

Und Herrenberger erwiderte: „Ich habe Euch alles gesagt, was zu sagen war.“

Der Oberamtmann betrachtete ihn eine Weile so, als sehe er ihn zum ersten oder zum letzten Mal. Es war, als fiele ihm erst jetzt der schlechte Zustand auf, in dem sich der Gefangene befand: das Gesicht, in dem sich die Nacht widerspiegelte.

„Schön“, sagte der Oberamtmann, „ich wollte nichts unversucht lassen.“

Es klang wie entschuldigend, war aber eher erklärend gemeint. Der Oberamtmann von Sulz sah keine Möglichkeit mehr. Die Zeit drängte. Das Gericht wartete.
„Schön", sagte der Oberamtmann noch einmal und kam in Bewegung, „so seid Ihr der nächste."
Das war am zweiten Märztag.
Noch in der gleichen Woche legte der Oberamtmann zusammen mit dem Sekretär den Gerichtstermin fest.
„Ich habe alles versucht", erklärte der Oberamtmann, „und wer weiß, vielleicht hätte ich ihm tatsächlich den Galgen erspart."
Als der Dechant Herrenberger am Tag darauf im Amtszimmer traf, stand dieser am Fenster und sah auf die Stadt hinab.
„Was für ein Tag", hörte er ihn murmeln, „ich könnte mich hinabstürzen, so ist mir zu Mute."
Der Dechant stellte die Weinflasche auf den Tisch und sagte: „Und warum tut Ihr's nicht?"
Herrenberger schwieg. Er schwieg auch, als der Dechant fortfuhr: „Ich will's Euch sagen: weil zu viel Leben in Euch ist, und so könnt Ihr gar nicht sterben."
Herrenberger starrte den Dechanten ungläubig an. Er verstand kein Wort.
Und der Dechant sagte: „Ihr wollt leben, *und* Ihr wollt keinen Verrat begehen. Beides aber geht nicht, und so müßt Ihr Euch für eines entscheiden."
„Ich habe mich entschieden", murmelte Herrenberger.
Der Dechant, der an Jahren gut der Vater des jungen Herrenberger hätte sein können, beobachtete diesen, wie er sich an die Wand lehnte.

Ob er etwas für ihn tun könne, wollte er wissen.
Herrenberger schwieg.
Ob es noch etwas gebe, was ihm wichtig sei.
Herrenberger rührte sich nicht. Dann hob er langsam den Kopf und sagte mit halblauter Stimme: „Ich möchte noch einmal die Schwester sehen."
Der Pfarrherr von Marschalkenzimmern betrachtete eine Weile aufmerksam den Häftling. Dann fragte er ihn, ob er wisse, wo seine Schwester sei.
Er wisse es nicht, so Herrenberger, aber man könne es ja von seinem Vater erfahren.
Der Dechant wartete, daß Herrenberger noch etwas sagte, vielleicht über seine Schwester. Aber da er schwieg, öffnete er das Brevier, las, aber was er las, schien ihm wenig hilfreich, und er klappte das Brevier wieder zu, schloß die Augen und träumte, er säße in seinem Garten und lauschte einer heiteren Musik.
Als er die Augen wieder öffnete, sah er Herrenberger vor sich stehen, hörte dessen feindselige Stimme sagen: „Was wollt Ihr von mir?"
Was er von ihm wollte?
Der Dechant sah zu dem Häftling hinauf, erhob sich vorsichtig und sagte: „Ich will, daß Ihr nicht aufgebt."
Und ein paar Tage darauf sagte er zum Oberamtmann: „Es ist die Schwester. Schickt sie zu ihm."
Und der Oberamtmann: „Wovon redet Ihr?"
Und der Dechant: „Vom Leben."
Und so war es.
Noch am gleichen Tag befahl der Oberamtmann seinem Sekretär, nach der Schwester suchen zu lassen.

Der Sekretär dachte einen Augenblick nach und sagte: „Die Schwester oder die Geliebte?"
Und der Oberamtmann, der die intuitiven Gedankensprünge des Sekretärs manchmal ernstnahm, ohne sie zu überschätzen, ungerührt: „Beide".
Doch ein paar Tage später sollte ihm die Frage des Sekretärs wieder einfallen, und er fragte den Dechanten, während sie durch den Wald pirschten, ob er denn glaube, daß solches möglich sei. Und der Dechant rief, ohne einen Augenblick nachzudenken: „Bei Gott und den Seinen ist alles möglich und unbegreiflich."
Um dann mit ruhiger Stimme hinzuzufügen: „Herrenberger hat eine Schwester, die er noch einmal zu sehen wünscht. Was ist daran ungewöhnlich?"
„Sie hat zweimal wissentlich falsch für ihn ausgesagt", entgegnete der Oberamtmann, „und sie soll einer anderen Zeugin gegenüber erklärt haben, daß es nichts gebe, was sie für ihn nicht täte. Außerdem wissen wir, daß sie sich vor seiner Festnahme auffällig oft und regelmäßig getroffen haben."
Der Dechant hielt an einem Baum an, weil er glaubte, ein Geräusch gehört zu haben, in Wirklichkeit fühlte er sich nicht besonders wohl. Es war ein bißchen viel, was er in letzter Zeit zu hören bekommen hatte. Das ist das eigentliche Elend, offenbarte er sich einmal einem Amtsbruder, daß ich nicht vergessen kann, und ich fürchte, daß es nach dem Tod so weiter geht. Sein Blick schweifte hinauf bis in die Baumkrone, und er war überrascht. Warum blicken wir so wenig über uns hinaus, fragte er sich, warum nehmen wir nur die Niederungen wahr?

Dann sah er zum Oberamtmann hinüber, der, die Flinte über der Schulter, ungeduldig wartete. So kannte er ihn: Unruhe und Ungeduld. Manchmal fragte er sich, ob sie überhaupt etwas gemein hatten. Der Oberamtmann war ihm nicht gleichgültig, manchmal glaubte er sogar freundschaftliche Gefühle für ihn zu empfinden. Aber dann ertrug er ihn nicht zu lange, und er war froh, wenn er wieder allein war. Er hatte noch dessen Vater gekannt, der Pfarrer in Ottenhausen bei Neuenbürg gewesen war und der seine Herde wie ein Regiment zusammengehalten hatte. Dem Sohn war nur die Rebellion oder die Unterordnung geblieben. Er hatte sich für den dritten Weg entschieden, indem er die Autorität des Vaters anerkannte, ohne sich zu beugen. So war sein Weg nach oben vorgezeichnet. Sein erstes Amtszeugnis bescheinigte ihm Loyalität und Führungsstärke. Der Dechant bestaunte seine Hartnäckigkeit, die ihm bei den Jaunern den Beinamen „Bluthund" eingebracht hatte; zu Unrecht, wie er glaubte, denn Schäffer war nicht blutiger als andere Richter, er war nur unbestechlich. Auch hielt er ihn keineswegs für eine seelenlose Maschine, die Ordnung schuf, ohne nach deren Sinn zu fragen. Er versuchte ihn zu verstehen, und wenn er glaubte, ihm besonders nahe zu sein, war er ihm fremder denn je.

Der Dechant löste sich vom Stamm, ohne diesmal dem Oberamtmann zu folgen. Er hatte an diesem Morgen keine Lust zum Jagen. Außerdem waren sie spät aufgebrochen, und er hatte noch zwei Messen zu lesen und einem Begräbnis beizuwohnen. So verabschiedete er sich auch bald von seinem Jagdgenossen, stieg auf der einen Seite des Berges nach Marschalken hinab, während der Oberamtmann auf der anderen Seite nach Hause zurückkehrte.

Der Oberamtmann fand an diesem Morgen das Haus noch schlafend vor, und als er das Schlafzimmer einen Spalt breit öffnete und seine Frau schlafen sah, war er über den Anblick so gerührt, daß er eine Weile unter der geöffneten Tür stehenblieb. Dann schloß er leise die Türe, rief die Magd, daß sie ihm das Frühstück bereitete. Dann ging er, wie es seine Gewohnheit war, wenn er wartete, die Flure auf und ab. An diesem Morgen ging er schneller und unruhiger als sonst, horchte nach dem Schlafzimmer hinüber, betrachtete den antiken verstümmelten Torso beim Hauseingang, zu dem er immer noch den Kopf suchte, und beschloß endlich, sich auf den Weg zu machen, ohne das Frühstück einzunehmen.

Der Sekretär erwartete ihn schon.

Er hatte die Adresse des Mädchens ausfindig gemacht.

„Welches Mädchen denn?"

„Herrenbergers Schwester."

Der Oberamtmann beobachtete prüfend den Sekretär, aber es war nichts Auffälliges an seinem Mienenspiel wahrzunehmen.

Der Oberamtmann ertappte sich dabei, wie er sich fragte, ob es wirklich dessen Schwester war, und jetzt hoffte er, daß sie mehr war als nur seine Schwester. Aber er glaubte nicht daran. Zu ungewöhnlich wäre ihm dies vorgekommen, und er glaubte nicht an das Ungewöhnliche. Woran er glaubte, war das banale Leben, die menschliche Unzulänglichkeit, der Mangel an Wahrheit. Wenn er an Gott glaubte, dann, weil er an eine Art Gegengewicht zu glauben meinte, eine unerreichbare ideale Ordnung, die nur von Gott sein konnte und möglicherweise nur für Gott bestimmt war.

„Schön", sagte er, „dann laßt das Mädchen auf schnellstem Wege hierher kommen."

7

In der Finsternis seines Verlieses erinnert sich Herrenberger manchmal des roten, zuckenden Scheins der Feuer in kalten Nächten, der wärmenden Flasche, die von Hand zu Hand geht, mit dem Öl des Lebens, dem reinen Gotteswort, wie es die Gesetz- und Gotteslosen unverfroren nennen, des kurzen, leichten Schlafs in einen friedlich aufziehenden Morgen. Bald würde es keine Erinnerungen mehr geben, und was blieb, war das Dunkel, das schwarze immerwährende Nichts. Herrenberger war entschlossen, seinen letzten Weg mit Anstand zu gehen. Er würde sich nicht zum Gespött machen. Was er sich am Ende noch wünschte? Vielleicht ein Fest. Ein gutes Fest mit seinesgleichen. Schmausen, Flippen, Schwofen, Musik.

Einmal leuchtete der Wärter zu ihm ins Loch hinab.

„Bruder", rief dieser, „warum sitzst du so traurig und bist ohne Schlaf?"

Herrenberger antwortete ihm nicht. Aber er folgte ihm mit seinen Augen, wie er das Verlies abschritt, wie er mit der Laterne das Mauerwerk prüfte, ins Stroh hinableuchtete. Herrenberger war dankbar für Besuche dieser Art, die ihm die Zeit verkürzten. Er hatte auch nichts gegen den Wärter, der nicht mehr tat als das, was man von ihm verlangte. Er war um einiges älter als Herrenberger, hatte sechs Kinder und versuchte vergeblich, einen Rest von Furcht vor dem Häftling zu verbergen. Auch wenn es ihm nicht erlaubt war, mit dem Gefangenen zu sprechen, unterließ er es nie, mit diesem ein paar Sätze zu wechseln. Dann erfuhr der Häftling, was für ein Tag war, ob das Gericht tagte oder was die Kinder machten. Wenn der Wärter über die Kinder sprach, ging das Gespräch etwas länger. Doch Herrenberger interessierten die Kinder nicht, was ihn interessierte, war der Wärter, waren seine Wachsamkeit, seine Schlüssel. Einmal fragte ihn dieser nach seinen Verbrechen aus, und Herrenberger erzählte ihm irgendwelche Geschichten, um sein Gedächtnis zu prüfen oder um sich noch nachträglich an einer Heldentat zu freuen. Wenn er ihm von seinen Ausbrüchen berichtete, dann, weil ihn die nachdenkliche Miene des Wärters amüsierte. Sie begannen abrupt, und sie endeten abrupt, die Gespräche, die keine waren, weil die Entfernung zu groß und das Reden, das mehr ein Schreien war, zu anstrengend war.

Daß der Wärter jetzt häufiger zum Kontrollieren kam, hatte mit dem nahen Ende zu tun: Man wollte sich des Delinquenten absolut sicher sein.

Einmal hatte Herrenberger in einer Anwandlung von wilder Entschlossenheit den Wärter gefragt: „Wenn ich dich jetzt aufforderte, das Seil herabzulassen und mich aufzuschließen, was würdest du tun?"

Und der Wärter, überrascht über die Frage, hatte Herrenberger eine Weile angestarrt und entgegnet, daß er nicht weit käme.

„Auch nicht, wenn ich dir hundert Golddukaten zusteckte?"

„Die du nicht hast."

„Vielleicht könnte ich sie herbeischaffen."

„Wie denn?"

„Über dich, du müßtest sie dir nur holen."

Da hatte der Wärter für ein paar Sekunden die Augen geschlossen, als müsse er tief nachdenken, doch gleich darauf hatte sich sein Mund zu einem lautlosen Lachen verzogen, und er war gegangen.

Dann an einem sehr hellen, kühlen Morgen traf mit dem Postwagen eine recht ungewöhnliche Fracht in Sulz ein. Eine junge, dunkelhaarige Frau stieg in Begleitung eines Beamten aus dem Wagen und betrat zusammen mit dem Beamten das Gefängnisgebäude.

Der Oberamtmann und sein Sekretär erwarteten sie schon.

„Sarah Herrenberger, Schwester des Johann Baptista Herrenberger", begann der Oberamtmann, „dies ist kein Verhör, und Ihr habt nichts zu befürchten. Euer Bruder sitzt seit einem Jahr im Turmverlies und wartet auf sein Urteil. Wenn Ihr ihn noch einmal sehen wollt, dann sagt es."

Die junge Frau rührte sich nicht. Sie blickte vom Oberamtmann zum Sekretär, dann wieder zum Oberamtmann, und es schien, als habe sie nicht begriffen, nur ihre großen, dunklen Augen verrieten Erregung und Anspannung. Dem am Fenster stehenden Sekretär aber war es, als werde er Zeuge eines eher romanhaften Vorgangs, was ihn aus irgendeinem unerfindlichen Grund beunruhigte. Er wiederholte laut die Frage des Oberamtmanns, wobei er hinzufügte, daß es sofort geschehen könne, wenn sie wolle.

Da sah er, wie sie eine Locke hinter das Ohr strich, zur Tür schaute und mit mädchenhafter, aber fester Stimme sagte: „Es ist wahr, und ich will es nicht leugnen, er ist der Bruder, und wenn ich es geleugnet habe, dann, weil ich ihn lange nicht gesehen hatte und er mir fremd geworden war. Ja, ich will ihn sehen, so verändert sein Bild auch sein mag, das ich von ihm im Herzen trage."

Der Oberamtmann und der Sekretär wechselten Blikke, und der Oberamtmann erklärte, daß ihr Bruder schon auf sie warte. Sie schloß die Augen, und der Sekretär fürchtete, daß sie vielleicht nie mehr die Augen öffnen würde, so erschöpft und hilflos erschien sie ihm auf einmal. Er öffnete das Fenster, durch das die frische Morgenluft hereinströmte und von der er annahm, daß sie der jungen Frau gut täte.

Der Oberamtmann betonte später, wenn die Rede darauf kam, daß es ein Tag wie jeder andere gewesen sei, etwas heller, etwas stiller, vielleicht, aber ein Tag ohne Besonderheit. Dagegen verweist der Sekretär in einer persönlichen Aufzeichnung darauf, daß an diesem Tag, rechtlich gesehen, alles gestimmt habe, eine Konstellation der glücklichen Umstände sozusagen, bei der das fremde, dunkle Wesen, „diese entzückende, kleine Lügnerin“, ihn, den Sekretär, ein paar gewundene Sätze lang beschäftigt, in denen er unter anderem bedauert, „dieses berechnende Engelsgesicht“ auf seinem Zeichenblatt nicht für spätere Zeiten festgehalten zu haben.

Herrenberger, vom Wächter hereingeführt, blieb wie betäubt unter der Tür stehen, und es war nicht ersichtlich, ob es an dem hellen Morgenlicht lag, das durch das offene Fenster fiel und das seine Augen nicht ertrugen, oder weil er seinen Augen nicht traute. Sie, vom Warten nervös geworden, hatte auf die Türe gestarrt, bis ein „nicht leicht beschreibliches Lächeln, geheimnisvoll und verräterisch zugleich“, wie der Sekretär sich später erinnert, ihr Gesicht in das „Gesicht aller Liebenden dieser Erde“ verwandelte und sie mit schlafwandlerischer Sicherheit auf Herrenberger zuging, der, vom Licht geblendet, von der Nacht gezeichnet, reglos unter der Tür verharrte. So standen sie sich eine Weile schweigend gegenüber, und es scheint dem Sekretär in der Erinnerung, als sei in diesen Sekunden jeglicher Lärm zum Erliegen gekommen, und selbst die Vögel vor dem Fenster, so der Sekretär, schienen für Sekunden in ihrem Gesang innegehalten zu haben. Vielleicht lag es an der Stille, daß Herrenberger sehr vorsichtig nach dem Gesicht griff, es in die ungefesselten Hände nahm und, überwältigt von seinen Gefühlen, die Augen schloß, um sicher zu sein, was er empfand: die

Rückkehr des Lebens. Einige Augenblicke lang, die dem Sekretär später wie eine Ewigkeit erschienen, rührten sich die beiden nicht, die, so der Sekretär, mit dem vagen, verschwommenen Morgenlicht eins zu werden oder sich darin gar aufzulösen schienen, bis Herrenberger den Kopf seiner Schwester wegstieß und mit gläsernen Augen den Oberamtmann anfuhr, was er sich von dem Schmierentheater verspreche, und verlangte, sogleich in sein Verlies zurückgebracht zu werden.

Der Oberamtmann Schäffer wird später in einem Protokoll festhalten, daß er den Eindruck gehabt habe, als habe es sich um nicht viel mehr als um eine aufgeregte Geschwisterliebe gehandelt, doch sei ihm klar, daß man nichts Endgültiges darüber sagen könne. Er ist auch ehrlich genug, um in seinem Protokollbericht festzustellen, daß er sich bei dem Zusammentreffen der beiden Geschwister keineswegs wohl in seiner Haut gefühlt habe. Doch habe das Verfahren gegen Herrenberger, das sich über ein Jahr hingezogen habe und das mit Abstand längste seiner Amtszeit gewesen sei, zu einem Ende gebracht werden müssen, von dem er jetzt sicher sei, daß es für beide Seiten als befriedigend angesehen werden dürfe. Daß es zu *diesem* Ende gekommen sei, wolle er aber keineswegs allein sich als Verdienst zurechnen, noch weniger wolle er von einem persönlichen Sieg sprechen. Ausdrücklich weise er in diesem Zusammenhang auf die Einsicht und Aufgeschlossenheit des Angeklagten hin, die dieser in der Folge gezeigt habe und die den leidigen Vorgang auf so unerwartete Weise beschleunigt hätten.

So weit der Oberamtmann.
Was an dem Bericht überrascht, ist weniger die scheinbare Bescheidenheit des Autors als das Lob für einen Verbrecher. Wozu dieses Lob? Wollte der Oberamtmann mit dem Bericht an das Ministerium in Stuttgart sondieren, wie man dort zu dem Fall stand und wie weit man dort zu gehen bereit war? Wollte er vorgreifen und Verständnis für das Urteil wecken?
Dem Sekretär waren die Bedenken nicht entgangen, die der Oberamtmann in seinem Kopf herumtrug. Er verstand sie, aber er teilte sie nicht. Nach geltendem Recht und Gesetz war Herrenberger nicht zu helfen. Daß er am Ende doch noch umfiel, änderte nichts am geltenden Rechtsspruch. Daß es dennoch anders kam, verdankte Herrenberger allein der Willkür des Gerichts. Aber was war gewonnen? Ein Leben hinter Gittern. Und die Frau, derentwegen er angeblich umgefallen war: Was hatte er von ihr?
Wenn der Sekretär sich später der Frau erinnert, hat er immer noch das Gesicht der Frau vor sich, und es scheint auch, als ob er nicht imstande sei, es so schnell zu vergessen, wie er möchte, und noch Monate danach, als schon alles vorüber ist, stellt er verblüfft fest, daß es nicht Herrenberger war, der seine Gedanken beschäftigte, sondern das Gesicht dieser Frau.

8 So kam es, daß Johann Baptista Herrenberger, genannt der Konstanzer Hans, mit der gleichen Konsequenz, mit der er seine eigenen Verbrechen bekannt hatte, die Namen und Verbrechen seiner Kumpane preisgab. Er nennt fünfhundertundsechs Namen, darunter auch die Namen der Hehler, Helfer, Hintermänner, und ermöglicht dem Sulzer Oberamtmann, die umfassendste Jaunerliste zu erstellen, die es bisher gegeben hatte, mit einer, wie es im damaligen Amtsdeutsch heißt, „Beschreibung all derjenigen Jauner, Zigeuner, Straßenräuber, Mörder, Markt-, Kirchen-, Tag- und Nachtdiebe, Falschgeldmünzer, Wechsler, Spieler und anderen liederlichen Gesindels, welches zum Schaden und zur Gefahr des gemeinen Wesens in Schwaben, in der Schweiz, in Baiern, in der Pfalz, am Rheinstrom, am Boden- und Zürcher See, in Frankreich, Tirol, auch noch anderen Ländern noch herumschwärmen und von dem in Verhaft gelegenen Jauner Konstanzer Hans entdeckt und beschrieben."

Warum Herrenberger sich zu einem solchen einzigartigen Verrat hinreißen ließ, läßt verschiedene Erklärungen zu: der erschöpfte Zustand des Delinquenten, die wachsende Angst vor dem Tod, die angeblich innere Wandlung Herrenbergers, die man dem Einfluß des Dechanten zuschrieb, vor allem aber: die Begegnung mit der Schwester, mit der ihn offensichtlich eine lebenslange irritierende Neigung verband (wobei nie geklärt wurde, ob sie wirklich seine Geliebte war, wie man lange mutmaßte).

Der einzige, der sich solcher Mutmaßungen enthielt, war der Oberamtmann von Sulz selbst, dem es genügte, daß Herrenberger aufgab.

„Keiner, der glücklicher sein müßte als ich“, gestand der Oberamtmann dem Pfarrherrn von Marschalkenzimmern, „auch wenn mir die Urteilsfindung dadurch nicht leichter fällt.“

Ob er ihm denn Hoffnungen gemacht habe, wollte der Dechant wissen.

Und der Oberamtmann: „Ich hätte ihm auch dann keine Hoffnungen gemacht, wenn er den Teufel selbst verraten hätte.“

Dann, zwischen zwei Windböen, fragte er den Oberamtmann, wozu er sich entschlossen habe, und dieser erwiderte ausweichend, daß ihn der Gedanke heimsuche, ob es der Einfachheit wegen nicht besser gewesen wäre, er, Herrenberger, hätte gar nicht geplaudert. Natürlich sei dieser Gedanke überflüssig und töricht dazu, und er denke, daß sich eine gerechte Lösung finden werde.

Der Oberamtmann verschickte nicht nur die Jaunerlisten an die benachbarten Oberämter, er informierte diese auch über die von Herrenberger denunzierten schon lange geplanten größeren Überfälle. Unter ihnen war ein besonders schwerer Überfall auf das Kloster Einsiedeln angedacht, über den Herrenberger genauestens Bescheid wußte, weil er daran hatte beteiligt werden sollen. Danach war vorgesehen, die Klostergebäude in Brand zu setzen und in der allgemeinen Verwirrung die Kirchenschätze, darunter die goldene Monstranz, die man auf eine halbe Million Gulden schätzte, aus der

Kirche zu entfernen. Tatsächlich fand sich die Bande, wie Herren-berger vorausgesagt hatte, am festgesetzten Tag ein, als die Häscher auf sie warteten; die meisten von ihnen konnten entfliehen, dreizehn von ihnen wurden festgenommen und in einem Schnellgerichtsverfahren in Einsiedel zum Galgen verurteilt, was einiges Aufsehen verursachte.

Genau eine Woche nach dem Ereignis wurde Herrenberger aus seinem Verlies in eine Zelle über der Erde gebracht, in der sich eine Fensterklappe, ein Tisch und eine Pritsche befanden. Man ließ ihm die Handfesseln, nahm ihm aber die Fußketten ab und gab ihm neue Kleidung. Und Herrenberger genoß das spärliche Tageslicht, beobachtete den Vorbeiflug der Vögel und vergaß seine Alpträume.

Er hatte das Gefühl, wieder ein Mensch zu sein.

Da erzählte ihm der Wärter von der Hinrichtung der dreizehn Jauner. Was Herrenberger aus der Fassung brachte, war nicht so sehr die schnelle Hinrichtung selbst, an der er durch seine Aussagen so großen Anteil hatte, sondern die Frage, ob seine Aussagen auch wirklich zutreffend gewesen waren, und später wird er sich fragen, ob er auch ausgesagt hätte, wenn er die Folgen gekannt hätte.

Zum ersten Mal verlangte er von sich aus, den Dechanten zu sehen, und dieser hatte noch nicht einmal die Zelle betreten, als Herrenberger ihn mit der Frage überfiel, welche Strafe Gott für den Verrat an Brüdern vorsehe, und, ohne die Antwort abzuwarten, erklärte er mit erregter Stimme, daß er sich nicht sicher sei, ob er recht gehandelt habe, um dann, wieder etwas ruhiger werdend, zu bekennen, daß er nichts bedaure, und notfalls weiterreden werde, wenn er nur ganz dem Dunkel entkomme.

Der Dechant warf einen Blick durch die Fensterklappe, dann auf Herrenberger und erklärte mit klarer Stimme und nicht ohne Wärme: „Rechtet jetzt nicht. Was geschehen ist, ist geschehen und läßt sich nicht ändern. Blickt nach vorne. Erhofft Euch nicht zu viel, gebt Euch nicht auf. Vertraut auf Eure Jugend, Eure Kraft, Euern Willen zum Leben. Noch steht Euer Leben erst am Anfang, und noch ist nichts entschieden."

Dann stellte er die Weinflasche auf den Tisch, überlegte und fuhr fort: „Ihr habt Euch für das Leben entschieden, von dem der Psalmist sagt, daß es nicht nur ein Ziel hat, sondern das Ziel ist. Ihr habt Euch für das Ziel entschieden, also schaut nicht hinter Euch, schaut nach vorne."

Und während er so zu dem Häftling sprach, fragte sich der Dechant, woher er das Recht nahm, von einem Leben zu faseln, das so weit vom Ziel entfernt war. Warum nur, ging es ihm durch den Kopf, lasse ich mich in Dinge ein, auf die ich keine Antwort weiß. Was soll ich sagen? Daß die Welt ohne Ordnung ist? Daß uns Gottes Ratschluß fremd ist? Daß der Mangel an Gerechtigkeit das Zeichen dieser Welt ist?

Der Dechant rang nach Worten, und so sehr er sich auch mühte, so schien ihm doch nicht das rechte Wort einzufallen, von dem er glaubte, daß es an die Seele rührte und Kraft gab und den Weg wies.

Herrenberger aber beschloß, keine Angaben mehr zu machen. Doch die Verfolgung der Jauner war bereits in vollem Gang, und die Seele der Verfolgung war der Oberamtmann zu Sulz. In einem Bericht an die Stuttgarter Regierung stellt er fest, daß man dabei sei, der Jaunerei einen Schlag zu versetzen, von dem sie sich nicht so schnell erholen werde. Die Zahl der Malefikanten nehme beträchtlich ab, und die, die man noch nicht gefaßt habe, hielten sich zurück. Sicherheit und Ordnung jedenfalls nähmen in spürbarer Weise zu.

Und so war es. Durch das ungewöhnliche Geständnis Herrenbergers wurde, so ein späterer Regierungsbericht, der schwäbischen Jaunerei ein Schlag versetzt, von dem sie sich nicht erholen sollte.

„Nie werden wir das Verbrechen aus der Welt schaffen, solange es Menschen gibt", räumte der Oberamtmann gegenüber dem Sekretär ein, „aber vielleicht können wir soweit kommen, daß es sich in die fernsten, abgelegensten Schlupfwinkel verkriecht und sich seines Lebens nicht mehr freut."

Der Sekretär fragte sich, ob der Oberamtmann wirklich daran glaubte, was er in diesen Anfällen von Euphorie von sich gab, auch fragte er sich, ob der pluralis majestatis in der Rede des Oberamtmanns nur ein Ausrutscher war oder die Folge eines neuen gesteigerten Selbstbewußtseins. Auch er sah den Erfolg, aber er war sich nicht im klaren, wie er ihn beurteilen sollte. Man verfolgte die Gesetzlosigkeit und war doch selbst vom Gesetz abgewichen, indem man dabei war, einem dem Tod Verfallenen gegen alles Recht das Leben zurückzugeben, ein

Geschäft, das, wenn es einmal funktionierte, Schule machte. Was ihn noch mehr erstaunte, war, mit welcher Geduld und Beharrlichkeit der Oberamtmann auf dieses Geschäft zugesteuert war. Er fragte sich, wie weit der Oberamtmann noch gehen würde, wenn alles nur noch dem Erfolg diente.

Vielleicht war dies auch der Grund für die Zurückhaltung der Regierung, deren einzige Art der Anerkennung für die erfolgreiche Arbeit des Oberamtmanns darin bestand, daß sie diesem großzügig erlaubte, eine Gedenkmünze von zwölf Dukaten von den dankbaren Einsiedler Ständen anzunehmen. Den Oberamtmann schien dies wenig zu bekümmern. Tatsächlich fühlte sich der Oberamtmann keinem Amt und keiner Regierung so sehr verpflichtet wie sich selbst und seinem grenzenlosen Ehrgeiz. Dafür nahm er auch die Verleumdungen und Mißverständnisse in Kauf, die mit seinen Erfolgen zweifellos zunahmen. Nicht nur die Verfolgten nannten ihn einen Spürhund und Blutsauger, auch in liberalbürgerlichen Kreisen und in der Justiz selbst zeichnete man gerne das Bild eines krankhaften Verfolgers, dessen bevorzugte Musik das Kettengeklirr seiner Gefangenen sei. Natürlich trugen Darstellungen wie diese nicht dazu bei, sein Bild in der Öffentlichkeit freundlicher erscheinen zu lassen. Doch ließen sie ihn kalt, jedenfalls redete er nie davon. Er vergeudete seine Energien nicht in rhetorischen Kraftakten gegen seine Feinde, sondern in seiner Arbeit – und im Bett seiner Frau. Diesen Eindruck jedenfalls hatte damals der Sekretär gewonnen, als er gleich nach seiner Ankunft in Sulz an einem verregneten Maisonntag das erste und letzte Mal das Haus des Oberamtmanns betreten durfte, um sich diesem vorzustellen. Der Oberamtmann, der keine Hauseinladungen zu machen pflegte, hatte den Sekretär gleich nach dessen Ankunft zu sich bestellt, um ihn rechtzeitig vor seinem Amtsantritt mit Instruktionen zu beglücken oder ihn vor gewissen Beamten zu warnen oder auch nur, um ihm seine Jagdtrophäen zu zeigen, auf die er stolz war.

Am meisten stolz aber war er auf seine junge, anziehende Frau, die der Sekretär an jenem langen, zäh dahinfließenden Sonntagmittag zu sehen bekam, und ihm war nicht der verliebte Blick des Oberamtmanns entgangen, mit dem dieser jede Bewegung seiner Frau verfolgte. Daran dachte er manchmal, wenn er den Oberamtmann schweigend an seinem Arbeitstisch sitzen sah, den Blick über die Akten hinweg nach einem fernen Punkt gerichtet, um dann, als sei nichts gewesen, plötzlich aufzuspringen und irgendwelche Anweisungen zu geben.

Der Sekretär hatte keine Probleme mit seinem Vorgesetzten, weil beide klug genug waren, die Verschiedenheit ihrer Charaktere zu akzeptieren. Was er nicht verstand, war die Eile, mit der der Oberamtmann seine Untersuchungen und Verurteilungen vorantrieb, so, als könnte ihm ein Beamter von der übergeordneten Bürokratie dazwischenfahren. Um so erstaunlicher die Zurückhaltung im Fall Herrenberger und seine ungewöhnliche Geduld, so, als habe es nie eine Kapitalstrafe in Sulz gegeben. Und obwohl der Sekretär auch jetzt noch an seinem Urteil festhielt, das nur ein Todesurteil sein konnte, war ihm ebenso klar, daß jetzt, nachdem Herrenberger alles gestanden hatte, was man gestehen konnte, der Oberamtmann keineswegs mehr auf einem Todesurteil bestehen mußte. Und als er es ihm sagte, bemerkte dieser nur kühl: „Glaubt nicht, daß ich es mir leicht mache. Wozu haben wir ein geschriebenes Recht und einen Galgen?"

In solchen Augenblicken war es schwer, ihn zu verstehen, und es war nicht das erste Mal, daß im Sekretär etwas wie Bedauern aufkam, weil er dem Ruf des Sulzer Oberamtmanns gefolgt war, um sich in eine Gegend zu verirren, in der es nach Regen und Einsamkeit roch.

9

Herrenberger gewöhnte sich schnell an seine neue Umgebung, an die Zelle, an das Licht. Für eine Stunde am Tag nahm man ihm die Handfesseln ab, bot ihm unter Geleit den morgendlichen Gang in die Gefängniskapelle an, was er ablehnte, doch als man ihn nach Wünschen fragte, wollte er, daß man ihm das Lesen beibringe.

So kam es, daß der Pfarrherr von Marschalkenzimmern ihm nicht nur Trost und Zuspruch gab, sondern ihn auch lesen und schreiben lehrte, was zunächst mit äußerster Mühe verbunden war, da der Schüler nicht einmal buchstabieren konnte, was ihn nicht abhielt, sich in ungewöhnlich kurzer Zeit anzueignen, was er für eine Magie hielt. War es erst pure Neugier, die ihn dazu trieb, sich in eine völlig unbekannte Welt einzulassen, so war es noch mehr Eitelkeit, die ihn dazu brachte, im Lauf von wenigen Wochen die Bücher, die ihm der Dechant brachte, nicht nur zu lesen, sondern auch Proben seines Gedächtnisses zu geben, indem er aus dem Gedächtnis Episoden aus dem gelesenen Buch in der gerade erlernten Schrift wiedergab, und der Dechant wußte nicht, was er mehr bewundern sollte, die Schreibfertigkeit oder das Erinnerungsvermögen seines Schülers. Was ihn am meisten erstaunte, war der kindliche Spaß, den Herrenberger empfand, wenn er das Buch in der Hand hielt, es öffnete, in ihm blätterte, las.

„Das einzige Buch im Haus war die Bibel", erzählte er dem Dechanten, „ich hatte es nie in der Hand. Ich konnte ja nicht lesen. Mein Vater war der einzige, der es manchmal, meistens sonntags, in die Hand nahm, um uns daraus vorzulesen. Aber er las schlecht, weil seine Augen schlecht waren, und ich war froh, wenn er mit dem Lesen zu Ende war. Später las er nur noch für sich, weil er merkte, daß es uns langweilte, oder weil er mehr davon hatte, wenn er für sich las. Der Pfarrer in der Gemeinde hatte eine große Hausbücherei, die ich während des Konfirmandenunterrichts mit eigenen Augen gesehen habe. Es hieß, daß der Pfarrer jedes Buch gelesen habe, aber ich konnte es mir nicht vorstellen, da ich glaubte, man müßte verrückt davon werden. Später, als er alt war, zog er sich in ein Kloster zurück, das für seine Bücherei berühmt war, vielleicht, um nur noch Bücher zu lesen."

Er lachte.
„Einmal waren wir in ein oberschwäbisches Kloster eingebrochen, und jemand sagte: „Schaut, die Bücher da drüben.“ Er meinte, daß wir uns die Folianten nehmen sollten, um sie einem Hehler oder der Hofbibliothek in Stuttgart anzubieten. Wenn er auf die Meßbecher gedeutet hätte! Aber Bücher! Bücher waren für mich Gegenstände voller Geheimnisse, die mir verschlossen waren. Statt der Folianten haben wir dann das Silber mitgehen lassen.“
Manchmal genügte Herrenberger ein Blick auf ein Buch, den Einband, ein Bild, und es konnte geschehen, daß er aufsprang, zur Fensterklappe ging, hinaushorchte, als warte er auf das Signal, das alles änderte.
Wenn Herrenberger auf den Dechanten wartete, dann wegen der Bücher, die dieser brachte und über die sie sprachen. Dabei brachte Herrenberger immer wieder sein Erstaunen zum Ausdruck über die grenzenlose Welt, die in den Büchern herrscht, im Unterschied zu der so begrenzten Welt, in der wir unser Leben zubringen.
„Ach“, klagte er einmal, „was findet man nicht alles in diesen Büchern an Wundersamem und Unerhörtem, daß es nicht zu sagen ist – und nichts davon im Leben.“
Einmal sprachen sie über die biblischen Geschichten, die ihm der Pfarrherr zu lesen gegeben hatte, und Herrenberger wollte nicht verstehen, warum Adam und Eva aus dem Paradies vertrieben werden mußten, bezweifelte aus irgendwelchen Gründen die Ermordung Abels durch Kain und vergnügte sich an der Geschichte Noahs und seiner Arche (auf die er noch einige Male zu-

rückkommen sollte). Einmal tauchte der Dechant mit einem spanischen Ritterbuch auf, und sie unterhielten sich über die Abenteuer des verrückten spanischen Ritters, der die Welt nicht gelten lassen will, dann saß Herrenberger da, verblüfft und amüsiert zugleich, und wußte nicht, was er sagen sollte. Am liebsten waren ihm Reisebücher, und dies waren ihm die unterhaltsamsten Stunden, wenn er sich mit dem Pfarrherrn über unbekannte Länder, deren Bewohner und Sitten, aber auch über das Vergnügen und die Gefahren des Reisens unterhalten konnte.

Tief berührte Herrenberger die Geschichte jenes englischen Schiffbrüchigen, der achtundzwanzig Jahre seines Lebens auf einer einsamen Insel zubrachte und danach in die alte Heimat zurückkehrte, was Herrenberger nicht verstehen wollte.

„Aber warum“, hörte ihn der Dechant ein ums andere Mal ausrufen, „warum ist er nicht geblieben, wo er doch alles hatte, Land und Luft und niemand, der ihm auf den Fersen war?“

Er wollte auch nichts von dem Einwand des Dechanten wissen, daß der Mensch nicht fürs Alleinsein geschaffen sei. Er blieb dabei, daß dem Schiffbrüchigen nichts Besseres habe passieren können, selbst zum Preis des Alleinsein.

Ob er sich denn ein Leben allein vorstellen könne, wollte der Dechant wissen.

„Nein“, war die Antwort „aber lieber allein auf der Insel als mit anderen zusammen in der Hölle“.

Neugierig begann er in Lavaters Malefikantenbuch zu

lesen, legte es aber bald zur Seite und meinte, daß man solche Bücher nicht lesen müsse, und gefragt, was er dagegen einzuwenden habe, antwortete er mit dünnem Lächeln: „Kein Mensch ist unschuldig, und eine Wiedergutmachung gibt es nicht."

Als der Dechant wissen wollte, wie er dazu komme, so etwas zu meinen, belehrte er diesen, daß es doch immer um die Beute gehe, manchmal um Macht oder Ruhm und keiner mit sauberen Händen davonkomme, wenn er es nur recht anpacke.

Als ihm der Dechant ein Rechenbuch mitbrachte, blätterte Herrenberger eine Weile darin und wollte wissen, ob er damit auch ausrechnen könne, wieviele Tage ihm blieben, um alle die Bücher des Pfarrherrn lesen zu können.

„Ich glaube nicht, daß ich sie alle lesen möchte", meinte er dann, „aber die Tage würde ich gerne leben."

Als eines Morgens der Dechant wieder einmal unter der Zellentür stand, sagte er: „Ich habe eine Taube für Euch. Ich habe sie mit einer Schlinge am Fenster gefangen." Vorsichtig holte er die Taube aus der Bücherschachtel und stellte sie auf den Tisch.

„Seht nur, wie sie vor Angst zittert", sagte er, „scheinbar hat sie schon alle Hoffnung aufgegeben."

Er beobachtete sie eine Weile und meinte: „Wie recht sie hat! Glaubt Ihr, mir ginge es anders?"

Er löste die Schlinge, packte die Taube am Kopf und warf sie durch die geöffnete Fensterklappe in die Höhe.

„Ich weiß nicht", sagte er, „ob ich es Euch erzählt habe, ich besaß ein Taubenpärchen, das hatte mir mein Götti geschenkt. Das Weibchen schenkte ich meiner Schwester, ich behielt das Männchen. Jeder hütete sein Täubchen wie seinen Augapfel. Als ihr Täubchen davonflog und nicht wieder kam, wurde sie krank vor Enttäuschung. Als ich ihr erzählte, daß auch mein Täubchen das Weite gesucht habe, ging es ihr plötzlich wieder besser, und wir hatten einen schönen Anlaß, zusammen traurig zu sein."

Da Herrenberger lange schwieg, sagte der Dechant: „Mir scheint, Eure Schwester bedeutet Euch viel."

Und Herrenberger, gleichsam aus seinem Schweigen erwachend, erwiderte mit halblauter Stimme: „Wenn sie tot ist, will auch ich nicht mehr leben."

Und so, als sei er jetzt erst in die Wirklichkeit zurückgekehrt, fegte er in einem plötzlichen Wutanfall die leere Bücherschachtel vom Tisch und schrie: „Was geht Euch das an?"

Dann, unter der Fensterklappe stehend und den Wolken am Abendhimmel nachschauend, meinte er verwundert: „Wie lang der Tag jetzt dauert und von Nacht keine Spur."

Um dann nach einigem Zögern endlich mit jener Frage herauszurücken, die ihn, seit der Dechant die Zelle betreten hatte, bedrängte: „Habt Ihr Neues gehört?"

Und der Dechant, der auf diese Frage vorbereitet war, überlegte nicht lange und antwortete der Wahrheit gemäß: „Nein."

Tatsächlich hatte es keine neuen Hinrichtungen gegeben. Nur die Gefängnisse füllten sich noch immer.

Herrenberger war sich trotz seiner sichtlich verbesserten Situation keineswegs sicher; die Wahrheit ist, daß er weder dem Oberamtmann noch dem Gericht traute. Und wenn er an manchen Morgen die Malefikantenglocke vom Rathaus herübertönen hörte, fühlte er sich in seinem Argwohn bestätigt, und als ihn der Dechant einmal fragte, ob er etwas brauche, antwortete er in einem Anfall von Übermut, er möge ihm etwas zum Schreiben bringen.

10

An dem Morgen, an dem sich der Oberamtmann entschlossen hatte, Herrenberger das Leben zu schenken, ging ein Regensturm über die Stadt hinweg, und der Oberamtmann verließ eine Stunde später als sonst das Haus, weil er gehofft hatte, der Sturm würde nachlassen, oder weil er überhaupt zögerte, das Haus zu verlassen.

Ein höherer Beamter aus der Regierungshauptstadt hatte sich angemeldet, und dies allein war der Grund seines Zögerns. Er verabscheute solche Besuche. Er verabscheute die Auftritte dieser Besucher, und er verabscheute die Besucher, schwatzhafte Ignoranten.

Zweimal im Jahr schickte die Regierung ihre Bürokraten in die Provinz, um nach dem Rechten zu sehen, in Wahrheit um zu verhindern, daß die Herren Richter, Kommissare und Polizeipräsidenten sich nicht zu weit von dem *einen* unteilbaren Willen des Souverains entfernten, der in der Hauptstadt, umgeben von einer Kamarilla willfähriger Beamter, Offiziere, Tänzerinnen, Einflüsterer, Geldbeschaffer, Intriganten, Clowns und Spielleute, residierte. Die in die Provinz entsandten Beamten waren Befehlsüberbringer und Kontrolleure zugleich. Sie hatten selbst nichts zu sagen, aber wollten, daß man sie wie Machthaber behandelte, deren Abgesandte sie doch nur waren. Sie trugen Akten mit sich herum, wiesen auf Versäumnisse und Fehler hin und bestanden, während sie lauthals die Freiheit der Rechtsprechung im Lande rühmten, auf der Erfüllung regierungsamtlicher Sonderwünsche, selbst wenn diese deutlich vom bestehenden Recht und Gesetz abwichen.

Der Oberamtmann fürchtete nicht ihr anmaßendes Auftreten, was er fürchtete, war, daß er einmal die Fassung verlieren könnte. Doch die Herren kannten ihn und agierten eher zurückhaltend und taten allein das, was nötig schien. Schäffer war viel zu sehr Praktiker, um die Spekulationen der Bürokraten in den Regierungsstellen immer zu begreifen. Aber er bemühte sich auch nicht darum. Ja, ich habe Vorurteile, gestand er einmal dem Statthalter von Glatt, und ich bin in einem Alter, wo ich sogar beginne, sie zu pflegen. Daß man ihn in Stuttgart argwöhnisch beobachtete *und* arbeiten ließ, lag an der Einschätzung seiner Person. Man brauchte ihn: der Nutzen war größer als der Ärger. Man anerkannte seine Erfolge und blieb mißtrauisch.

Der Sekretär war der erste, dem der Oberamtmann seine Entscheidung an jenem Morgen mitteilte.

„Dann“, bemerkte der Sekretär lakonisch, „sollten wir nicht vergessen, es auch ihm mitzuteilen.“
„Wir werden es ihm dann mitteilen, wenn wir uns völlig sicher sind.“
Der Sekretär glaubte, nicht recht gehört zu haben.
„Dann ist es also nicht endgültig?“
Darauf der Oberamtmann kühl: „Warten wir's ab.“
Da hatte der Sekretär eine Vision: Er sah Sarah, die Schwester Herrenbergers, auf ihren Bruder warten, und in einer sinnlosen Eingebung wandte er sich zum Fenster, um einen Blick auf die Straße zu werfen.
Der Oberamtmann, dem die abrupte Bewegung nicht entgangen war, wollte wissen, was er denn sehe, und der Sekretär enttäuscht: „Regen.“
Gegen Mittag traf die Karosse des Beamten ein, und der Oberamtmann schickte einen seiner Leute los, damit er diesen in Empfang nehme und in das Amtszimmer führe. Da hatte der Regen ein wenig nachgelassen.
Der Oberamtmann, der Menschen nach dem ersten Blick zu taxieren pflegte, fand den jungen Herrn, dem er zum ersten Mal gegenüberstand, keineswegs unsympathisch, fast harmlos in seiner jugendhaften, hemdsärmeligen Art. Nur dieses Lächeln störte ihn, das das Lächeln des unwissenden Besserwissers war.
Dieser junge Mann, dessen adeligen Namen der Oberamtmann seltsamerweise auch dann vergaß, als er ihn zum zweiten oder dritten Mal zu hören glaubte, stellte seinen Koffer auf den Tisch und rief leutselig: „Was ist hier nur los! Wind und Regen, und in der Residenz scheint die Sonne; sind wir denn im gleichen Land?“

Er sah auf den Oberamtmann, dann auf den Koffer, schüttelte den Kopf und tat, als lache er.
Kein Zweifel, er sprach vom Wetter.
Das taten alle, die hierher kamen, aber dieser sagte es in einem Ton, der den Oberamtmann, der an diesem Tag in keiner guten Laune war, verstimmte. War *er* vielleicht verantwortlich für die sommerlichen Regenschauer? Hatte *er* diesen Herrn hierhergebeten? Was wollte er eigentlich? Ihm Ratschläge erteilen in Sachen Strafrecht?
Dem Sekretär fiel auf, daß der Besucher keinerlei Anstalten machte, den Koffer zu öffnen oder zur Sache zu kommen. Er stand nur da, lachte – und schien nicht weiter zu wissen.
Der Sekretär lächelte amüsiert. Das also war der neue Stil, wie man ihn in der Residenzstadt pflegte.
Da ergriff der Oberamtmann endlich die Initiative, sprach in wenigen Sätzen über die rechtliche Situation im Oberamt, triviale Sachen, kaum der Rede wert, wandte sich dann den kapitalen Fällen zu, um schließlich bei Johann Baptista Herrenberger, alias Konstanzer Hans, zu landen.
Womit sie beim Thema waren.
Der junge Kommissar hörte sich mit Lachfalten im Gesicht den Bericht an, stellte sogar zwei Fragen, nickte, doch dem Sekretär, der drei-, viermal in das Gespräch eingriff, und auch nur, weil der Oberamtmann ihn angesprochen hatte, war immer noch nicht klar, ob der Beamte wirklich Bescheid wußte oder aus Versehen eine Station zu früh aus der Karosse gestiegen war.

Nach knapp einer halben Stunde brach der Oberamtmann unvermittelt ab, andeutend, daß sich weitere Erklärungen nicht lohnten, und der Sekretär überzeugte sich mit einem Blick durchs Fenster, daß der Wind weiterhin die Stadt peitschte, aber daß es aufgehört hatte zu regnen, doch wußte er nicht, ob er sich darüber freuen sollte. Dann warf er einen Blick auf den Besucher, und er hätte sich nicht gewundert, wenn jetzt dieser junge, ahnungslose Mann mit dem Körperbau eines königlich-preußischen Leibgardisten seinen Koffer genommen hätte, um zu verschwinden.
Der Beamte griff tatsächlich nach seinem ungeöffneten Aktenkoffer, sprach auch einige Worte, die sich auf das vorangegangene Gespräch zu beziehen schienen, und fragte zum Erstaunen des Oberamtmanns und des Sekretärs, ob er den Häftling einmal sehen dürfe.
Der Oberamtmann, dem keine Einwände einfielen, führte seinen Besucher vor Herrenbergers Zelle; als er sie öffnen wollte, winkte dieser ab und meinte: „Es ist, weil ich noch nie vor einer Zelle gestanden bin, zumindest einer, die einen solch illustren Gast beherbergt."
Und später, als sie im Amtszimmer ankamen, meinte er: „Es war nur, daß ich ihn noch einmal lebend sehen wollte."
Der Oberamtmann krümmte seine Reitpeitsche.
Was er damit sagen wolle.
Und der Regierungskommissar: Daß er es nicht für möglich gehalten habe, jeder meine, daß er schon lange tot sei, aber er lebe noch, er habe es mit eigenen Augen gesehen.

Kindliches Staunen sprach aus der Stimme. Der Oberamtmann entgegnete kühl, daß der Gemeinte wohl noch eine Weile am Leben bleibe und daß es noch des öfteren Gelegenheit zu einer Besichtigung geben werde. Und während der Besucher den Oberamtmann halb ungläubig, halb belustigt anstarrte, fuhr der Oberamtmann fort: „Ich habe sogar vor, ihn freizulassen – falls die Regierung zustimmt."
Der Beamte hob den Kopf, als lausche er in die Ferne, dann sah er am Oberamtmann vorbei zur Tür, als habe er es auf einmal sehr eilig.
Auch der Sekretär glaubte, nicht recht gehört zu haben. „Wir geben ihm in Sulz eine Anstellung", versuchte der Oberamtmann später dem Sekretär zu erklären, „als Hatschier oder Gendarm oder Meldereiter, ich bin überzeugt, daß er uns gute Dienste leisten wird, bessere als im Zuchthaus."
Wenn es zutraf, was der Sekretär zu hören glaubte, dann mußte der Oberamtmann Schäffer ein anderer sein als der, den er zu kennen glaubte, oder er hatte ihn nie gekannt. Der Sekretär ließ sich seine Überraschung nicht anmerken, konnte sich aber auch nicht die Bemerkung verkneifen, daß doch schon ein Zehntel der Delikte Herrenbergers ausgereicht hätte, ihn an den Galgen zu bringen, statt ihm eine Anstellung mit Pensionsanspruch in Aussicht zu stellen.
„Strenggenommen", erwiderte der Oberamtmann, „hätte sogar noch weniger ausgereicht. Wenn ich ihm die Freiheit gebe, dann aus dem gleichen Grund, aus dem ich von der Kapitalstrafe absah."

Der Sekretär verstand. „Ihr meint, daß Ihr ihn gebrauchen könnt."
Der Oberamtmann schwieg, dann schüttelte er den Kopf, als müsse er einen irrigen Gedanken loswerden, und antwortete: „Es war so eine Idee. Auch halte ich es für unwahrscheinlich, daß die Regierung zustimmen wird."
Der Sekretär war sich nicht sicher. Heutzutage war alles möglich. „Nein", wiederholte der Oberamtmann, „freilassen werden sie ihn nicht, und sie haben recht, denn sie wissen nichts."

11

Bei einer seiner nächtlichen Kontrollen, entdeckte der Wärter von weitem das brennende Wachslicht in der Zelle, und er traute seinen Augen nicht, als er den Häftling mit einer Feder in der Hand am Tisch sitzen sah. Er beugte sich über diesen und sah, wie dieser eine Rolle Lumpenpapier mit Buchstaben gefüllt hatte.
„Bruder", mahnte der Wärter, „vertreib dir die Nacht, wie du es vermagst, doch laß den Teufel in Ruhe."
Herrenberger nickte und fuhr fort im Schreiben.
Der Wärter rührte sich nicht.
„Du weißt, daß es verboten ist."
„Was, das Schreiben?"
„Die Nacht ist für die Ruhe da."

„Ich kenne keine Ruhe, und jetzt laß mich in Frieden."
„Und das Licht?"
„Laß dir vom Pfaffen einen halben Kreuzer geben."
Das geschah in der Nacht nach dem amtlichen Besuch aus Stuttgart. Das plötzliche, unangekündigte Erscheinen des Beamten vor seiner Zelle, begleitet vom Oberamtmann und dem Sekretär, hatte in Herrenberger neue Zweifel geweckt. Er wußte, daß vor Hinrichtungen gewöhnlich ein höherer Beamter im Gefängnis erschien, um den Häftling noch einmal ins Visier zu nehmen und um dem bereits gefällten Urteil seinen Segen zu geben. Sein Mißtrauen gegenüber dem Oberamtmann war von neuem erwacht. Möglicherweise war Herrenberger, der in der Nacht kein Auge zumachte, vom nahen Ende überzeugt. Stundenlang ging er in seiner Zelle auf und ab, wobei er jede Fluchtmöglichkeit erwog, doch gab weder das Fenstergitter nach, noch war die Doppeltür aus den Angeln zu heben.
Da kam ihm ein Gedanke, und was wie eine Spielerei, eine Ablenkung, ein Nachtvertreib in einer schlaflosen Nacht aussieht, war nichts anderes als der Versuch, in einem Akt heilloser Verzweiflung Wörter aufs Papier zu bringen, die helfen sollten, das Leben zu retten.
So schrieb er sich durch die Nacht, blickte beim ersten Morgenlicht kurz auf, um bis zum späten Morgen fortzufahren, und erst als der Mittag lautlos vorüberstrich und niemand sich vor seinem Gitter gezeigt hatte, legte er die Feder aus der Hand, atmete tief ein und aus – und schrieb weiter. Er schrieb weitere zwei Tage und Nächte. Wenn er nicht weiterkam, begann er, laut zu

sprechen, als wären unsichtbare Geister anwesend, und jetzt glaubte der Wärter wirklich, daß der Teufel zugegen sei, aber er wagte nichts zu unternehmen, da er den Zorn des Herrenberger und noch mehr den des Teufels fürchtete.

Herrenberger aber kehrte allmählich wieder in seine Welt zurück, verblaßte Gesichter nahmen Farbe an, verklungene Stimmen kamen näher. Er aber redete, lachte, weinte, scherzte, sang und schrie, als wäre alles wirklich, als könne ein vergangenes Lebens noch einmal gelebt werden.

Und dies also war sein zweiter Verrat.

Der Verrat an der Sprache.

„Andere Raubtiere, andere Wörter", heißt es in einer anonymen Anmerkung zu der von Herrenberger in ungelenker Schrift verfaßten Liste von Wörtern und Gesprächen, die später, zwei Jahre vor seinem Tod, auf Veranlassung von Oberamtmann Schäffer in etwas pompöser Ankündigung als Wörterbuch der oberdeutschen Jaunersprache beziehungsweise als Wörterbuch des Konstanzer Hans erscheinen sollte.

Was den Oberamtmann bewogen hat, die Veröffentlichung zu fördern, ist klar: Streifer und Häscher sollten mit Hilfe der entschlüsselten Geheimsprache den Gesetzlosen noch enger auf den Pelz rücken. „Wir werden sie bei ihrer Sprache ertappen, und nichts wird uns mehr geheim bleiben", heißt es in einem Kommentar zur ersten Ausgabe.

Dieses dünne Heft enthält eine Zusammenstellung von Standardwörtern und eine Sammlung von gebräuchlichen Jaunerdialogen, „Schmusereyen"; Wörter wie Dialoge sind ganz auf die Praxis der Alltagswelt bezogen. Die Wörter des Konstanzer Hans bezeichnen seine Welt, eine beschränkte, sachliche, konkrete Welt der Gegenstände, der Umgebung sowie des kriminellen Vorgehens und des Beutemachens. Diese so einfache, nüchterne Sprache hat keinen Platz für Dinge, die es für Menschen wie Herrenberger offensichtlich nicht einmal in der Phantasie gibt, wie Gott oder dauerhaftes Glück. Sie verzichtet auf Affekte, kennt keine Höhenflüge und weiß nur von einem sichtbaren Himmel über uns mit seinem Wechsel von Sonne, Regen und Wolken.

Die Gespräche dieses Wörterbuchs haben rein informativen Charakter: Wo ist etwas zu holen, wie sieht es mit den Waffen aus, wo gibt es Unterschlupf, wie weit ist es bis zu dem und dem Ort, wie gefährlich ist die und die Gegend, sind Streifer in der Nähe, welche Ämter meidet man besser?

Der Dechant, der verblüfft vor den Aufzeichnungen stand, bat, die Blätter mitnehmen zu dürfen. Und während er sie zu Hause las, glaubte er, noch weniger von dieser Welt zu verstehen, aus der ihm diese Zeichen zugingen. Was ihm zu schaffen machte, war das völlige Fehlen von Zeichen, die *über* diese armselige Welt hinauswiesen.

„Ich mag keine Sprache", erklärte er dem Oberamtmann verärgert, als sie darauf zu sprechen kamen, „ich mag keine Sprache, die sich nur auf das äußere Geschäft des Lebens versteht, die sich aufs reine Überleben beschränkt."

Der Oberamtmann hatte erst nicht glauben wollen, was er später mit eigenen Augen sah. Dann erschien ihm das Gesehene so bedeutsam, daß er das Ereignis in einem Extraprotokoll, datiert vom 30. September 1784, festhielt, in dem er seltsamerweise aber mehr die literarische Leistung als den praktischen Wert der Schrift würdigte.

„Es gibt keinen Grund zu glauben", urteilt er, „daß Wörter nicht wie Schlüssel ausgewechselt werden könnten."

Mehr als die kleine Schrift schien den Oberamtmann zunächst die Frage zu beschäftigen, was Herrenberger bewogen hatte, dies zu tun. War es wirklich nur die Angst vor dem Galgen gewesen? Oder war es die unwiderrufliche, endgültige Abwendung von seinem alten Leben? Wenn es so war, dann war von Herrenberger nichts mehr zu befürchten, aber einiges zu erhoffen.

Der Oberamtmann fühlte sich bestätigt.

„Ich könnte mir wirklich keinen besseren Mitarbeiter vorstellen als einen, der die Verhältnisse aus eigenem Erleben kennt", schreibt er nach Stuttgart.

Und schon nach einem Monat kam die Antwort. Da heißt es: „Sollte das Hohe Gericht auf Leben statt Tod bestehen, dann wollen Wir dem nicht entgegenstehen, auch wenn Wir nicht umhin können, darauf hinzuweisen, daß ein solches Urteil keineswegs der Strafordnung entspräche noch weniger dem allgemeinen Rechtsgefühl in Unserem Lande ... Der Antrag, dem Angeklagten Freiheit und Amt zu geben, geht noch weiter und ist ohne Vorbild und Beispiel und wenn ihm nicht stattgegeben werden kann, geschieht dieses aus mehreren Gründen,

deren wichtigster Unser untrügliches Gerechtigkeitsempfinden ist, dem durch ein solches Vorgehen ein unerhörter Schlag versetzt würde ..."
„Die Regierung hat die Gerechtigkeit entdeckt", war alles, was dem Oberamtmann zu dem Schreiben mit dem königlichen Siegel einfiel, das er zu den Akten legte.
„Man wird den Antrag in das tiefste Fach des Archivs versenken", prophezeite der Sekretär, „dort wird er seinen Dornröschenschlaf von sagen wir hundert Jahren halten. Wo kämen wir auch hin, wenn Urteile nur nach Wohlverhalten und Nützlichkeit gefällt würden?"
Der Oberamtmann überlegte keine Sekunde.
„Wir kämen dahin, daß einige Beine mehr in Bewegung wären. Wenn wir ein Ziel erreichen wollen, dürfen wir nicht stehen bleiben. Es gibt keine unnatürlichere Haltung als das Stehen. Ich finde sie geradezu unerträglich."

12

An einem windigen Septembermorgen kamen sie. Mit Gewehren und Hellebarden bewaffnet, betraten sie das Gefängnis, holten ihn aus der Zelle und führten ihn auf den Platz vor dem Rathaus, wo sich bereits eine größere Menge versammelt hatte. Dort setzte man ihn auf einen Stuhl, um ihn sein Urteil hören zu lassen. Herrenberger verfolgte das Geschehen um ihn herum mit Unbehagen, die Rede des Richters mit Gelassenheit. Er hatte keinen Zweifel, daß die Anklage begründet war und die Anklage der Wahrheit entsprach.

Als ihn die Soldaten über den Hof zurück in seine Zelle führten, ging ein feiner Nieselregen nieder, und der Häftling bat seine Begleiter, langsamer zu gehen.

„Ich habe die Vögel nicht gehört", sagte er.

Die Männer blieben stehen.

„Welche Vögel?"

Da erst gewahrte er das gefärbte Blattwerk an den Bäumen, die den Hof säumten, und er begriff, daß es dafür zu spät war.

In seiner Zelle kam er rasch wieder zu sich, und er rief, die Fäuste an die Wand schlagend: „Du lebst, du lebst, du bist nicht tot."

Er sah Licht am Ende des Tunnels und traute doch seinem Schicksal nicht. Er traute auch dem Oberamtmann nicht, der ihn später ins Amtszimmer führen ließ wie einen, den man zur Auszeichnung oder Beförderung ausersehen hatte; es fehlten nur die Urkunde und der Blumenstrauß.

Und so entließ man ihn in ein zweites Leben, und man versuchte sogar, ihm klarzumachen, daß er ein Recht habe auf das Leben – auf das Leben hinter Zuchthausmauern.

Der Oberamtmann sprach mit ihm ohne Siegerallüren. „Man wird Euch nach Ludwigsburg bringen", teilte er Herrenberger mit, „dort wird man Euch verwahren gemäß dem Urteilsspruch, den das Hohe Gericht über euch gefällt hat."

Und mit betonter, aber wenig Hoffnung inspirierender

Stimme fügte er noch hinzu: „Falls die Regierung es sich nicht noch anders überlegt. Ein Gnadenakt ist nichts Ungewöhnliches, und ich würde nicht zögern, ihn zu befürworten. Doch rechnet lieber nicht damit; nichts ist gefährlicher als eine langgepflegte Hoffnung."
Und er schloß den kurzen Amtsakt mit einer vagen Bewegung, die sowohl als aufmunternder Wink wie auch als Geste der Unabänderlichkeit des Schicksals verstanden werden konnte.
Unter der Tür drehte sich Schäffer noch einmal um, öffnete den Mund, als müsse er noch etwas loswerden, aber dann ging er und drehte sich auch nicht mehr um. Und das war das letzte Mal, daß Herrenberger den Oberamtmann Schäffer von Sulz, Verfolger, Ankläger und Richter in einer Person, zu Gesicht bekam.
Johann Baptista Herrenberger war jetzt fünfundzwanzig, und er hatte keine Vorstellung, wie es weitergehen sollte. Man würde ihm zu essen geben, man würde ihm eine Arbeit geben, er würde mit Menschen, Gefangene wie er, zusammenleben. Aber wie würde er mit dem Leben zurecht kommen, wie lange würde er es ertragen? Er hatte sein Leben zurückgewonnen, aber er wußte noch nicht *wozu*.
In dieser Nacht zog er sich die Kleidung an, die ihm der Dechant besorgt hatte, und er bedauerte, sich nicht in einem Spiegel sehen zu können. Er strich sich über den einst kahlgeschorenen Kopf und spürte, daß dieser seine alte Haarpracht zurückgewonnen hatte. Lange, fast andächtig, betrachtete er seine wie neugeborenen Hände. Dann ging er in seiner Zelle auf und ab, ohne auf

das Essen zu achten, das man ihm gebracht hatte – eine Art Fest- und Abschiedsmahl, üppig und fett. Nur den Wein trank er.

Dies war keine Nacht zum Schlafen, dafür war der Tag zu lang gewesen. Zu viel hatte sich ereignet. Man hatte ihm das Leben geschenkt. Was immer passieren würde: er lebte, und er würde noch leben, wenn der Mond vor der Fensterklappe verblaßte und der Himmel sich im Osten zu färben begann und ein neuer Tag heraufzog. Einmal, mitten im Stehen, fiel er in einen kurzen, aber tiefen Schlaf, aus dem ihn der Wärter wecken mußte, als er das Frühstück brachte.

Herrenberger betrachtete das Licht in der Fensterklappe, das Frühstück, erinnerte sich an die Worte des Oberamtmanns, der ihm keine Hoffnung machen wollte, ohne ihm die Hoffnung zu nehmen, und er streckte sich zu seiner vollen Größe und hörte sich sagen: „Immerhin habe ich mein Leben gerettet, was immer auch passieren mag."

Es klang zuversichtlich. Vielleicht daß er sich auch an die Worte des Dechanten erinnerte, der ihn aufgefordert hatte, nach vorne zu schauen. Und so kam es, daß Herrenberger das Leben annahm mit all seinen Ungewißheiten und Erwartungen und Hoffnungen und Zweifeln und Sehnsüchten.

Er frühstückte. Er wusch sich die Hände. Er wartete, daß sie ihn bald holten. Er hatte hier nichts mehr zu suchen.

Nur einmal an diesem Morgen wurde er sich seiner Armseligkeit bewußt, als ihn der Wärter nach seinen Habse-

ligkeiten fragte: Er besaß keine. Er besaß, was er auf seinem Leib trug, die Kleider, die ihm der Dechant gebracht hatte, ein Paar durchlaufene Schuhe, ein Zigeunertuch, zwei Sacktücher sowie eine leere Branntweinflasche, eine Handvoll wertloser Münzen, ein Medaillon. Es störte ihn nicht sonderlich, er fand es eher komisch, denn was er in seinem Leben zuvor besessen hatte, hatte er ohnehin immer nur auf Zeit besessen.
Den Dechanten, der sich auf einer Dienstreise befand, sah Herrenberger nicht mehr.
„Vergiß nicht", sagte er zu dem Wärter, „ihm die Bücher zu geben, an denen ich so mühselig zu kauen hatte und die mir einen Spalt die Tür zur Welt öffneten."
Dann kamen sie und führten ihn zum Ausgang des Hofes, wo der Wagen auf ihn wartete. Man nahm ihm die Handfesseln ab und kettete ihn an die Wagenwand.
Als sie den Galgenberg passierten, rief er höhnisch: „Schaut nur, wie er auf mich wartet!"
Eine doppelte Wache begleitete den Wagen. Ihm gegenüber saß ein Soldat, der schon dabei gewesen war, als man ihn nach Sulz gebracht hatte.
„Wozu der Aufwand", wunderte sich Herrenberger, „bin ich euch nicht sicher genug?"
Der Soldat lächelte verlegen.
„Es ist wegen deiner Freunde."
„Meiner Freunde? Ich habe keine Freunde."
„Sie haben ein Auge auf dich. Sie sind nicht gut auf dich zu sprechen."
Herrenberger sah hinaus auf die nasse, morgengraue Landschaft.

„Für sie bist du ein verfluchter Überläufer", fuhr der Soldat fort, „vergiß es nicht."

„Überläufer?"

„Vielleicht nicht?" beharrte der Soldat.

„Ach, ich war doch schon so gut wie tot", murmelte Herrenberger.

Der Soldat, um einiges älter als Herrenberger und eher von bedachter Art, betrachtete den Gefangenen eine Weile schweigend, sah auf die Straße hinaus und meinte : „Ja, das warst du."

Sie fuhren ein Stück am Neckar entlang. Durch den tagelangen Regen war der Weg aufgeweicht, und die Pferde hatten Mühe voranzukommen. In seine Decke gewickelt, an die Wagenwand gefesselt, blickte Herrenberger am Wachsoldaten vorbei auf die tropfenden Bäume. Er hatte sich die Fahrt anders vorgestellt, mit viel Licht und Sonne und freundlichen Ausblicken, auch wunderte er sich, daß man die Dörfer umging, als wolle man die Fahrt geheimhalten. War es wirklich wegen der Jauner, oder hatte es noch einen anderen Grund?

Bei Horb verließen sie den alten Fahrweg und fuhren nordwärts auf den Heckengäu zu. Einige Male kamen ihnen Bauern mit ihren Fuhrwerken entgegen, die halb erstaunt, halb erschrocken zu ihnen herüberschauten.

Gegen Mittag hielten sie vor einem abgelegenen Gasthaus.

Einer der Soldaten sah Herrenberger prüfend an und sagte: „Wir wollen hier etwas essen, und ich werde das Schloß öffnen, doch versuche nicht, dich davonzumachen, wir schießen ohne Warnung."

Er löste Herrenberger von der Wagenwand und ließ ihn absteigen. Herrenberger reckte sich, sog die nasse, kühle Herbstluft ein und rief: „Ach, ich mache mich davon, wann ich will."

Aus seiner Stimme klangen Kraft und Unternehmungslust. Er genoß die regennasse Luft, den Boden unter den Füßen, die Bewegung der Hände und Beine, den Anblick der Pferde, und er genoß den Geruch von Bier und Tabakrauch in der Wirtsstube, das auf- und abschwellende Gesumme der Stimmen an den Tischen, als er mit seinen Wächtern am Tisch saß, nicht wie ein Gefangener, sondern gleichsam Teil einer Gesellschaft von Reisenden. Als aber der Wirt das Essen brachte, war es ihm nicht möglich zuzugreifen, und erst als die andern am Tisch ihn aufforderten, doch nicht länger zuzuwarten, begann er zu essen, ganz vorsichtig, dann immer schneller werdend, bis er den Rest nur noch sinnlos in sich hineinschlang. Dann saß er da, schweigend und mit umherschweifenden Augen, und als einer der Männer am Tisch wissen wollte, was ihm fehle, erwiderte er: „Musik".

Später, als ihn einer der Soldaten fragte, worauf er denn am meisten Lust hätte, antwortete er zu dessen Überraschung: „Einen gut ausbaldowerten Überfall auf einen schwäbischen Adelssitz."

Und als sich jener wunderte, warum es gerade ein Adelssitz sein müsse, erklärte er ohne Zögern: „Schöne Dinge sehen."

Er habe sich gern der Adeligen und Pfaffen angenommen, so Herrenberger, denn es sei ja auch leichter, ei-

nen Herrensitz oder ein Pfarrhaus auszuräumen, weil adelige Herren und Pfaffen einen tieferen Schlaf hätten als andere Menschen. Natürlich sei oft auch Ehrgeiz im Spiel gewesen, ein Rentamt auszuräumen sei doch etwas anderes, als sich in der Wohnstube eines Bauern umzuschauen, und es hätte sogar welche gegeben, die hätten vor lauter Ruhmsucht später Taten gestanden, die sie nie begangen hätten.
Als später einer wissen wollte, was er täte, wenn sich ein Fluchtloch für ihn auftäte, antwortete Herrenberger nicht, und als man ihn noch einmal fragte, meinte er, er würde das tun, wozu ihn sein Verstand, noch mehr aber sein Herz drängte, woraus sie schlossen, daß er ein Jauner geblieben war.
Als sie aufbrachen, war der Mittag schon lang vorüber, und die Sonne tat, als müsse sie sich wenigstens einmal an diesem Tage zeigen, bevor sie endgültig hinter den Wolken verschwand. Da fuhren sie an Herrenberg vorbei auf Stuttgart zu. Den Soldaten, der Herrenberger mit halbgeschlossenen Augen gegenübersaß, schien die Mittagsmüdigkeit einzuholen, und zum ersten Mal an diesem Tag dachte Herrenberger ernsthaft an Flucht. Wie er noch daran dachte, begann es zu dunkeln, und der Wachsoldat schlug die Augen auf, seufzte und sagte, daß sie noch in dieser Nacht zurückmüssten und daß er ganze drei Nächte nicht geschlafen habe.Es ist kein schlechtes Leben", gestand der Soldat, „und ein gutes ist es schon gar nicht".
Dann sahen sie aus der Ferne die Lichter der Hauptstadt, und sie umfuhren die Hauptstadt und fuhren auf

Ludwigsburg zu, und als sie in Ludwigsburg einfuhren, war es Nacht. So kam es, daß Herrenberger von der Stadt nicht viel mehr wahrnahm als eine breite, mit Laternen geschmückte Straße, die direkt auf die Mauern des Zuchthauses zufuhr, hinter denen er den kurzen Rest seines Lebens verbringen sollte.

13

Man brachte Herrenberger in eine Zelle im obersten Stockwerk des Zuchthauses, zeigte ihm sein Strohlager, gab ihm zwei Decken, einen Blechnapf und einen Löffel und verschloß die Zelle.

Die Mitgefangenen in der Zelle waren Jauner aus dem nördlichen Teil Schwabens und aus dem Fränkischen, die gleich ihm nur knapp dem Galgen entkommen waren. Zwei von ihnen hatten Menschenleben auf dem Gewissen, aber da es sich bei den Menschenleben um Juden und einen Schweizer handelte und sie alles freimütig und nicht ohne die gewünschte Reue gestanden hatten, waren sie mit lebenslänglicher Zuchthausstrafe davongekommen.

Was Herrenberger gleich in den ersten Tagen auffiel, war, daß die Mitgefangenen keine Hemmung hatten, ihre Geschichte preiszugeben, die eine Geschichte des hartnäckigen Elends war. Kamen sie auf ihre Beutezüge zu sprechen, ergingen sie sich im Lobpreis ihrer Schlauheit, während ihre Augen melancholisch aufleuchteten. Sprachen sie über ihr Scheitern, vergaßen sie nicht, ausführlich die unglücklichen Umstände zu beschreiben, denen sie ausgesetzt waren, wie auch das gnadenlose Schicksal zu erwähnen, das über ihrem Leben wie ein riesiger schwarzer Vogel kreiste. Nur wenn von Flucht die Rede war, wurden sie nachdenklich und schwiegen, nicht weil sie dem anderen mißtrauten, sondern weil dieses Wort mit zu viel Gewicht und Gefühl belastet war, so, als spräche man von einer fernen Geliebten.

Herrenberger hörte aufmerksam zu, aber sie interessierten ihn nicht, diese Geschichten der Täuschungen und Selbsttäuschungen, genausowenig wie ihn die Genossen in der Zelle interessierten. Was ihn interessierte, war die Beschaffenheit des Gebäudes, in dem er untergebracht war, die Bewachung, das Wachpersonal. „Flucht, Gnadenakt oder früher Tod" ritzte er in ungelenken Buchstaben mit dem Löffelstiel in die Zellenwand.

Ein Viertes gab es nicht.

Da er jung und kräftig war, wurde er einer Gruppe von Steinbrechern zugewiesen, die außerhalb des Zuchthausgeländes, aber in Sichtweite eines Wachturms arbeitete. Es war verboten, während der Arbeit miteinander zu reden, aber wer hätte die Gefangenen daran hindern können? Es waren meist nur hingeworfene Satzfetzen, Wörter, Zurufe, die die Wächter nicht hören konnten. Was Herrenberger hörte, klang nicht gut: Freilassungen waren selten, und Fluchtversuche hatten so gut wie keine Chance.

Als der Winter zu früh und mit kalten Stürmen hereinbrach, wurde die Arbeit eingestellt, und Herrenberger verrichtete die Arbeit eines Korbflechters, und während er Körbe flocht, bedachte er unentwegt seine Lage. Es ging ihm nicht schlecht, nicht schlecht genug, um in einem überstürzten Abenteuer alles zu riskieren, und nicht gut genug, um auch nur einen Tag länger zu bleiben, als nötig war. Es gab genügend zu essen, und spezielle Quälereien waren nur denen zugedacht, die sich nicht zurechtfanden oder ihren Verstand verloren. Oder die bei Ausbruchsversuchen erwischt wurden. Doch ausbrechen war das, was die Köpfe der Gefangenen bis in ihre Träume hinein verfolgte, solange sie noch bei Kräften waren und sich nicht aufgegeben hatten.

Herrenberger hatte gleich nach seiner Einlieferung bemerkt, daß die Anlage dreifach abgesichert war, daß überall Wachtposten eingesetzt waren, die nur darauf warteten, ihre Prämie zu bekommen, die auf die Ergreifung eines Flüchtigen oder eines scheinbar Flüchtigen ausgesetzt war und die unter Umständen dem Monatslohn eines Wächters gleichkam. Herrenberger entschloß sich, das Frühjahr abzuwarten, als er von der Ergreifung der Hannikelbande durch den Oberamtmann Schäffer erfuhr.

Der schon lange gesuchte Hannikel hatte das Maß überspannt, als er in der Nähe des Gaisbühlhofs bei Reutlingen einen herzoglich-württembergischen Grenadier, der ihm in die Falle gegangen war, so übel zurichtete, daß dieser an den Mißhandlungen starb. Schäffer erbot sich, Hannikel zu fangen, und der Herzog gab ihm grünes Licht. Bei der anschließenden Jagd gelang Schäffers

Streifern nur, Hannikels Zuhälterin und deren Tochter zu fangen. Die Bande selbst entkam in die Schweiz, weil die Hohenrechbergischen Beamten, in deren Gebiet sich die Mordbande aufhielt, im entscheidenden Augenblick die Rechtshilfe verweigerten, sei es aus Schadenfreude oder aus Dummheit oder weil sie bestochen worden waren. Nach wochenlanger Jagd war es dann Schäffer mit eidgenössischer Hilfe gelungen, Hannikel und seine Leute in den Bergen einzufangen.
Herrenberger, der Hannikel flüchtig kannte, hatte sich die Geschichte der Gefangennahme, die er von einem der Gefangenen erfuhr, schweigend angehört, so, als habe er nichts damit zu tun, doch erinnerte er sich an den Hinweis, den er dem Oberamtmann gegeben hatte und der diesem möglicherweise geholfen hatte, die Spur des Bandenführers aufzunehmen. Dies bereute Herrenberger keineswegs. Außerdem war er überzeugt, daß dieser verschlagenste aller Bandenführer sich aus der Falle, in die er geraten war, befreien würde. Doch wie überrascht war er, als ihm wenige Wochen später zu Ohren kam, daß der Oberamtmann Hannikel und seine Leute nach einem Schnellverfahren, das ohne Vorbild war, zum Galgen schickte, wobei Hannikel das Privileg zuteil wurde, als letzter die Leiter zu besteigen. Nur die Kinder und Frauen entkamen der Hinrichtung.
Was Herrenberger beeindruckte, war die erbarmungslose Entschlossenheit, mit der Schäffer gegen Hannikel und seine Bande vorging. In einem Tagtraum sah er die Toten sich im Wind drehen, und er beschloß, nicht mehr daran zu denken und alles zu vergessen.

Ein paar Tage darauf öffnete sich die Zelle für einen Neuankömmling, der mit erhobenen Armen und strahlendem Siegerlächeln in die Zelle trat. Er war groß und kräftig und strahlte eine seltsame Zuversicht aus. Nach eigener Erzählung hatte er gut drei Dutzend Berufe hinter sich, darunter Rentmeister, Soldat, Fallensteller, Schleifer, Musikus, Schauspieler, Gefängniswärter, Dorfschreiber, Kutscher, Barbier, Schnurrer, Maulwurfsfänger, Lederer, Schinder, war weit herumgekommen und saß zum vierzehnten Mal ein. Da er zu reden verstand, war er bald der Mittelpunkt in der Zelle. Was er erzählte, waren Geschichten von Überfällen, Anschlägen, Ausbrüchen, das Übliche, aber *wie* er erzählte! Er erzählte, als seien die Geschichten nicht nur wahr, sondern als müsse er noch einmal alle seine Rollen durchspielen, die ihm sein gescheitertes Leben eingaben.
Herrenberger glaubte ihm kein Wort. Ja, er traute der ganzen Erscheinung nicht. Wer war dieser Mann, dem die Welt eine Bühne war? War er ein normaler Gefangener? Oder war er eingeschleust? Oder verrückt? Diese Frage schien nicht lange nach dessen Ankunft geklärt zu sein, als dieser während der Arbeit in der Korbflechterei Herrenberger unvermittelt zuflüsterte: „Du bist Herrenberger, genannt der Konstanzer Hans. Und ich bin Ruben und bin hier, um mich ein wenig umzuschauen."
Und während er dies sagte, lächelte er Herrenberger vieldeutig zu.
Herrenberger war gewarnt. Daß Ruben seinen Namen kannte, ließ den Gedanken zu, daß er möglicherweise

einen Auftrag hatte. Wenn es so ist, sagte sich Herrenberger, dann habe ich einen vorzüglichen Grund, auf mich aufzupassen. Da er wegen seiner Schlafstörungen wach lag, hatte er nachts wenig zu befürchten. So begann er, tagsüber Ruben zu beobachten, studierte seine Gewohnheiten und kam zu dem Schluß, daß er es mit einem Menschen zu tun hatte, der für jede Überraschung gut war.

Herrenberger hörte daneben nicht auf, das Zuchthausgebäude zu begutachten, die Ausgänge heimlich zu inspizieren und über Fluchtmöglichkeiten nachzudenken. Als er eines Abends auf seinem Strohlager liegend aufblickte, sah er in das Gesicht von Ruben, und mit einem Mal erkannte er, daß dieser ihn durchschaut hatte und daß nicht die Wächter das größte Hindernis waren, sondern er, und daß, solange Ruben in der Zelle war, an eine Flucht nicht zu denken war.

Einmal bestand Ruben darauf, Herrenberger, der nicht ohne Aberglauben war, aus den Karten wahrzusagen, und er ließ diesen dreimal eine Karte ziehen, und Herrenberger zog dreimal die grüne Karte, die Krankheit, Verdruß und Wahn ankündigt, und als er ihn eine vierte Karte ziehen ließ, war es das grüne As, und Herrenberger stand verärgert auf und beschuldigte Ruben der Täuschung und vergaß es nicht.

Als das Frühjahr kam, ließ man Herrenberger Uniformen sortieren und Kleiderlisten schreiben, nachdem man erfahren hatte, daß er schreiben konnte, und die Arbeit ging bis spät in die Nacht, so daß er Ruben und die andern in der Zelle weniger oft sah.

Als er einmal sehr spät in die Zelle kam, war ihm, als hätten die Genossen die Köpfe zusammengesteckt, nur Ruben hielt sich abseits und murmelte Verse aus einem Gottesbuch. Herrenberger legte sich auf sein Lager, sah kurz zu den Köpfen hinüber, die ihn an aufgerichtete Schlangenköpfe erinnerten, als er mehr instinktiv als mit Absicht nach seinem Beutel unter dem Stroh langte. Als er den Beutel mit einem Griff abgetastet hatte, erhob er sich von seinem Lager. Er hatte im Dunkel des Sulzer Turmgefängnisses gelernt, sich zu beherrschen. Jetzt erwachte der alte, unterdrückte Zorn in ihm, und er packte den Erstbesten und schrie außer sich, daß er ihm mit Vergnügen den Hals umdrehe, wenn er nicht dafür sorge, daß bis zum Morgen der entwendete Gegenstand an seinem Platz liege. Dann ließ er ihn los und legte sich auf sein Lager, als wäre nichts geschehen.
Als er am andern Morgen aufstand, spürte er, daß jemand an seinem Lager gestanden hatte, ohne daß er es gemerkt hatte, und er war sich so sicher, daß er nicht einmal nachschaute, sondern sogleich zur Arbeit ging.
Herrenberger fühlte sich an diesem Tag nicht gut, er war müde, spürte ein zunehmendes Fieber und fiel mitten in der Arbeit in einen kurzen, tiefen Schlaf.
„Was ist los mit dir?" flüsterte Ruben, als Herrenberger aufwachte, „du schläfst am hellichten Tag und wachst in der Nacht. Du lachst nicht und weinst nicht. Wer hat dich das gelehrt? Es ist eine große Kunst, und ich frage mich, ob du es heimlich machst."
Dann hob er die Arme und tat, als wolle er tanzen, zu einer Musik, die nur er zu hören schien.

„Es muß etwas Besonderes sein, was man dir genommen und zurückgegeben hat, ist es nicht so? Ich meine, es muß mehr als Gold und Silber gewesen sein, denn deine Augen glänzten vor Mordlust."
Herrenberger tat, als kümmere ihn Ruben und sein Gerede nicht, während er ihn nicht aus den Augen ließ. Doch später in der Mittagspause, als Ruben laut und unvermittelt zu singen anfing, meinte er: „Und wer bist du, daß du dich so aufführst, als wärst du einer von diesen vagabundierenden orientalischen Irrwischen oder einer von Jahwes geheimen Verschwörern, die es auf die Christenmenschen abgesehen haben? Oder bist du nur ein ausgebuffter Narr? Dann bleib mir vom Leibe."
Und er beobachtete Ruben, wie dieser beim Tanzen leidenschaftslos Arme und Beine verrenkte, und rief unwillig: „Und überhaupt, wie kann man ohne Musik tanzen?"
Und Ruben blieb wie erschrocken mitten in der Drehung stehen, dachte einen Augenblick nach und kehrte wortlos zu seinem Ausgangspunkt zurück.
Herrenberger aber griff an jenem Abend in seinen Beutel, hielt die Hand einige Minuten geschlossen, bevor er sie langsam öffnete, und sein Blick fiel auf das kleine, ovale Bild, und er küßte es und steckte das Bild in den Beutel zurück. Dann streckte er sich auf seinem Lager, um die Nacht zu durchwachen.

14

An einem dieser Tage erzählte in der Arbeitshalle ein Häftling, der das siebzehnte Jahr einsaß, wie er seine Beute rechtzeitig über dem Rhein vergraben habe, bevor sie ihn erwischten, und wie das Geld jetzt auf ihn warte, ja nach ihm rufe, und an diesem Rufen wache er manchmal nachts auf. Dieser Häftling war sich völlig sicher, daß er noch einmal an jenem Ort stehen werde, nur dürfe es nicht zu lange gehen, bevor das vergrabene Silber verrotte oder er. Das Warten war es, was ihn offensichtlich am Leben erhielt.

Je öfter Herrenberger solche Geschichten hörte, um so lächerlicher erschienen sie ihm; diese Menschen hatten keine Chance, weil sie sich in ihren Phantasien verausgabten. Die Geschichte, die *ihn* beschäftigte, war, wie er die dreifache Absicherung durchbrach, die sein Leben von der Welt trennte. Nach einem halben Jahr Haft glaubte er, nahezu alles über den Aufbau und die Einrichtungen des Zuchthausgebäudes zu wissen, über die Ausgänge und Mauern, über das umliegende Gelände, über die Bewachung und den Wachwechsel, über die Eigenheiten der Wächter, über ihre Schwächen und Stärken. Auch war ihm bewußt, daß die Flucht nicht aus der Zelle heraus erfolgen konnte, weil sie zu hoch lag und weil sie von außen zweifach abgeschlossen war und weil sie nachts gefesselt waren und weil er allein fliehen wollte. Es gab nur eine Möglichkeit: die Flucht aus der Arbeitshalle am hellichten Tag.

Die Halle lag zu ebener Erde. Bei aller gegebenen Vorsicht mußte es möglich sein, den ersten Ausgang zu erreichen, der von zwei Soldaten bewacht war. Dann kam es darauf an, den zweiten Ausgang zu erreichen und die Wache zu überrumpeln. Gelang dies, blieb die Mauer, die mit Hilfe einer Leiter so schnell bestiegen werden mußte, daß die Mauerwächter, die, wie er beobachtet hatte, unregelmäßig kontrollierten, nichts merkten. War er über der Mauer, kam es nur noch darauf an, sich so schnell wie möglich im Schutz der hereinbrechenden Nacht davon zu machen.

Dies waren seine Gedanken, als er eines Morgens zum Zuchthausdirektor gerufen wurde, einem Veteranen, der im Türkenkrieg seine Jugend und im Siebenjährigen Krieg ein Bein und ein Auge zurückgelassen hatte.

Dieser Mann hatte wegen seiner Wunden, die nicht heilen wollten, längere Zeit im Feldlazarett gelegen, wo er seine Neigung zu den geschriebenen Wörtern entdeckte, die zu seiner Leidenschaft wurden. Nicht mehr die Muskete bestimmte sein Denken, sondern das geschriebene Wort, und er sah es als seine Mission an, auch andere zu dieser Leidenschaft zu bekehren. Mit Zustimmung eines fortschrittlich gesinnten Ministers ging er, kaum daß er in sein Amt eingesetzt worden war, daran, eine Art Zuchthausbücherei einzurichten, etwas, was es im Herzogtum, ja vielleicht im ganzen Reich bis dahin nicht gegeben hatte. Diese Bücherei umfaßte anfangs nicht mehr als hundert Bücher, von denen die meisten der christlichen Erbauung und Belehrung dienten. Das eigentliche Manko war, daß so gut wie niemand von den Zuchthausinsassen lesen konnte, außer seinen Namen oder vielleicht seinen Steckbrief. Dies hinderte den

Zuchthausdirektor nicht, die Bücherei ständig zu erweitern. Tatsächlich hatte in jenen Tagen ein gebildeter, wohlhabender Menschenfreund, der von der Einrichtung hörte, kurz vor seinem Ableben seine stattliche Bibliothek dem Zuchthaus vermacht, was den Direktor auf den fortschrittlichen Gedanken brachte, eine Kartei anlegen zu lassen und einen der Häftlinge mit der Arbeit zu beauftragen. Daß er dabei auf Herrenberger stieß, lag einfach daran, daß dieser lesen und schreiben konnte.

Herrenberger traf im Zuchthausdirektor auf einen Mann, der wie ein Offizier sprach und und wie ein Gelehrter dachte und dessen Blick fortgesetzt auf ein fernes, unbekanntes Terrain gerichtet war, wobei es Herrenberger nicht klar wurde, ob es sich um eine Bibliothek oder um ein Schlachtfeld handelte. Er hatte schlohweißes Haar und stand aufrecht wie ein preußischer Gardesoldat. Ihm zur Seite stand ein junger Mann, der Helfer, Sekretär, Leibdiener und Laufbursche in einem war, den der Direktor aber gerne als seinen Adjutanten vorstellte und von dem Herrenberger später erfuhr, daß es der Neffe des Alten war.

Der Direktor spielte an seinem Degen, den er an einer Bandoliere trug.

Ob er lesen könne.

Herrenberger bejahte.

Ob er auch so lesen könne, daß er verstehe, was er lese.

Herrenberger überlegte. Was meinte er?

Er bejahte.

Welche Bücher er zu Ende gelesen habe.

Herrenberger nannte das Dutzend Bücher, das ihm der Dechant in die Zelle gebracht hatte.
Wie lange er für das Lesen eines Buches brauche. Ob er sich am Ende erinnere, was er gelesen habe. Ob er es niederschreiben könne. Ob er darüber sprechen könne. Ob er gar darüber nachzudenken verstehe. Undsofort.
Wenn ihm auch der Sinn der Fragen nicht immer aufging, so meinte Herrenberger doch, daß es besser wäre, zustimmend auf die Fragen zu antworten.
Zum Schluß fragte ihn der Direktor, ob er sich zutraue, sich um die Bücher im Zuchthaus zu kümmern, und Herrenberger hätte auch Ja gesagt, wenn er sich's nicht zugetraut hätte. Denn er ahnte, daß er nicht nur dabei war, einen besseren Arbeitsplatz einzutauschen, sondern daß dabei auch sein Ansehen in der Zuchthaushierarchie steigen würde. Und möglicherweise die Gelegenheit zur Flucht.
Bevor er ging, schien ihm, als blickte ihn der Direktor scharf an.
Woran er gerade denke, wollte er von ihm wissen.
Und Herrenberger, der sich nicht so sehr über die Frage wunderte als über den Scharfsinn des Direktors, antwortete nach kurzem Zögern: „An nichts als Bücher."
Der Direktor nickte, und Herrenberger durfte gehen.
Statt Uniformen auszusortieren und Steine zu schleifen, staubte er Bücher ab, numerierte sie, stellte sie in Regale, trug die Titel in die Kartei ein.
Und las.
Er hatte Zeit genug dazu. Erst las er aus Neugier, oder weil er nichts anderes zu tun hatte, später las er, weil er

nicht anders konnte: er floh, er floh mit Hilfe der Bücher. Er las Abenteuerbücher, Reisebücher, die Lebensbeschreibungen großer Männer und floh unentwegt, indem er sich in die Haut seiner Helden versetzte und so sich und seine Wirklichkeit einfach hinter sich ließ. Und so begegnete ihm ein zweites Mal jenes Inselbuch, das ihm einst der Dechant zu lesen gegeben hatte, und gerührt las er es ein zweites Mal, und als er es gelesen hatte, legte er es zur Seite, dachte eine Nacht darüber nach und las es ein drittes Mal. Er las es insgesamt dreizehnmal. Was ihn bewegte, dieses Buch dreizehnmal zu lesen, steht nicht im Buch und ist doch unschwer zu erraten.

Manchmal lagen alte Zeitschriften und Zeitungen in der Bücherei aus, das „Journal von und für Deutschland", „Die Stimme der Wahrheit", „Der Schwäbische Merkur", und was er da zu lesen suchte, war ihm noch fremder als das, was er in den Büchern las. Vor allem die politischen Abhandlungen machten ihm zu schaffen, und dann verstand er gar nichts mehr.

Eines Morgens erlebte er eine Überraschung. Der junge Adjutant, der Neffe des Alten, erklärte ihm, auch die Zeitschriften müßten jetzt kartiert und ausgelegt werden.

Herrenberger starrte auf die Zeitschriften.

Sollte er sie etwa alle lesen?

Er brauche sie nicht zu lesen, aber er solle wissen, womit er es zu tun habe.

Und womit hatte er es zu tun?

„Dummheit, Aberglauben und Schwärmerei sind die

Gegenstände, denen man jetzt heimleuchtet", erwiderte der Neffe mit einem feinen Lächeln.
Ob Herrenberger verstehe, was er meine.
Herrenberger schüttelte den Kopf.
Der Neffe betrachtete Herrenberger eine Weile schweigend, seufzte und ging.
Am nächsten Morgen stand er wieder da. Er sah sich um, warf einen Blick auf die Regale, auf die Ablage, dann auf Herrenberger.
„Es soll alles ans öffentliche Licht gezogen werden", erklärte er dem verdutzten Herrenberger, „nichts soll mehr verschwiegen werden, verstehst du? Es wird keine Tabus mehr geben, und bald gilt nur noch die Wahrheit."
So und ähnlich sprach er, bis er ging.
Herrenberger mochte ihn nicht, er mochte nicht die Art, wie er sprach, und er mochte nicht, wie dieser ihn ansah.
Und dann diese Fragen. Ob er denn nicht gelesen habe, was sich in Frankreich tue?
Was interessierte Herrenberger Frankreich!
Er, so Herrenberger, habe gelesen, daß Holland Soldaten suche, die nach dem Kap und nach Batavia gingen, und daß der Herzog von Württemberg bereit sei, tausend Soldaten an die Holländer zu verkaufen, und daß es das sei, was ihn interessiere, weil er, Johann Baptist Herrenberger, sich nichts sehnlicher wünsche, als unter diesen tausend Auserwählten zu sein.
Und der Neffe, der ihn anstarrte, als habe er einen Tollwütigen vor sich: „Du willst dich verkaufen lassen wie

einen Sklaven, wie einen Hund, weißt du denn, was man dir antut?"
Tatsächlich setzte sich der Gedanke in Herrenbergers Kopf fest, daß man ihn freilassen werde, weil man Soldaten brauchte. Er wußte auch, daß der Herzog sein Lotterleben mit dem Soldatenhandel finanzierte. Freilassung gegen Verkauf: Er konnte nichts Falsches an dem Geschäft erkennen. Er gab den Gedanken auch dann nicht auf, als sein Gesuch, das er an den Direktor richtete, ohne Antwort blieb und ihn ein Fieberanfall auf sein Strohlager warf, auf dem er eine Woche liegenblieb und von dem er sich nur schwer erholte.
Als er sich dann von seinem Lager wieder erhob, spürte er, daß etwas mit ihm geschehen war und daß er nicht mehr der gleiche war und daß er auch nicht mehr der gleiche sein würde, denn in Wahrheit war dies der Anfang einer Krankheit, über die der Anstaltsarzt nichts sagen wollte oder konnte und die ihm in der Folge so mühselige Beschwerden wie Hitzeanfälle, Ermattung, Kraftlosigkeit, Depressionen und völlige Schlaflosigkeit bescheren sollten.
Manchmal setzte sich Ruben zu ihm, und Herrenberger phantasierte von einem Wagen voller Brecheisen, unter Rosenkränzen versteckt, erzählte von einem neuen Kap-Regiment, das der Herzog aufstellte, und von einer Sonne, die hinter der Küste nie unterging. Und Ruben holte seine Würfel aus dem Hemd, sang, die Brust gebläht von Kampfesmut und Kraft und Männlichkeit, während die Würfel ziellos dahinrollten.
War Ruben besonders gut aufgelegt, sprach er von den

Toten, die er auf dem Gewissen hatte und wovon außer ihm niemand wußte. Er sprach ohne Scham und Reue, und nur einmal schien seine Stimme zu stocken, als er gestand, im Zorn einen Hund totgeschlagen zu haben, und er erkannt habe, wozu er fähig war.

„Er hat mir nichts getan", rief Ruben mit Empörung in der Stimme, „und mit diesem Arm habe ich ihn erschlagen."

Und er reckte seinen rechten Arm wie einen Eisenschwengel in die Höhe, daß ihn auch jeder in der Zelle sehen konnte.

„Ich brauche keine Waffe", flüsterte er, vom Gewicht seiner eigenen Worte beeindruckt, „ich habe meinen Arm."

Und nachdenklich und stolz blickte er auf seinen Arm. Dann sprang er auf, hob beide Arme und begann zu tanzen.

„Du sollst wissen, daß ich kein gewöhnlicher Jauner bin, sondern mich zu jener ehrenwerten Gesellschaft von Komödianten, Seiltänzern und Halsabschneidern zähle, die niemand ernst nimmt, weder die Herren und ihre Knechte noch die Schnapphähne und ihre Baldower. Ah, ich bin nicht der, für den man mich ansieht."

Als das Frühjahr kam, schien es Herrenberger wieder besser zu gehen, und er ging durch den Flur wie durch ein Feld, und der Arzt hatte nichts dagegen, daß er wieder zur Arbeit ging.

Er sah jetzt mehr in die Zeitungen als in die Bücher, auch wenn er immer noch wenig verstand. Am liebsten sah er durch's vergitterte Fenster und überlegte, wieviele Meter Seil nötig wären, um sicher auf der Erde anzukommen. Er fühlte sich nicht unwohl in diesem Raum, dessen Fenster vergittert waren und in dem es doch so spürbar nach ferner, naher Welt roch. Er gewöhnte sich auch an den jungen Neffen, dessen hochmütiges Lächeln ihn weniger irritierte als sein aufgeregtes Gebaren.

Eines Tages legte ihm dieser ein Blatt auf den Tisch, das er von draußen mitgebracht hatte und auf dem in riesengroßen Lettern von der ersten Luftreise eines Menschen berichtet wurde. Doch Herrenberger wußte damit nichts anzufangen, auch dann nicht, als der Neffe ihm zu erklären versuchte, wie es möglich sei, die Erde zu verlassen.

„Es ist etwas Neues", flüsterte er in diesem verschwörerischen Ton, „etwas, von dem man noch nicht weiß, wohin es uns führt, verstehst du?"

Er sah ihn eine Weile an, als erwarte er eine Antwort und verschwand.

Noch in der gleichen Stunde las Herrenberger das Flugblatt, auf dem vom Aufstieg eines Menschen mit einer Maschine in über hundert Metern Höhe die Rede war, was dadurch möglich war, daß man Heißluft in einen Hohlkörper füllte, den man Ballon nannte. Die Vorstellung, mit einem Ballon in die Luft zu steigen, begann Herrenbergers Phantasie zu erregen, je länger er darüber nachdachte, und er beschloß, den Sekretär bei Gelegenheit danach auszufragen.

Da geschah etwas, was Herrenberger in tiefe Unruhe versetzte und ihn jäh in die Vergangenheit zurückholte:

die Einlieferung eines der Hannikelsöhne in das Zuchthaus. Nicht daß er sich vor dem jungen Hannikel fürchtete oder vor dem Gespenst des Vaters; wovor er sich fürchtete, war die Erinnerung. Er bereute nichts, am wenigsten seine Aussagen gegen Hannikel, den er nie gemocht hatte, weniger seiner grundlosen Grausamkeit wegen als wegen seiner Verschlagenheit, die nicht einmal vor der eigenen Familie Halt gemacht hatte. Er bereute nichts, aber er schien, je mehr die Kräfte nachließen, immer weniger mit dem fertig zu werden, was der Statthalter von Glatt in seinen Erinnerungen einen vollkommenen Verrat nennt.

Nie sprach Herrenberger von diesem Verrat, er verdrängte ihn einfach. In Wahrheit muß er immerzu präsent gewesen sein. Doch war es nicht so sehr der Verrat, mit dem er offensichtlich nicht fertig wurde, sondern die Folge des Verrats: Er gehörte nirgendwo hin. Durch seine Verbrechen hatte er sich aus der bürgerlichen Gesellschaft ausgeschlossen, durch seinen doppelten Verrat konnte er sich der Gesellschaft der Gesetzlosen nicht länger zugehörig fühlen, deren höchstes Gebot die Geheimhaltung ist und gegen das er in zweifacher Weise verstoßen hatte.

Als er dann doch einmal mit Ruben darüber sprach, dem er zu seiner eigenen Verwunderung mehr Vertrauen schenkte, als ihm lieb war, empfand er weder Reue noch Scham, eher Ernüchterung darüber, daß ihn das Geschehene nicht losließ.

Ruben hörte Herrenberger scheinbar unbeeindruckt zu. Dann bestand er darauf, daß alles so kommen muß, wie es kommt, und daß alles nach einem geheimen Plan geschieht und daß keiner sich schuldig fühlen muß weder im Himmel noch auf Erden.

„Es wäre schon alles recht“, schloß Ruben mit ruhiger Stimme, „wenn wir nur akzeptierten, was nicht zu ändern ist.“

Dann begann er das Lied vom Johannes im Felde oder vom Schlauen Füchslein zu singen, und wenn er mit dem Singen zu Ende war, saß er für Augenblicke wie leblos da und meinte: „Oh, sind wir nicht wie die Füchse, verfemt und gejagt? Doch haben sie bessere Nasen, und ihr Bau ist unter der Erde. Ah, wie gut getarnt sind die Fuchsbauten.“

Und es schien, als bedauerte er, daß er kein Fuchs sei, und er lachte über sich selber, weil er doch viel mehr war und pries Gott, der es so gut mit ihm meinte, daß er ihn zu seinem Ebenbild gemacht hatte.

Wenn Herrenberger so von seinen Unternehmungen sprach, deren Erinnerung seine trübe Stimmung manchmal verscheuchen sollte, kam er immer wieder auf seine Festnahme über den Gärten von Gengenbach zu sprechen.

„Ich fühlte mich so stark, daß ich einfach nicht glauben wollte, daß sie mich je fassen könnten“, rief er dann mehr als einmal aus.

Und ein anderes Mal meinte er: „Noch heute muß ich mich wundern, daß alles so kam, doch ich war blind vor Zuversicht.“

Dann machte er einen gebrochenen Schwur für sein Scheitern verantwortlich oder die Narbe, die ihm ein

Kumpan im Streit zugefügt hatte und die ihn für immer kenntlich machte, oder seinen Vater, der ihm außer Betteln nichts beigebracht habe, oder den Planeten, der ihn von Anfang an verstoßen habe.
In besonders trüben Stunden sah er für die rechte Jaunerei keine Zukunft.
„Wenn eines Tages Leute wie Schäffer in Sulz oder der Malefizgraf in Oberdischingen das Sagen haben, wird unsere Jaunerei am Stock gehen, es sei denn, die ganze Gesellschaft erklärt sich zur Jaunergesellschaft und Gottes Sohn zum Oberjauner."
Für Menschen wie ihn konnte es im Rückblick scheinbar kein anderes Handwerk geben als die Jaunerei, und er konnte sich auch keine Welt ohne sie vorstellen.
„Vom Rutenbesenbinden oder Betteln kann doch keiner leben", rief er dann mit der Logik jener, die ans Überleben denken müssen. Dabei war es ihm nicht nur ums Überleben gegangen, denn noch immer glaubte er, daß auch er einen Anspruch auf ein besseres Leben habe.
Die depressiven Anfälle nahmen zu, doch noch vertraute er auf seine Robustheit, auf seine Jugend. Er stellte ein zweites Gesuch auf vorzeitige Freilassung und auf Übernahme in die Armee. Und wenn der Arzt, ein grimmig dreinblickender, nicht gleichgültiger Mensch, auf seinen verwüsteten Gesundheitszustand hinwies, verursacht durch das ungeregelte Leben, die Aufenthalte in feuchten Verliesen, die nie auskurierten Beschwerden, lächelte er nur. Noch hatte er sich jenen Rest von Zuversicht bewahrt, die uns allein am Leben hält.
Hartnäckig hielt sich seine Schlaflosigkeit. Er horchte,

mit geschlossenen Augen auf dem Strohlager liegend, nach dem Nachtregen, nach den Stimmen jenseits der Mauern, nach dem frühmorgendlichen Wiehern der Hofpferde beim Ausritt, bis das Schnarchen und die Selbstgespräche der Schlafenden ihn in die Enge der Zelle zurückholten. Dann fluchte er leise vor sich hin, legte sich auf die andere Seite und horchte erneut. Einmal, mitten in der Nacht, fiel er in einen Schlummer, fing an zu schreien, ohne aufzuwachen, und erst als die Genossen ihn schüttelten, kam er zu sich, und am Morgen war sein Haar aschgrau, und zu seinem Erstaunen reichten seine Kräfte nicht aus, um allein den Weg zur Zellentür zurückzulegen.
Da entschied der Zuchthausdirektor, Herrenberger in das freiwillige Armenhaus, das dem Zuchthaus angegliedert war und in dem die Kranken, Invaliden und Sterbenden untergebracht waren, einzuliefern: auf Zeit.

15

Herrenberger hätte keinen ruhigeren Ort finden können. Aus dem Raum, in den man ihn brachte - halb Zelle, halb Kammer – hatte er durch das breite vergitterte Fenster einen unverstellten Blick auf den kleinen, von Bäumen umstandenen Hof auf der Rückseite des Zuchthauses und auf die den Hof umgebenden, mit roten Lehmziegeln bedeckten Wohnhäuser.
Herrenberger genoß den Ausblick, genoß das Alleinsein.

Gegen Abend stand er immer noch am Fenster, als sich der kleine Platz mit Menschen zu füllen begann und das gedämpfte Echo ihrer Stimmen bis zu ihm heraufdrang. Das war im Sommer neunundachtzig.

Herrenberger verlangte nach Arbeit, doch vertröstete man ihn mit dem Hinweis auf seine Krankheit auf einen späteren Zeitpunkt. Er verlangte zu lesen, und man brachte ihm Bücher, die er in die Hand nahm, um sie sogleich zur Seite zu legen.

„Ich brauche keine Bücher zur Erbauung", schimpfte er, „denn nie ging es mir besser."

Dies war natürlich eine maßlose Überschätzung seines Zustandes, der in der Tat bedenklich war und sich auch in den folgenden Monaten nicht bessern sollte. Denn nun meldeten sich die Nerven, die ihm nicht mehr gehorchen wollten. Ein Wort, ein Gedanke, ein Geräusch von draußen konnten zu einem plötzlichen Weinkrampf führen, dem er sich wehrlos ausgesetzt sah. Er, der einst in kaltblütigster Manier seine Überfälle beging, der scheinbar ungerührt unzählige Verhöre über sich ergehen ließ und der das Verlies von Sulz überstand, suchte vergeblich, Herr seiner Empfindungen zu werden.

„Was für ein Leben habe ich mir da eingehandelt", klagte er dann, wenn der Arzt zu ihm kam, „die Beine wollen nicht stehen, und der Kopf dreht sich, und nichts kann mich freuen."

Und wenn der Arzt ihn untersucht hatte, meinte er resigniert: „Wozu das alles, wenn der Körper nicht will? Es ist alles umsonst."

Doch wenn er am Fenster stand und auf den kleinen Platz mit seinen Bäumen und ziegelbedeckten Häusern blickte, erwachte auch sein Lebenswille wieder, und er glaubte, daß der Kampf mit der Krankheit noch lange nicht entschieden sei. Er nahm die Arzneien, die ihm der Doktor brachte, befolgte genau dessen Anweisungen, und er zögerte sogar nicht anzunehmen, daß die Gemütskrankheit ein heilbares Versehen sei. Sein Interesse für das Geschehen außerhalb seiner Zelle hatte nicht nachgelassen, und wenn der Arzt an seinem Bett stand, unterließ es der Patient nicht, ihn nach allen möglichen Ereignissen auszufragen. Dann berichtete ihm der Arzt von den Krawallen, Bränden, Festen und Sommergewittern im Land, von einer Revolution in Frankreich, von der Erfindung einer Dampfmaschine in England oder von einem Krieg auf dem Balkan, und Herrenberger lauschte den Worten des Doktors wie den Worten eines Märchenerzählers.

„Was für eine Welt", rief er dann und klatschte in die Hände, „was für ein Auflauf und alles in Bewegung".

Und ein anderes Mal meinte er: „Die Welt zieht wie ein Schiff vorüber, und ich kann sie nicht erreichen."

Der Doktor hörte ihm zu, maß seinen Puls und verschaffte ihm sogar eine Beschäftigung, die in der Anfertigung von Wäscheklammern bestand.

An manchen der Sommerabende hörte Herrenberger Musik auf dem Platz, dann rührte er sich nicht, und wenn die Musik zu Ende war, suchte er die eine oder andere Melodie nachzusummen und sie im Gedächtnis zu behalten. Dann stellte er sich vor, wie die Burschen die

Mädchen zum Tanz führten und wie sie sich im Kreis bewegten, ohne einander loszulassen, und wie die Weinkrüge auf den Tischen und die Lampions in den Zweigen sich im gleichen Takt bewegten, und wenn Schlag zwölf die Geige verstummte, stand er noch immer vor dem vergitterten Fenster und glaubte, so viel Einsamkeit nicht länger ertragen zu können.

In einer dieser Nächte lag Herrenberger mit offenen Augen auf seinem Bett, und nie schien ihm der sonntägliche Lärm der Geige und Klarinette und Trommel so nahe, und wie er lange genug am Fenster gestanden hatte, ging er zur Tür, öffnete diese, indem er mit einem Wäscheklammerdraht den äußeren Sperriegel zur Seite schob. Dann stand er unter der offenen Tür, horchte und wartete. Und weil er nichts Verdächtiges hörte und weil er schon einmal in Bewegung war, ging er langsam den halbdunklen Flur hinunter, stieg die Treppe hinab und blieb hinter einem Pfeiler stehen, von wo aus er den bewachten Ausgang beobachten konnte. Zu seinem Erstaunen bemerkte er niemanden, bis ihm klar wurde, daß der Ausgang unbewacht war. Mehr aus Neugier trat er hinter dem Pfeiler hervor und sah sich um. Zirka zehn Meter trennten ihn vom Schilderhäuschen unter der Mauer.

Da stand er und atmete in tiefen Zügen die warme Nachtluft ein. Als er nach dem Himmel sah, stellte er fest, daß zu viele Sterne da waren. Trotzdem blieb er stehen, lauschte den Stimmen jenseits der Mauer und wartete. Er war ganz ruhig, nur das Herz ging ein wenig schneller. Auf einmal setzte die Musik wieder ein, und

das Scharren von Schritten war zu hören. Je länger er dastand, um so stärker glaubte er das Blut im Kopf und die Kraft der Beine und Lenden zu spüren, und alles in ihm drängte ihn weiterzugehen, und es war wie früher: einmal auf dem Weg, gab es kein Zurückgehen mehr. Worauf es ankam, war, die zehn Meter zur Mauer so schnell zurückzulegen, daß die beiden Wächter im Schilderhäuschen ihn erst bemerkten, wenn es zu spät war. Das war alles. Nachdem er dies lange genug bedacht hatte, beherrschte ihn dieser Gedanke so sehr, daß ihm gar nichts anderes übrigblieb, als das zu tun, was er tun *mußte*. Er sprang in dem Augenblick los, als er das Gefühl hatte, daß es der rechte Augenblick war. Die beiden wehrten sich nicht. Sie wehrten sich auch nicht, als er ihnen in aller Seelenruhe die Waffen abnahm, von denen er nur das Messer für sich behielt, und sie gefesselt und geknebelt zurückließ.
Dann trat er durch das Tor.
Und dies war die Rückkehr in die Welt, eine Rückkehr auf wackligen Beinen, mit heißem Atem und ohne Illusionen. Er folgte seinem Instinkt mit nichts anderem im Sinn, als dem Licht zu folgen, dem Lärm, der Musik, den Gerüchen, den Menschen jenseits der Mauer. Sollte er je an Flucht gedacht haben, so mußte er in dem Augenblick davon abgekommen sein, als er an dem von Lampions und Wachslichtern beleuchteten Platz stand und dem Festgeschehen zusah und sich einen Krug Wein kommen ließ und alles vergaß, seinen Ausbruch, seine Zelle, seine Unfreiheit. Er sei, so berichtet er später dem Arzt, einfach nur dagesessen, habe der Musik

gelauscht wie einer Offenbarung, habe mit den anderen am Tisch bramabarsiert, gelacht, getrunken, und er habe nie daran gedacht, entdeckt zu werden, weil er nie das Gefühl gehabt habe, gesucht zu werden. Er sei sich wie ein normaler, freier Bürger vorgekommen, deshalb sei ihm der Gedanke der Flucht auch gar nicht gekommen. Gleichzeitig erklärte er, daß er nichts bereue, weder den nächtlichen Ausbruch noch den Überfall auf die Torwächter.

Doch soll noch von einem andern Ereignis berichtet werden, das ein Licht wirft auf „die letzten lebhaften Regungen einer bekümmerten Seele", wie es in einem Nachbericht des Armenhausarztes heißt. Als dieser nämlich Herrenberger einmal fragte, ob es etwas gebe, woran seinem Herzen mehr gelegen sei als an allem anderen, sah dieser ihn erstaunt an, als begreife er nicht und schwieg. Ein paar Wochen später – der Doktor hatte die Frage schon vergessen – offenbarte Herrenberger, er habe den aufrichtigen Wunsch zu sterben; aber dies erledige sich von selbst, und er könne warten. Wonach ihn gedrängt habe, fuhr er fort, habe er aufgegeben, und ein anderes Leben sei nicht möglich. Dann schwieg er. Der Doktor forderte ihn auf fortzufahren. Doch Herrenberger schwieg immer noch, und der Doktor ging.

Tage später, während der Doktor seinen Puls fühlte und sein Fieber maß, bemerkte Herrenberger mit einer Stimme, als sei das, was er sagen sollte, wirklich nur für dessen Ohren gedacht: Am meisten sei ihm an einem Menschen gelegen, den er noch einmal zu sehen wünsche, aber er wisse nicht, wie.

„Dieser Mensch ist meine Schwester", fügte er hinzu.
Das war im Winter.
Es war nicht einfach, die Schwester eines Jauners ausfindig zu machen, noch dazu in dieser Jahreszeit; es war nahezu unmöglich. Als man Herrenberger dies sagte, nickte er und meinte, er könne warten.
Es war ein sehr kalter, lang andauernder Winter, der Mensch und Tier zu schaffen machte. Nie, erinnert sich der Statthalter von Glatt, habe das Wild in solchen Scharen den Schutz des Waldes verlassen, um den Bauern und Jägern geradewegs in die Flinten zu laufen. An Neujahr sei der Schnee so hoch gelegen, daß im Umland kein Fuhrwerk, kein Gespann, kein Schlitten durch den Schnee gekommen sei und daß in den Städten die Menschen Mühe gehabt hätten, aus ihren Häusern zu kommen. „Selbst die Stimmen erstickte der Schnee", schreibt unser Chronist beeindruckt, „so mächtig war die alles unterjochende Kraft des Schnees".
„Ich habe den Schnee nie gemocht", meinte Herrenberger gegenüber dem Arzt, „wozu ist er gut? Er ist kalt und sinnlos wie dies Leben".
Und bei einer anderen Gelegenheit klagte er: „Was habe ich nur von diesem zweiten Leben erwartet!"
Um diese Zeit muß es gewesen sein, daß er auf seinen Verrat zu sprechen kam: „Ich beging einen Verrat, um mein Leben zu retten, und mußte erkennen, daß es nichts wert ist. Es hat sich nicht bezahlt gemacht, das ist die Wahrheit. Mit meinem Verrat aber habe ich schwere Blutschuld auf mich geladen, mit der ich nicht fertig wurde, und so kam die Krankheit über mich."

Der Doktor war nicht überrascht von dem Geständnis seines Patienten, er war nur überrascht vom Zeitpunkt und sah es als schlechtes Zeichen an.
Als sich der Winter seinem Ende nahte, verließ Herrenberger mit Hilfe eines Stockes das Zimmer. Der Doktor hatte es durchgesetzt, daß er täglich im Hof eine halbe Stunde lang gehen durfte.
„Und wenn ich auf die Idee käme, über die Mauer zu steigen?“ fragte er den Doktor.
Und dieser erwiderte ungerührt, daß er keine Hemmungen hätte, ihn von der Mauer zu schießen.
Die Antwort amüsierte Herrenberger so sehr, daß er sich einen Spaß daraus machte, immer wieder auf die Bemerkung des Doktors zurückzukommen.
„Ich habe keinen Vogel gehört“, sagte er einmal mißmutig, nachdem er aus dem Hof zurückkehrte.
Und ein ander Mal beklagte er, daß er keinen Schritt tun könne, ohne beobachtet zu werden.
„Ist es nicht lächerlich“, meinte er, „wo ich doch keinen Schritt ohne Schmerzen gehe?“
Einmal überzog er die Zeit und blieb länger im Hof, als ihm gestattet war, weil von irgendwoher Musik zu hören war, und selbst als er wieder in seiner Zelle war, schien er noch immer der Musik zu lauschen.
Die Hofgänge strengten ihn an, doch schien er lebhafter, wenn er zurückkehrte. Da er ein guter Beobachter war, erlebte er immer etwas, was er des Erwähnens wert fand.
„Wie sonderbar doch alles in der Welt ist“, rief er dann, „selbst wenn man nur ihr Zaungast ist.“

Die Nachwintertage verbrachte Herrenberger ausschließlich im Bett, in eine Wolldecke gewickelt, den Blick aufs Fenster gerichtet, in tiefe Grübelei versunken. Er erklärte, daß er die Arzneien nicht mehr brauche und daß er ins Zuchthaus zurückwolle und daß man ihn in Ruhe lassen solle. Die Fieberanfälle wechselten jetzt Tag und Nacht, und die Unruhe nahm zu.
Mit der Ankunft des Sommers schien er noch einmal zu Kräften zu kommen, genoß den Blick zum Fenster, rezitierte seine Lieblingspassagen aus dem Inselbuch und behauptete, keine Schmerzen zu verspüren.
Eines Abends legte er das Medaillon auf den Tisch und sagte zum Arzt: „Vergeßt nicht, mich zu wecken, wenn sie da ist."
Er wartete auf seine Schwester.
Als die ersten Herbststürme um das Haus tobten, meinte er trotzig lächelnd: „Sie werden mich und das Bett davontragen, ohne daß es jemand verhindern kann."
Der Gedanke, an einem andern Ort zu sterben als in einem Gefängnisbett, gefiel ihm.

16

Herrenberger lebte noch zwei Jahre. In einem Krankenbericht über diese Zeit heißt es: „Er lag da und schwieg standhaft." Einen Tag vor seinem Tod erwachte er aus seiner Lethargie und begann im Fieber von einem Trommelwirbel zu phantasieren, der durch die

Straßen hallte, von einem Wald von Galgenbäumen, die in den Himmel ragten, von wild davongaloppierenden Pferden, wirres Zeug, das der Doktor für wert hielt, daß es im Krankenbericht festgehalten wurde.

Johann Baptista Herrenberger alias Konstanzer Hans starb um zehn Uhr am Morgen des dritten September siebzehnhundertdreiundneunzig. Er war gerade vierunddreißig Jahre alt.

Er hinterließ ein Medaillon mit dem Bildnis seiner Schwester, eine Handvoll Münzen, ein Wachslicht, eine Nadelbrücke, eine Glasscherbe, ein Eisenstück, das wie eine Feile aussah, und einen versilberten Pfeifenkopf.

Der Krankenbericht schließt mit der Feststellung, daß der Gesichtsausdruck des Toten ratlos sei, jedoch keinerlei Anzeichen eines Todeskampfes aufweise. Und in einer eher persönlichen, fast unleserlichen Randbemerkung des Doktors heißt es: „Mehr geneigt ins Nichts."

ENDE

Zum Wörterbuch des Konstanzer Hans.

Als der im Südwesten neben Hannikel meistgesuchte Jauner Johann Baptista Herrenberger, genannt der Konstanzer Hans, von dem erfolgreichen und gefürchteten Oberamtmann von Sulz, Georg Jakob Schäffer, gefaßt wird, sieht es schlecht um ihn aus: 136 schwere Einbrüche und Überfälle, 300 leichtere Diebstähle und sonstige Eigentumsvergehen vor allem gegen Angehörige der Oberschicht gehen auf sein Konto, und damit hat er nach damaliger Rechtsprechung sein Leben verwirkt. Doch um sein Leben zu retten (oder gar um seine Freiheit zu gewinnen), begeht Herrenberger den perfekten Verrat, indem er nicht nur alle ihm bekannten Namen und Adressen aus der kriminellen Szene preisgibt, sondern auch – ein Unikum – die Sprache der Jauner, die eine Geheimsprache ist.
Sieben Jahre nach seiner Überweisung ins Zuchthaus nach Ludwigsburg, 1791, erscheint in Sulz die „Wahrhafte Entdeckung der Jauner- oder Jenischen Sprache, von dem ehemals berüchtigten Jauner Kostanzer Hans. Auf Begehren von Ihme selbst aufgesezt und zum Druck befördert." Die Schrift, die unter der pompösen Bezeichnung „Wörterbuch des Konstanzer Hans" in der Rotwelschliteratur Einlaß findet, ist 32 Seiten stark, enthält eine Vorrede des Autors, 159 Jaunervokabeln, Dialoge und zwei Fragmente aus Räuberliedern. Das Ti-

telblatt schmückt eine Vignette mit Lorbeerzweig, Flöte und Laute – für einen verurteilten Verbrecher eine Ehrung besonderer Art. Zweifellos steht der Oberamtmann von Sulz hinter der Herausgabe und Verbreitung dieser Schrift, dem einzigen „Wörterbuch, welches unmittelbar aus gaunerischer Feder geflossen ist" (Avé-Lallement).

Inwieweit seine Erwartungen in Erfüllung gingen, mit Hilfe dieses „Sprachführers" für Streifer, Häscher, Gendarmen und Denunzianten den schwäbischen Jaunern das Leben schwer zu machen (nach dem Rechtshistoriker L. Günther galt Schwaben als das klassische „Spitzbubenland"), läßt sich nicht mehr ermitteln. Wie auch immer: eine Kuriosität bleibt diese Schrift des Jaunerphilologen J. B. Herrenberger; nach dem Urteil des einstigen Lübecker Polizeipräsidenten F. C. B. Avé-Lallement, dem großen Kriminalisten und Autor des Standardwerks „Das deutsche Gaunertum" (1858), ist sie „die originellste Erscheinung auf dem Gebiet der Linguistik überhaupt".

Was ist das für eine Sprache, die Jaunersprache oder das Jenische (Jaunerische)? Die Jaunersprache (das Wort Jauner stammt wahrscheinlich aus dem hebräischen jana[h] übervorteilen) ist Teil der einst von der Randgesellschaft in Westeuropa praktizierten Rotwelschsprache, dem Kauderwelsch (welsch = fremd) der Bettler (Rot = Bettler, oft im betrügerischen Sinn gemeint), Jauner, Dirnen, Vagabunden. Sie ist ein Mixtum aus der mittelhochdeutschen Sprache, der Zigeunersprache, dem Jiddischen, Lateinischen, Italienischen. Ihre Funktion ist klar: Austausch und Weitergabe von Informationen, Absprachen, Verständigung über kriminelle Aktionen etc. Sie ist eine codierte Sprache, ist gegenständlich (abstrakte Begriffe fehlen weitgehend) und oft sehr bildhaft.

Erhalten sind uns aus dieser Sprache, wie sie im Herrenberger-Verzeichnis festgehalten sind, Wörter wie Kies für Silber und Geld, Schikse für Mädchen, malochen für machen, hart arbeiten und plündern, schofel für übel, böse, Schmiere (stehen) für Wache (halten), Kitt für Haus, Gefängnis u.a.m. Ansonsten ist das Rotwelsch aus unserem Sprachraum weitgehend verschwunden.

Das Wörterbuch des Konstanzer Hans 1791

[S. 7]. Jaunerisch Deutsch.

T'schor Der Dieb.
Schornen Stehlen.
Einschaberen Einbrechen.
Rawine Die Leiter.
5. G'fellig Der Laden.
Klammine Die Kammer.
Hansel Der Kasten.
Sori Die in der Kammer und Kiste befindliche Waare.
Mette Das Bett.
10. Schmunk Das Schmalz.
Klufterey Die Kleider.
Ruoch Der Bauer. [Hauß.
Ruoche-Kitt Ein Bauren-

[S. 8]. Der Sore scheft in 'rer Ruoche=Kitt Die Waare ist in einem Bauren=Hauß.
15. Hohrbogen Ein Stück Rindvieh.
Zusem Ein Roß.
Kasser Ein Schwein.
Allassel [l. Lasel] Ein Schaaf.
Strohbuzer Eine Gans.
20. Gachene Die Henne.
Kipp, Kohluf Ein Hund.
Gengil Die Kaze.
Gische Der Huth.
Kibes Der Kopf.
25. Baschneka Ein seidenes Tuch.
Mahlbosch Ein Rok.
Malves Ein Camisohl.
Klemmerle Ein Brusttuch.
Gemsle Ein Hembd. [Hosen.
30. Butsch=g'äumer Ein paar
Lupper Eine Sak=Uhr.
[S. 9]. Streifling Ein paar Strümpf.
Elemer Ein paar Schuh.
Spangen Die Schuhschnallen.
35. Ores Das Leder.
Galach Der Pfarrer.
Schulfuchser Der Schulmeister.
Pilla Ein Buch.
Febere Schreiben.
40. Lisama Lesen.
Schaale Singen. [Hauß.
Galacha=Kitt Das Pfarr=
Freyklammina Die Speiß=
Sicherey Die Kuche. [Kammer.
45. Hohland Das Kamin.
Mattof Der Keller.
Schrende Die Stube.
Kesuv Das Silber.
Kesuveneheine Silberne Löffel.
50. Fuchs Das Gold.
[S. 10]. Blete Goldstüke.
Kies Das Silber.
Ratt Die Thaler.
Soft Gulden.
55. Rost Das Eisen.
Bodill Zinn= und Kupfer=Geschirr.
Mokem Die Stadt.
Ballar Das Dorf.
Duft, Gaske Die Kirche.
60. Bolent Ein Kloster.
Sturm=Kitt Das Rath=Hauß.
Prinz oder Sinst Der regierende Herr.
Schiankel Ein Beamter.
Feberer Ein Schreiber.
65. Schoderer Der Amtsdiener.
Scharle Ein Schultheiß, Dorfsvogt.
Wetsch Der Schüze, Büttel.
Lek Das Gefängnis. [S. 11].
Krank Gefangen seyn.
70. G'schok oder Beta Ein Jahr=
Sochter Der Krämer. [Markt.
Baiser Der Wirth.
Baiser=Kitt Das Wirths=
Jaim Der Wein. [Hauß.
75. Gfinkelterjole Der Branten=wein.
Leemschlupfer Der Bek.
T'schoklamaium Der Caffee.
Leham Das Brod.
Forena Das Meel.
80. Flude Das Wasser.
Gruonert Das Kraut.
Mass Das Fleisch.
Gerne Der Spek.
Manistera Die Suppe.
85. Latsche Die Milch.
Bommerling Die Aepfel.
Karnet Der Käs. [S. 12].
Bembel [l. Blembel] Das Bier.
Scherling Die Ruben.
90. Busa Die Grundbiren.
Liranägel Die Bohnen.
Strade Der Weeg, die Strasse.
Jahre Der Wald.

Sprauß Das Holz.
95. Serf Das Feuer.
Jak Ein Licht.
Wurmer Der Bohrer.
Schaberbartle Das Stimmeisen.
Feldschaberer Ein Pflugsech.
100. Dalma Ein Schlüssel.
Dalmarey Ein Schloß.
Gugeschabera Ein Loch einbrechen.
Griecha Einschlupfen.
Schrendefege Eine Stube ausräumen.
[S.13].105. Sochtmaloche Einen Kramladen plündern.
Galachamaloche Einen Pfarrer plündern.
Stradekehrer Ein Strassenräuber.
Stradekehra Ein Strassenraub.
Gaske maloche Ein Kirchenraub.
110. Kiesle Beutelschneiden.
Kalmasschleke Opferstöke plündern.
Rädling maloche Landgutschen, Güterwägen plündern.
G'schokinger Ein Marktdieb.
Ratiginger Nachtdiebe.
115. Heinische kittmache Bey Tag ein Hauß bestehlen.
Schaispringer Diebe die bey Tag stehlen.
Freyschupfer Falsche Spieler.
Fehlinger Falsche Aerzte, Oelträger.
[S.14]. Schnurrer oder Jalcher Bettelleute.
120. Stappler Falsche Briefträger, betrog'ne Bettler.
Buttschnurr Steigbettler.
Pfiffes Ein Handwerks-Pursche.
Waider, Rande Ein Sak, Felleisen.

T'schorr-Kitt Eine Diebs-Heerberge.
125. T'schor-Bais Ein Diebs-Wirths-Hauß.
T'schor-Kaffer Ein Mann der gestohlne Sachen kauft.
T'schor-Gaya Eine Frau die dergleichen Waare kauft.
T'schi Ja.
Lau Nein.
130. Holchen Lauffen, Springen.
Nikle Tanzen.
Lethsama Die Musik. [S. 15].
Dow're Der Tabak.
Dow're schwäche Tabak-Rauchen.
135. Süß Hauß Ein Bienenstok.
Flade Seid'ne Band.
Bokdam Das Tuch überhaupt.
Zug Das Garn.
Durchzug Der Faden.
140. Sakem Das Messer.
Heine Der Löffel.
Tippelb'ärre Die Kappe, Müze.
Nolle Ein Kochhafen.
Stenker Der Stall.
145. Gral Die Frucht.
Spiznase Die Gerste.
Lauffer Das Oel.
Kodem Ein Kind.
Stegem Ein Sohn, Knabe.
150. Schikse Ein Mägdlein.
Clemergluker Ein Schuhmacher. [S. 16].
Stupfer Der Schneider.
Rachaimer Der Müller.
Kazuf Ein Mezger.
155. Bembler Ein Schmid.
Fladeres Ein Barbier.
G'schnellt Geschossen.
Guft Geschlagen.
Hamore Die Händel.

Herrles im Palar scheft'n dofe T'schor-Kitt. — In diesem Dorf ist ein recht gutes Spizbuben-Hauß.

Meinst schefte kaine Kochem herrles? — Meinst du es seyen keine Diebe da?

Es schefte g'wiß ener König, m'r bestiebe Kammerusche. — Es sind gewiß darinnen wir bekommen Kammeraden.

Baiser scheftem keine Kochem herrles?

[S. 17]. — Wirth sind keine Diebe da?

T'schi, schmußt der Baiser, zwiß scheften in der Mette, s'e Schlauna. — Ja, sagt der Wirth, es liegen zwey im Bette sie schlafen.

Der Baiser stekts den Kochem die Schlaunet, es schefte fremde Kammerusche bekanum. — Der Wirth sagts denen Dieben die schlafen, es seyen neue Kammeraden da.

Jezt holche s'e aus der Mette in d' Schrende. — Jezt gehen sie aus dem Bette in die Stube.

Sie steke einander die Fehma. — Sie geben einander die Hand.

S'e schmuset zum Baiser: Kekel e' melterle G'finkelterjole.— Sie sagen zum Wirth, hohle 1 Maß Brandenwein.

Jezt schwächet s'e grandig. — Jezt trinken sie gewaltig.

Prisge wo holchet 'r her? Aus'm Bomm. — Brüder wo kommt ihr her? Aus der Schweiz.

Schefts schofel im Bomm? — Ist es

[S. 18]. bös in der Schweiz?

Lau, m'r hent'n Socht gmalocht, drum sind m'r übers Maium gf'loscht. — Nein wir haben einen Kramladen geplündert, darum sind wir über den Rhein geschift.

Ists 'e grandiger Socht g'scheft? Ist es ein grosser Laden gewesen.

Drey grandige Waider mit Sohra hent m'r b'stiebt. — Drey grosse Päke mit Waaren haben wir bekommen.

Scheft 'r Sohre schon verkönigt? — Ist die Waare schon verkauft?

Lau, s'e scheft verschabert im Jahre. — Nein, sie ist verstekt im Wald.

Jezt schefte m'r 4 rechte Kaffer herrles, hot keiner kein Socht maker? — Jezt sind wir 4 rechte Kammeraden bey einander, weißt keiner einen rechten Kramlaaden?

T'schi, in der Grillische-Käfermärtine z' Herrenberg do scheft e' grandiger Socht, der ist dof zmalochet. — Ja im Würtembergischen zu Herrenberg ist ein rechter Kaufladen, der ist gut zu plündern. [S. 19].

Scheft des Mokem weit unter könig? b'schutt zwey Rattene und ein jamm hent m'r z'holchet. — Ist das Städtlein weit unten im Land? Ja zwey Nächte und einen Tag haben wir zu lauffen.

Dean Socht weand m'r maloche! — Den Laden wollen wir plündern!

Schefte Klasse, Kehrum, Schaberbartle, Kimmel und Walze und gute Waider bekanum? — Sind wir auch versehen mit Pistölen, Seitengewehre, Stimmeisen, Pulver und Bley und guten Säken?

T'schi i' habe dofe Klasse mein Kammerusch n' dofen Kehrum n' dofen Schaberbartle, Kimmel und Walze schefter grandig bekanum. — Ja ich habe guten Pistol, mein Kammerad einen guten Hirschfänger und Stimmeisen, mit Pulver und Bley sind wir auch wohl versehen.

Holchet m'r au durch schofle Märtinen? T'schi 's'schäft schofel unter könig. —

Kommen wir auch durch gefährliche Orte? Ja es ist schlimm da drunten. [S. 20.]

In der Grillische Käfermärtine do schefte schofle Grandscharrle, im Mogumle Sulz scheft e' G'wandter, und im Palar z' Alpirspach scheft auch e' schofler, se' holche bey Ratte und Jamm do' kan ma' lau schefte se' b'stiebet ei'nn. — In denen Würtembergischen Landen, da sind jetzt scharfe Hatschier, in dem Städtlein Sulz da ist ein Handvester, und in Alpirspach da ist auch ein böser; sie lauffen bey Tag und Nacht, da kan man nicht Durchkommen, sie bekommen einen gewis.

Der Schiankel z' Sulz hot mit seun ausfebere g'malocht, daß weit in der Märtine, Grillisch und Wahnisch, sich kein Kochem Geis lau jalcher derfe lense lassen. — Der Oberamtmann zu Sulz hat durch sein vieles Aus-Schreiben gemacht, daß sich weit und breit, im Lutherisch und Catholischen kein Diebsgesindel mehr darf sehen lassen.

Des scheft schofel! In die Märtine holch i' lau. — Das ist bös! In dieses Land gehe ich nicht. [S. 21].

T'schi freylich schefts schofel, schon einige Jann scheftet z'Sulz et' Leka voll Kranke, ma hot 4. G'schürt [l. gschnürt] und grandig in d' Schofelkitt g'rodelt. — Ja freylich ist es schlim schon einige Jahre sind die Gefängnisse in Sulz voll Gefangene gewesen, 4. hat man gehängt und viele in das Zuchthauß gesperrt.

Wann der Schiankel z' Sulz so schofel scheft und d' Kochem geis so Krank schorne läßt so sott män Kaporn. — Wenn der Oberamtmann zu Sulz so schlimm ist so solte man ihn umbringen.

Tschi die Sente übr'm Maium hent scho' einige Jane ihm schmusen lasse: se' well'ne schofel Kapore. Ja die Zigeuner über dem Rhein haben ihm schon lange sagen lassen, sie wollen ihn auf eine schrökliche Art ermorden.

Ka m'n lau b'stiebe? Lau sein Kitt scheft im Mogum, do ists lau z'malochet. — Kan man ihn nicht bekommen? Nein sein Hauß steht' mitten in der Stadt. [S. 22].

Holcht er am Jam lau aus'm Mogum auf Balar in der Märtine? — Geht er am Tage nicht aus der Stadt, auf die Dörfer im Land?

T'schi wann er fürs Mogum holcht, so scheft sein schofler Schoderer, der der bing selber scheft bey Ihm, mit Klasse und Kehrum, und er baußt ihm gar lau, er mag so weit holche als er will. — Ja wenn er aus der Stadt verreiset so ist sein böser Amtsdiener bey ihm, der ärger als der Teufel selber ist, mit Ober- und Untergewöhr, und er förchtet sich gar nicht, er mag so weit reisen als er will.

Wenn es so schofel scheft in der Grillische Käfermärtine, so holche ich lieber ins Bomm, auf'n Gallache als auf den Socht in Herrenberg. — Wenn es so schlimm ist im Würtembergischen so gehe ich lieber in die Schweiz an einen Pfarrer, als auf den Kramladen in Herrenberg.

Schefte im Bomm auschere Gallache? T'schi viel auscherer als in der Käfermärtine. — Sind in der Schweiz auch reiche Pfarrer? [S. 23]. Ja viel reicher als im Schwabenland.

Host'n Galoche maker der z'maloche ist? T'schi, s'Stein am Flossert scheft 'n auscherer Galach, der ist dof z'malochet. — Weissest du ein Pfarrhauß das gut zu plündern ist? Ja zu Stein am Rhein ist ein reicher Pfarrer, der ist gut zu plündern.

Wie scheft Kitt? Se' scheft vor'm Mogumle draus, m' hot kein schmier z'bauset. — Wie steh't das Hauß? Es steht vor dem Städtlein draussen, man hat keine Wache zu fürchten.

Z'Ratte we'nd m'r den Gallache maloche! — Diese Nacht wollen wir den Pfarrer plündern!

Die T'schor holchet ab, aus'm T'schorbais auf d' Gallache. — Die Diebe reisen von dem Wirthshauß aus, auf den Pfarrer.

Des scheft die Gallacha-Kitt bekanum ihr Priske, dia Schrende scheft ho, m'r brauche a' Rawine, Zicherey unter Mattor schefte vergrammist. — Diß ist das Pfarrhauß ihr Brüder! Die Wohnstube ist sehr [S. 24] hoch, wir brauchen eine Leiter: denn die Kuche und der Keller haben eiserne Creuz.

Herrles in der Schambutter scheft n' Rawine. — Hier in der Scheuer ist eine Leiter.

Die Rawine wird hergekekelt und an die Fenette geschlupft. — Die Leiter wird hergetragen und an die Fenster gestellt.

Wer holcht en'nr könig? Der g'wand'ste. — Wer steigt hinein? Der beste von uns.

Zwis schefte uf T'schmir, einer n' Klasse, der ander n' Kehrum, er scheft Rawine nuf, malocht das Gefölk und S'feneter hosper. — Zwey stehen auf die Wache, der eine mit einem Pistol, der andre mit einem Hirschfänger, einer ersteigt die Leiter, macht den Laden und das Fenster auf.

Jezt molocht er n' Jak und scheft in dia Schrende der Gallach und Galläckin josten in der Mette, Tribis Köhlufe schefte in der Schrende. — Jezt macht er ein Licht, steigt in die Stube, der Pfarrer und die [S. 25] Pfarrerin lagen da im Bett, 3. Hunde sind in der Stube.

Der Kochem zupft n' Lopper n' Mahlbosch, n' Klemmerle n' dobresemme, und holcht zum Fenetter naus, die Kohlufe hent lau zögernt. -- Der Dieb nimmt eine Sakuhr, einen Rok, ein Brusttuch, eine Tabacbüchse, und steigt zum Fenster hinaus, die Hunde haben nicht gebollen.

Jezt maloch i' schiabes, es kohlert mi' und Schwächert mi'. — Jezt gehe ich fort, es hungert und dürstet mich.

Went m'r ins Bais holche und e' Mälterle Jajem schwäche, für zwis t'rol Kächelterleam butte. — Jezt wollen wir ins Wirthshauß und wollen 1 Maß Wein trinken, und um 2 Bazen weiß Brod essen.

Zwis Kochem schefte e'me Bais, wo grandige Sochter Z'leili schefte. — Zwey Diebe sind in einem Wirthshauß, wo etliche Kaufleute logiren. [S. 26].

Sie' schmusen auf Jenisch: Die Sochter hent recht Kies, und dofe Lapper, heut leile wehnt m'rs b' Schornen. — Sie reden auf ihre Sprache: Die Krämer haben recht

Geld, und schöne Sakuhren; heut Nacht wollen wir Sie bestehlen.

Heimdig! schmußt der eine, der Sochter herrle's am Kleppert, der uns so grandig anlenzt, hat Farmaker. — Sey still! Der Kaufmann der am Tisch sizt, und uns so stark ansieh't, der versteh't uns're Sprache.

Des scheft schofel, wir maloche schiebis sonst zopft m' uns Krank. — Das ist bös wir wollen machen daß wir weg kommen, sonst nimmt man uns gefangen.

S'e zainet den Baiser und malochet schiebis. — Sie zahlten den Wirth und giengen so gleich fort.

Si'e holchte im Jahre und schmußte: Die Sochter holche vor Jamm herrlis vorüber n'o zopfe m'r ihr Kies. — Sie giengen in Wald, [S.27] einer sagte: Die Kaufleute passiren vor Tag hierdurch, denn nehmen wir Ihnen Ihr Geld.

Lau, schmußt der andere: Stradikehrich lau, es scheft schofel, wann m'n Stradekehrer krank malocht, so scheft er Kapore. — Nein sagte der andere: Strassenrauben thue ich nicht, wenn man einen Strassenräuber einfangt so hängt man ihn gewiß.

In di'r scheft der Bauser recht grandig, bist denn schon viel Krank g'scheft? — In dir stekt grosse Angst, bist denn schon viel gefangen gesessen?

T'schi, hoft dann du lau maker, daß ich in der Grillische-Käfermärtine d' Sulz e' Jane bin Krank g'scheft? — Ja weist denn du nicht daß ich im Würtemberger-Land zu Sulz ein ganzes Jahr gefangen gesessen. [S. 28].

Ey poz sodom! D' schmusereyen holcha, bey sellem schofle Schiankel kome m'r lau me'r boder. Er scheft so a' schofler Kaffer im verlenz. — Ey poz Teufel! Die Reden gehen starck bey diesem bösen Amtmann komme keiner mehr los, Er seye so ein scharfer Mann im Verhör.

T'schi in d' erste verlenz, scheft er schofel, wann m'r gar lau zögern, des Er scho' maker hot. Der laut Kohl malocht und zögernd die More, di' er maker hot: So scheft kein deferer Sinz. Er stekt ei'm Dof. Z'kahlet und z'Schwächet und malocht ei'n wieder boder. — Ja in den ersten Verhören ist er scharf, wenn man gar nichts bekennen will, Sachen die Er schon wohl weist. Wenn man aber nicht lügt und seine Diebstehle bekennt, so giebt es keinen bessern Herrn. Er gibt einem gut zu Essen und zu Trinken und bälder wieder Freyheit.

Scheft d' Zurzacher grandig beta ebbes z' malochet im Bemutte? — Ist auf der Zurzacher-Messe etwas zu [S. 29] machen mit Beutelschneiden?

T'schi d'o scheft grandig Kies, und b'stiebt dose Lopper. — Ja da ist brav Geld, und man bekommt schöne Sakuhren.

Holchen grandig G'schokinger uf der Beta, und Bemutter? — Kommen viele Marktdiebe auf diesen Markt, und auch Beutelschneider?

T'schi alle G'schuk 40. 50. Kaffer und Gajerne. — Ja alle Markte 40. biß 50. Männer und Weiber.

Schefts schofel wann m'r mohre b'stiebt und krank wurd? Lau m' b'stiebt etliche Makoles und rodelt ein'n über d' Mejum. — Ist es bös wenn einer ertappt wird und gefangen genommen? Nein man bekommt etliche Stokschläge, und wird über das Wasser geführt. [S. 30].

Des scheft dof, d'o schef e' dofe Prinzerey; im Bomm schefts überall dof für Kochem, Grandscharrle scheftet lau, und Prinzen scheftet lau schofel, do' schefts dof d' Schoren. — Da ist es gut da seyn gute Herren; in der Schweiz ists überall gut für die Diebe, die Hatschier sind für nichts und die Herren sind gar nicht scharf, da ist es gut stehlen.

Im grandigem Mokum d' Zürch do' schefts'm schofelste, do' schefte auschere Prinza zum Verlenz, Sie steken grandig Kies, schef Ihnen lau zu keif den Kochem aus der Märtine zu schupfe. — In der grossen Stadt Zürch da ist es am schärfsten, da sind sehr vernünftige Herren zum Verhör, Sie geben Geld genug; es ist ihnen nichts zu theuer den Dieb aus dem Land zu schaffen. [S. 31].

Zum Beschluß folgen noch ein paar Strophen aus Jauner-Lieder, die ein Jeder, der sich mit der Jauner-Sprache nur ein wenig bekannt machen will, leicht ins Deutsche übersezen kann.

Ey lustig seyn Kanofer (die Diebe Schorne)
Dann sia thun nichts als Schofle;
Wann sia kenne Rande fülla
Und brav mit der Sore springa.
Hei ja! Vi va!
Grandscharrle was machst du da?

Schikſal was hot auh der Kochem g'schmußt
Wia er ist abgholcht von dier?
Er hat g'schmußt: Wann er vom Schornen holch
Scheft er gleich wieder zu mier.

Quelle Faksimile: „Wörterbuch des Konstanzer Hans“ aus:
Friedrich Kluge, Rotwelsch, Straßburg 1901

Л. В. Николайчук
Н. П. Зубицкая
Е. С. Козюк

РАСТЕНИЯ
В ЛЕЧЕНИИ И ПРОФИЛАКТИКЕ ОПУХОЛЕЙ

Современное слово
Минск 2000

УДК 615.322+615.89
ББК 53.52+53.59
Н63

Николайчук Л. В. и др.

Н63 Растения в лечении и профилактике опухолей / Л.В. Николайчук, Н.П. Зубицкая, Е.С. Козюк. – Мн.: «Современное слово», 2000. – 224 с.

ISBN 985-443-161-4.

Книга может быть полезной тем, кому угрожает онкологическая патология, и тем, кто уже проходит курс лечения из-за онкозаболевания. Несомненно, лучше заниматься профилактикой этих коварных заболеваний и стремиться вырабатывать противораковый иммунитет, но если беда все-таки настигла – никогда нельзя терять надежду и наряду с медикаментозным лечением необходимо использовать фитотерапию. Авторы передают как свой личный опыт траволечения, так и ценнейший опыт многих народных целителей.

Для широкого круга читателей.

УДК 615.322+615.89
ББК 53.52+53.59

ISBN 985-443-161-4

"... Не упускай ни часу. Удержишь в руках сегодняшний день – меньше будешь зависеть от завтрашнего".

СЕНЕКА.

"Нравственные письма к Луцилию". 1.2.

Размышления вместо предисловия

Прежде всего, авторам хотелось бы знать, КТО возьмет эту книгу в руки?

Будем рассчитывать на то, что попадет она в поле зрения человека, который воспользуется советами и рекомендациями, изложенными в книге, для собственной пользы, либо для пользы своих близких, которым угрожает онкологическая патология, или они проходят курс лечения из-за онкозаболевания.

Возможно, книгу раскроет врач или фармацевт, и, конечно же, критически, с точки зрения профессионалов-специалистов пристально изучит материал, поданный Читателю.

Что авторы могут ответить на самый острый вопрос Читателя: "Излечусь ли я?"

Отвечать на этот вопрос авторам так же сложно, как и многим и многим, кто соприкоснулся с этой коварной и пока непобежденной во многих случаях болезнью, но и достаточно излеченной во многих случаях.

Известно всем, что онкологические заболевания, нередко называемые одним словом – "рак" – это обобщенное понятие, которое объединяет свыше 130 видов опухолевых заболеваний. Течение и исход этих заболеваний зависит, прежде всего, от ранней диагностики, а затем от достаточности хирургического или лучевого удаления опухолевой ткани, поддержания иммунной системы человека, которой в настоящее время придают ведущее значение в реализации симптомокомплекса заболевания. Именно исследованиями последних лет доказано, что вещества, вырабатываемые самим организмом, к числу которых относятся некоторые гормоны, холоны и ряд других недостаточно идентифицированных и изученных соединений, играют ведущую роль в противораковой защите, противораковом иммунитете. Как не вспомнить слова великого Гиппократа: "Врач в самом тебе".

В настоящее время незаслуженно мало используются в лечении всех заболеваний растения. Из глубин народной медицины известно много растений, которые обладают противоопухолевой активностью, способны тормозить рост злокачественных опухолей, а в некоторых случаях и вовсе избавлять больного от такой опасной болезни. Однако здесь необходимо помнить, что на сегодня наука не раскрыла механизмы целебного действия растений при опухолях. Помнить следует и то, что наибольшая эффективность растений, как любых лекарств, проявляется в начальной стадии заболевания.

Сегодня известно, что повседневное использование растений профилактически действует на опухолевый процесс, способно предотвращать развитие опухолей. Эти способы использования растений известны в народной медицине. Приходится только сожалеть, что врачебные круги нередко весьма далеки от ассимиляции этих глубинных знаний народной медицины, а каждый человек в отдельности – ловит только штрихи народных знаний. По нашему мнению, именно врачи и фармацевты обязаны максимально широко и глубоко изучать данные народной медицины по противоопухолевому пользованию растениями.Бытующее неверие в возможность исцеления при опухолевых заболеваниях исходит из запоздалой диагностики. Ведь болезнь обнаруживается только тогда, когда появляются первые неблагоприятные симптомы. Проходят месяцы и годы от момента начала болезни, и лишь тогда больной обращается к врачу. Считают, что в момент клинического начала опухолевой болезни в организме уже находится около 10^9 опухолевых клеток, а в момент смерти их количество достигает 10^{12}.

Как видим, промежуток небольшой, и необходимо использовать все многонаправленные средства для борьбы с болезнью. Именно фитотерапия может оказать большую помощь, наряду с другими средствами лечения. Фитосредства можно использовать как до, так и после операции по поводу опухоли, как до, так и после лучевой или химиотерапии.

Однако пользоваться лекарственными растениями против опухолей следует избирательно и продолжительное время, может быть и всю жизнь.

Если больной регулярно пользуется растительными противоопухолевыми средствами, удается избежать рецидивов болезни, развития метастазов.

Необходимость использования растительных средств возникает и тогда, если ввиду опухолевого процесса, из-за его распространенности не удавалось провести радикальное лечение. Настойчивое и целенаправленное использование фитосредств может не только продлить жизнь, казалось бы, совсем безнадежному больному, но порой достичь излечения. Такие казусные и необъяснимые случаи знает каждый онколог.

В данной книге мы не претендуем и не делаем никаких новых открытий. Мы попытались педантично и аналитически оценить крупицу опыта народного траволечения в применении к лечению онкологических заболеваний. Это не только наш личный опыт траволечения, но и опыт многих народных целителей, опыт фитотерапевтов, которые так же, как и мы, ищут и восстанавливают методы народного траволечения, передают свой опыт нашим современникам.

Несомненно, эта маленькая книга может сослужить добрую службу, оказать помощь болеющему и нацелить на дополнительное траволечение специалиста.

Хочется надеяться, что труд наш будет не напрасным, и найдет отклик в умах читателей, найдет применение в той тяжелой ситуации, которая нередко возникает с диагностикой опухолевого заболевания.

Заставим народную мудрость служить истинному исцелению каждого болеющего!

Как пользоваться этой книгой?

Прежде всего, просим нашего заинтересованного читателя не пользоваться советами и рецептами по своему усмотрению, не согласовав решений со своим лечащим врачом и фармацевтом!

Безусловно, каждый читатель сразу же попытается найти немедленный ответ, к а к и ч е м лечиться при таком сложном заболевании, как опухоль.

Однако, напомним еще раз: опухолевый процесс многолик. Известно более 200 вариантов опухолевых заболеваний. Потому при опухолях нет стандартной симптоматики. Кроме того, с одной стороны, опухоли развиваются у человека на фоне различных соматических нарушений, опять же проявляющихся сугубо индивидуально, а, с другой стороны опухолевый процесс

может давать метастатические поражения иных органов, тканей, систем, что также переводит клиническую картину заболевания в совершенно иной набор симптомов и в совершенно индивидуализированные проявления болезненного процесса.

Все специалисты едины лишь в одном мнении: во всех случаях развития опухолей у больного снижен иммунитет, при любой опухоли возможно развитие клинической симптоматики поражения любого органа и системы. Следовательно, становится очевидной необходимость использования самых различных растительных средств, воздействующих на иммунитет, на процессы опухолевого роста (так называемые цитотоксические средства растительного происхождения), на восстановление и защиту тканевой сохранности и функциональной активности различных органов и тканей, и, прежде всего – нервной системы, сердечно-сосудистой системы, печени, почек, системы кроветворения и др.

Ваш врач должен оценить функциональное состояние вашего организма, определить очередность целесообразного приема растительных средств, дозировку, длительность курса лечения.

Только тогда – лечитесь на здоровье!

Народные традиции профилактики онкологических заболеваний

"Я признаю то, что помогает человеку. Травы – это как хлеб и вода. А лекарства появляются тысячами каждый год – и тысячами исчезают".

П. Димков,

болгарский фитотерапевт (1886 – 1982 г.г.).

Самое мудрое, что мог бы сделать каждый из нас – распорядиться своим здоровьем так, чтобы сохранить его естественность и не допустить ослабления за счет внешних факторов, влияние которых можно координировать, регулировать каждодневным нашим вниманием и усилием.

Как постигнуть эту извечную мудрость? Как не допустить развития хронических заболеваний, каждое из которых может привести к раковому процессу?

Люди замечали и наблюдали развитие опухолевых процессов издавна, и в народе сложились определенные представления,

как предупреждать опухолевый процесс. Традиционными способами предостережения от опухолевого процесса были не только лечебные и лечебно-профилактические способы воздействия на Человека, но и сохранение здоровья, использование гигиенических принципов жизни, признание значимости наследственного фактора для состояния здоровья. Подмечено также, что курение, табачный дым, употребление алкоголя и систематическое пьянство, использование большого количества уксуса и острых приправ, переедание, в частности сверхнормированное употребление жиров и ожирение, приводят к опухолевым процессам. Было также определено, что переживаемые стрессы, особенно сопровождаемые тоской и безнадежностью в настроении, чувство страха приводят к развитию опухолевых процессов.

Народная философия определяет, что человек должен находиться в гармоническом настроении в супружеской жизни, быть оптимистически настроен, служить идеалам добра, нести внутреннее настроение на добропорядочность и честность, иметь хорошие условия труда, питаться экологически чистыми и разнообразными продуктами, ибо все это и является наиболее важной составляющей профилактики онкологических заболеваний.

Е. С. Товстуха так определяет профилактические условия жизни и деятельности человека по предупреждению опухолевых заболеваний, исходя из этнических принципов жизни славян: "Итак, умеренное, разнообразное питание, отказ от курения, переедания, алкогольных напитков. Занятие любимым трудом, делом. Активная трудовая жизнь с гармоническими взаимоотношениями в супружестве, семье, с коллегами и сотрудниками по работе, друзьями. Предупреждение стрессовых ситуаций – тоски..."

В народных постулатах определено, что рациональное питание, целительная чистая вода, чистый воздух, оптимистическое настроение и высокий духовный настрой человека – главные факторы в предупреждении развития опухолевых заболеваний.

Согласно канонам народного травопользования, практически нет растений, которые бы не использовались как пищевые или лекарственно-пищевые, а также лекарственные. Растения также использовались как ароматизаторы, применялись для очищения организма, а также для повышения активности и сопротивляемости организма, то, что ныне мы называем иммунностимулирую-

щим действием растений. Положительным в народном опыте было использование для консервации продуктов не химических составляющих, а обработка продуктов питания огнем или кипячением, пищевой солью, медом, водкой, винами, холодом и сахаром. В приготовлении повседневной пищи в народе используется тушение и варка продуктов, а не жарение, при котором, как считают, продукт денатурализуется, теряет свои качества.

Народная гигиена питания запрещает использовать в пищу испорченные продукты с неприятным запахом, горькие, покрытые плесенью. Считалось недопустимым использовать в пищу старое, покрытое плесенью и пожелтевшее сало, горькую сметану, прогорклое растительное масло, пожелтевшее и прогорклое сливочное масло, дурно пахнущее мясо и рыбу и др. Категорически запрещалось использовать в питании зерно, которое перезимовало на корню, загрязненные грибками муку и зерна, семена, поскольку, как теперь известно, в таких продуктах содержатся афлотоксины и микотоксины, – ядовитые вещества, употребление которых может привести даже к смерти человека, а также способствовать развитию опухолевых заболеваний.

Ныне мы уже знаем, что важнейшими противоопухолевыми факторами являются витамины, микроэлементы, действующие на клеточном уровне, определяющие нормальные параметры обмена веществ и состояния иммунитета человека. Многие растения, содержащие в своем составе алкалоиды, растительные гормоны, фитонциды, антибиотики, микроэлементы и ферменты, способны регулировать нормальное протекание обмена веществ, что становится основным средством предупреждения хронических заболеваний и опухолевого процесса.

В настоящее время общепризнан тот факт, что нормализация обмена веществ у больного с онкозаболеваниями, стимуляция естественных защитных сил организма способны привести к такому состоянию, что раковые клетки погибают, благодаря укреплению или созданию эффективных параметров противоопухолевого иммунитета человека. В отдельной главе мы выделим те принципы использования растений, когда укрепляется иммунитет. Это и использование адаптогенов, и определенные правила питания растениями с противоопухолевым действием, и использование профилактических сборов из растений для противодействия опухолевому процессу и метастазированию или рецидиву опухоли.

Народная медицина славянских народов широко пользуется растениями для лечения и профилактики многочисленных опухолевых заболеваний. Прежде, чем представлять эти растения, следует отметить, что "рак", как чаще называют злокачественные онкозаболевания, это – неоднородное и неоднозначное заболевание. Сейчас известно более 200 вариантов опухолевых заболеваний. Они различаются по течению, агрессивности возникновения и прогрессирования симптомов. Они отличаются и тем, что симптоматика протекания опухолевых заболеваний также отражает поражение тех или иных органов: например, при опухолях легких – это один набор симптомокомплекса, при раке матки – совершенно иные симптомы, при опухолях молочной железы – другие. Следовательно, в каждом случае опухолевого заболевания есть нечто общее – снижение иммунитета, симптомы интоксикации, дистрофии и др., и есть признаки болезни, отражающие поражения конкретного органа или системы, что и проявится, например, кашлем при легочном раке, нарушениями пищеварения при онкологических заболеваниях органов пищеварительной системы и др.

Таким образом, при онкологических заболеваниях возможно и необходимо использовать средства общей регуляции обменных процессов, а также применять средства, регулирующие функции отдельного, поврежденного опухолью органа. Это открывает практически неограниченные возможности для использования растительных средств.

В народной медицине используются многие лекарственные растения в лечении и профилактике онкозаболеваний:

1. Авран лекарственный (надземная часть и корни).

2. Алоэ древовидное (листья).

3. Алтей лекарственный (цветки, листья, корни).

4. Аронник пятнистый (корни).

5. Бадан толстолистый (корневища).

6. Барбарис обыкновенный (листья, цветки, корни, плоды).

7. Барвинок малый (трава с цветками).

8. Береза бородавчатая (почки, молодые листья).

9. Березовый гриб / чага.

10. Болиголов пятнистый (трава, собранная в начале цветения).

11. Боярышник кроваво-красный (цветы, листья, плоды).

12. Будра плющевидная (трава, собранная в период цветения).

13. Буквица лекарственная (трава).

14. Брусника обыкновенная (листья, плоды).

15. Бузина черная (цветы, листья, кора, плоды, корни).

16. Валериана лекарственная (корневища).

17. Вереск обыкновенный (трава с цветами).

18. Виноград культурный (корневище, плоды, листья красного цвета).

19. Герань кроваво-красная (трава и корни).

20. Гравилат городской (трава, корни с корневищами).

21. Гречиха посевная (цветы, листья).

22. Горец змеиный (корневища, заготовленные сразу после цветения).

23. Горец перечный (трава, собранная в начале цветения).

24. Горец птичий (трава).

25. Горец почечуйный (трава).

26. Гранат обыкновенный (кора, корни, молодые побеги, цветы, листья, плоды).

27. Груша лесная, дикая (листья, плоды, сок).

28. Девясил высокий (корни и корневища).

29. Донник лекарственный (трава).

30. Дуб обыкновенный (кора молодых ветвей, плоды, галлы).

31. Душица обыкновенная (трава с цветами).

32. Дурнишник колючий (трава).

33. Зверобой продырявленный (трава с цветками).

34. Зубровка душистая (трава).

35. Земляника лесная (листья, корневища, плоды).

36. Золототысячник обыкновенный (трава).

37. Зопник клубненосный и колючий (трава с цветами, корни).

38. Ежевика сизая (листья, плоды, корни).

39. Ильм гладкий (средний слой коры молодых вязов).

40. Ирис желтый / касатик болотный (корневища).

41. Каланхоэ перистое (листья).

42. Калина обыкновенная (кора, плоды).

43. Крапива двудомная (листья, корни).

44. Кукуруза обыкновенная (рыльца).

45. Картофель (цветы, сок из клубней).

46. Календула / ноготки лекарственные (цветки, листья).

47. Кипрей узколистый (трава и листья, заготовленные в период цветения).

48. Кресс-салат (зелень).

49. Клевер луговой (трава, корни, цветы).

50. Кровохлебка лекарственная (трава, собранная во время цветения, корни и корневища).
51. Кирказон ломоносовидный (корень, трава).
52. Козлобородник луговой (трава, корни).
53. Каштан конский (кора молодых ветвей, листья, плоды).
54. Лабазник шестилепестный (трава, корневища с корнями).
55. Лабазник вязолистный (трава, корневища с корнями).
56. Лаванда колосковая (цветы, трава).
57. Лапчатка прямостоячая (корневища).
58. Лапчатка серебристая (трава с цветками).
59. Лимонник китайский (листья, корни, плоды).
60. Лещина обыкновенная (плоды, листья, кора молодых ветвей).
61. Лопух большой (листья, корни, плоды).
62. Лебеда доброго Генриха (трава, корни).
63. Лен обыкновенный (семена).
64. Лук репчатый (зелень, луковица).
65. Любисток лекарственный (трава, плоды, корни).
66. Люцерна посевная (трава).
67. Медуница лекарственная (трава, корни).
68. Мелисса лекарственная (трава).
69. Морковь посевная (листья, корни, семена).
70. Мыльнянка лекарственная (трава, корневище с корнями).
71. Мята перечная (трава).
72. Норичник узловатый (трава, корни).
73. Облепиха крушиновидная (листья, побеги, плоды).
74. Овес посевной (трава, зерно).
75. Окопник лекарственный (корни осеннего сбора).
76. Омела белая (молодые веточки с листьями).
77. Осина обыкновенная (почки, листья).
78. Орех грецкий (листья, плоды, кора корней, корни).
79. Паслен черный (трава, плоды, цветки).
80. Пастушья сумка обыкновенная (трава).
81. Пижма обыкновенная (цветки).
82. Пион уклоняющийся (трава, корни с корневищами).
83. Подмаренник настоящий (трава).
84. Подорожник большой (листья, семена).
85. Подофилл щитовидный (корневища).
86. Повилика европейская (трава с цветами).
87. Подсолнечник однолетний (листья, язычковые цветки, масло).

88. Полынь обыкновенная / чернобыльник (верхушки стеблей с листьями и цветами, корни).
89. Полынь горькая (трава, листья).
90. Просо посевное (семена).
91. Пустырник пятилопастный (трава с цветами).
92. редька посевная черная (корнеплоды, семена).
93. Репейничек обыкновенный (трава с цветами).
94. Ромашка лекарственная (цветочные корзинки).
95. Рябина обыкновенная (цветки, листья, плоды).
96. Родиола розовая (корневища с корнями).
97. Сабельник болотный (трава, корневища).
98. Свекла обыкновенная (листья, корнеплоды).
99. Синюха голубая (корни и корневища).
100. Солодка голая (корни0.
101. Софора японская (бутоны цветов, плоды).
102. Спаржа лекарственная (стебли, корни, плоды).
103. Сухоцвет однолетний (трава с цветами).
104. Татарник обыкновенный (трава с цветами).
105. Тысячелистник обыкновенный (трава с цветами).
106. Тополь черный (почки, листья).
107. Фиалка трехцветная (цветущее растение с корнями).
108. Хвощ полевой (трава).
109. Хрен обыкновенный (корни, заготовленные осенью).
110. Цикорий дикий (трава, корни).
111. Цмин песчаный (цветочные корзинки).
112. Черника обыкновенная (листья, плоды).
113. Чеснок посевной (свежие луковицы).
114. Чистотел большой (трава).
115. Шалфей лекарственный (листья с бутонами).
116. Шалфей эфиопский (трава с бутонами).
117. Шафран посевной (рыльца цветков).
118. Шелковица белая и черная (кора ветвей и корней, плоды и листья, корни).
119. Шиповник коричный (плоды).
120. Шлемник байкальский (корни).
121. Щавель кислый (листья, корни).
122. Щавель конский (все растение, корни).
123. Элеутерококк колючий (листья, корни и корневища).
124. Эхинацея пурпурная (корневища, соцветия).
125. Ярутка полевая (трава, плоды).

Приводя столь большой и неполный перечень лекарственных растений, применяемых в народном травопользовании при опухолевых заболеваниях, авторы еще раз предостерегают от самолечения! Лечение – всегда искусство профессионала! Для того, чтобы лечить лекарственными растениями, требуется иметь большие знания, опыт лечения больных, обладать научной и клинической интуицией. Необходимо также учитывать психологическую настроенность и веру больного в исцеление, в целительную силу трав. Только надежда и вера активизируют силы организма, помогают ему преодолеть заболевание.

Следует учитывать, что каждое из названных растений имеет не однонаправленное действие, а может влиять на многие процессы в организме, что важно в их применении при опухолевых заболеваниях. Мы остановимся на описании далеко не всех растений, пользуемых в народном траволечении опухолевых заболеваний. Ниже поданы краткие данные о наиболее доступных растениях, характерных для европейской части стран СНГ. Многие растения можно вырастить на приусадебных и дачных участках.

После краткого описания фармакологических свойств растений, приведены конкретные рецепты использования каждого из растений при опухолевых заболеваниях, кроме рецептуры, поданной в разделах, касающихся конкретных опухолевых процессов в организме человека.

Следует помнить: лечить организм от раковой болезни всегда необходимо как единое целое.

Авран лекарственный – Gratiola officinalis L.

Фармакологические свойства и применение в медицине

Препараты аврана обладают противорвотным, мочегонным, слабительным действием. В официальной медицине авран лекарственный входит в сложный сбор (М. Н. Здренко). В народной медицине его используют при сердечной недостаточности, желтухе, заболеваниях печени, хронических заболеваниях кожи (трофические язвы, экземы, лишай, для лечения ушибов и др.).

Лекарственное сырье

Для лекарственных целей заготавливают всю надземную часть, собранную незадолго до цветения, или корни, – осенью.

Хранят в холщовых мешках в сухом проветриваемом помещении. Срок хранения не установлен.

Лекарственные формы, рецепты

1. Настой травы.

1 чайную ложку аврана лекарственного заливают кипятком (1 стакан) и настаивают 20 минут. Процеживают и принимают по 1 столовой ложке 3 раза в день в промежутках между приемами пищи.

РАСТЕНИЕ ЯДОВИТО! Принимать только под наблюдением врача!

Курс лечения 20 – 30 дней.

2. Отвар травы аврана лекарственного.

Половину чайной ложки травы заливают кипятком и кипятят 5 минут. Настаивают 20 – 30 минут, процеживают. Пьют по 1 чайной ложке через каждые 15 – 20 минут в течение дня. Курс лечения – 20 дней.

3. Отвар корней аврана лекарственного.

7 г сухих измельченных корней заливают 360 мл воды и кипятят 10 минут, настаивают 30 минут. Процеживают и принимают по 1 столовой ложке 2 раза в день после еды. Курс лечения до 1 месяца.

4. Отвар травы и корней аврана лекарственного.

Берут по 1 г сухой травы и корней аврана лекарственного, заливают стаканом кипятка, кипятят 5 минут, настаивают 30 минут. Процеживают и принимают при отеках 3 – 4 раза в день по 1 столовой ложке. Курс лечения 3 дня, затем после перерыва курс можно повторять.

5. Настой травы для компрессов.

2 чайные ложки сухой измельченной травы аврана лекарственного заливают стаканом кипятка. Настаивают 30 минут. Процеживают и используют для примочек на поверхностные опухолевые раны. Курс применений 2 недели.

Аир обыкновенный – Acorus calamus L.

Фармакологические свойства и применение в медицине

Препараты аира обыкновенного оказывают тонизирующее, отхаркивающее, желчегонное действие, улучшают функцию печени и желчного пузыря. Еще древнеримский врач Диоскорид широко применял аир обыкновенный при заболеваниях печени, селезенки, дыхательных путей. В современной медицине корневище аира и препараты из него применяют внутрь как горечь для возбуждения аппетита и при желудочно-кишечных заболеваниях, особенно при гастритах, протекающих с пониженной кислотностью, коликах, гепатитах и холециститах, метеоризме, поносах.

Препараты из корневищ аира действуют как общеукрепляющее средство, повышают жизненный тонус после операций, перегрузок, перенесенных заболеваний. В народной медицине корень аира используют для улучшения зрения, памяти, при ангинах, для активизации половой функции, при опухолевых процессах, вялом пищеварении, болезнях щитовидной железы.

Лекарственное сырье

Готовое сырье – корневища, не очищенные от коры, желтовато-бурые или очищенные – белые, беловато-розовые, заготовленные ранней весной или осенью. Срок хранения 1 год.

Лекарственные формы, рецепты

6. Порошок корневища аира.

Сухие корневища измельчают и размалывают в порошок. Принимают по 0,2 – 0,5 г 3 раза в день. Курс лечения 20 – 30 дней.

7. Спиртовая настойка корневища аира.

Берут 20 г корневищ и заливают 100 мл этилового 70-градусного спирта, настаивают 8 дней в теплом, темном месте. Принимают по 30 – 40 капель перед едой.

8. Отвар корневищ аира обыкновенного.

Берут 15 г корневища, заливают 2 стаканами воды и под крышкой кипятят 15 минут. Принимают по полстакана 4 раза в день при вялом пищеварении.

Айва продолговатая – Cydonia oblonga Mill.

Фармакологические свойства и применение в медицине

Эфирные масла и мякоть айвы обладают антимикробными свойствами. Настойка листьев активизирует сердечную деятельность. Свежие плоды айвы содержат значительное количество железа и применяются для профилактики железодефицитных анемий. Высокое содержание в плодах пектиновых веществ обуславливает их применение для очищения организма от шлаков, а также при поносах. Слизь из семян и водный отвар семян используют для лечения желудочно-кишечных заболеваний, поскольку в семенах содержится много дубильных веществ.

Лекарственное сырье

Сырьем являются семена и плоды айвы продолговатой. Семена извлекают из зрелых плодов, сушат на воздухе или в сушилках при температуре не более 40 – 50 С.

Из свежих плодов готовят сок, из сушеных – отвар.

Лекарственные формы, рецепты

9. Слизь плодов айвы продолговатой.

Берут 20 г семян и заливают 200 мл кипятка. Встряхивают в течении 30 минут. После отстаивания принимают внутрь по 1 столовой ложке 3 раза в день.

10. Отвар из сушеных плодов айвы.

100 г сушеных плодов айвы заливают 1 л воды и варят на малом огне 20 минут, затем настаивают 30 минут. Процеживают и принимают с медом по полстакана 3 – 4 раза в день после еды.

Алоэ древовидное – Aloe arborescens L.

Фармакологические свойства и применение в медицине

Как стимулирующее и регенеративное средство алоэ может применяться на определенном этапе лечения злокачественных новообразований – после проведения химиотерапии, лучевого лечения у больных с опухолями желудочно-кишечного тракта. Сок алоэ с препаратами железа (сульфат железа, фермамид, ферроплекс) стимулирует кроветворение, восстанавливает нормальные показатели крови у больных, прошедших курс лечения химиопрепаратами, лучевой терапией. Тампоны, смоченные соком алоэ, можно применять при эрозии шейки матки. Препараты алоэ проявляют противовоспалительные,

ранозаживляющие, бактерицидные свойства. Компрессы с соком алоэ назначают при туберкулезе кожи, волчанке, лучевом дерматите и др.

Противопоказания

Назначение препаратов алоэ противопоказано при доброкачественных опухолях, начальных стадиях рака, т. к. они способствуют росту опухолей. Не следует назначать препараты алоэ после седьмого месяца беременности, при маточных, геморроидальных кровотечениях, тяжелых поражениях сердечно-сосудистой системы.

Лекарственное сырье

Используют листья и сок из них.

Лекарственные формы, рецепты

11. Сок алоэ.

По 1 чайной ложке 2 – 3 раза в день за 30 минут до еды. Наружно – сок наносят тонким слоем на пораженную поверхность.

12. Сок алоэ (аптечный препарат).

Сок алоэ продается и в аптеках во флаконах по 100 мл. Его состав: сока из свежеобработанных листьев алоэ 80 мл, спирта этилового 95-процентного 20 мл, хлорбутанолгидрата 0,5г. Принимают по 1 чайной ложке 2 – 3 раза в день.

Алтей лекарственный – Althaea officinalis L.

Фармакологические свойства и применение в медицине

Целебные свойства алтея обусловлены наличием слизистых веществ, что определяет его противовоспалительное действие.

Как лекарственное растение алтей применяется с глубокой древности в качестве противокашлевого и отхаркивающего средства. Используются препараты из корней, листьев, цветков растения. При метеоризме и болях в животе используют сборы с алтеем. Корень алтея применяют при заболеваниях желудочно-кишечного тракта: язвенной болезни желудка и двенадцатиперстной кишки, гастритах, колитах, энтеритах. Цветки алтея заваривают как чай и применяют при болезненном и непроизвольном мочеиспускании.

Корни алтея лекарственного съедобны. Из них готовят каши, кисель.

Лекарственное сырье

Лекарственное применение имеют корни, 3 – 4-летние корни с корневищами, а также листья и цветки. Заготовки корней проводят весной и осенью.

Лекарственные формы, рецепты

13. Настой отхаркивающего действия.

Берут 1 столовую ложку смеси измельченных корней алтея лекарственного, девясила высокого и солодки голой и заливают стаканом холодной кипяченой воды. Настаивают 8 часов. Процеживают и принимают по полстакана 3 раза в день.

14. Сироп из корня алтея лекарственного (аптечный препарат).

Назначают детям по 1 чайной ложке каждые 2 часа при простудных заболеваниях.

Взрослым ослабленным больным с патологией дыхательной системы, при трудном отхождении мокроты – по десертной ложке 3 раза в день в промежутках между приемами пищи.

15. Сбор Харченко.

Берут 2 столовые ложки смеси из равных количеств цветков ромашки аптечной, семян укропа посевного, корня алтея лекарственного, корня солодки голой и листьев мяты перечной. Заливают 2 стаканами кипятка. Настаивают 4 часа. Процеживают и принимают на протяжении дня по полстакана, лучше с медом, при вздутии живота и болях в животе.

16. Чайный напиток из алтея лекарственного.

1 столовую ложку смеси из измельченного корня, цветков и листьев алтея лекарственного заливают кипятком и кипятят 5 – 6 минут под крышкой на малом огне. Процеживают и пьют теплым, с медом, по 2 столовые ложки 4 раза в день при кашле.

Аконит джунгарский (борец) – Aconitum soongaricum L.

Фармакологические свойства и применение в медицине

Все виды борца содержат алкалоиды, являющиеся действующими веществами растений. Алкалоиды, в основном, действуют на центральную нервную систему, вызывая (в больших дозах) угнетение дыхательного центра. Настойка аконита применяется наружно при невралгиях, мигрени, ревматизме и других болезнях, как болеутоляющее средство. Антиметастазирующий эффект аконита может считаться доказанным. Полученные данные экспериментальных исследований свидетель-

ствуют о возможности применения аконита в комплексном лечении злокачественных опухолей. В зависимости от стадии и вида опухоли проводится соответствующее лечение. При неоперабельной опухоли мягких тканей (рак, саркома) возможно назначение настойки аконита, при этом можно наблюдать уменьшение опухоли в размерах, превращение ее в "абсцесс". Антиметастазирующий эффект аконита позволяет надеяться на подавление процесса метастазирования. После проведенного лечения настойкой аконита появляется возможность удаления опухоли хирургом. Целесообразность назначения аконита определяет только врач. После удаления очага опухоли проводится продолжение приема настойки аконита с лечебной, но в большей степени профилактической целью. Кроме того, аконит обладает выраженным болеутоляющим действием. Применяется аконит при различных злокачественных опухолях. Может применяться как внутрь, так и наружно, когда рак или саркома изъязвлены. В этих случаях накладывают примочки на пораженные места (до 5 раз в день).

Лекарственное сырье

Используются корневища, собранные осенью. В народной медицине используют траву, собранную во время цветения.

Лекарственные формы, рецепты

17. Настойка.

Применяют в виде настойки под наблюдением врача и под его личную ответственность. Доза 0,02 – 0,03 мг 2 – 3 раза в сутки. В народной медицине используют водный отвар и водочный настой при различных формах рака. Водный отвар – по 1 столовой ложке на прием за 30 минут до еды 3 – 4 раза в день. Капли настойки корня аконита на водке принимают по 10 – 15 капель на прием, в теплой воде (в рюмке – 30г). Размешав в этой воде настойку, накапанную пипеткой, ее выпивают медленно, небольшими глотками. Если больной почувствует небольшое головокружение, то бояться этого не следует. В этом случае нужно уменьшить дозу приема и продолжать лечение. Перерыв делать нельзя. Отравление аконитом, независимо от способа его введения в организм, проявляется зудом и покалыванием в различных частях тела, ломотой, сильным жжением и болью в пищевом канале, головокружением и потемнением в глазах. При появлении одного из этих признаков необходимо значительно снизить дозу настойки. Дозу

капель увеличивают постепенно, в зависимости от привыкания организма к лекарству. Максимальная доза приема капель на день не более 60 на три приема, то есть по 20 капель на прием. Обычно начинают лечение с одной капли три раза в день, прибавляя каждый день по одной капле на прием.

Корень аконита должен быть хорошо просушен, измельчен. Для водного отвара берут 10 г на полтора литра воды, варят в эмалированной посуде с отверстиями для пара. Варят 2 часа, то есть до тех пор, пока отвар не будет чистый и прозрачный. Отвар процеживают через марлю. Настойка на водке делается из расчета 2,5 г измельченного, сухого корня на 100 г водки, которая настаивается при температуре 38 – 40 С от 5 до 14 дней. Цвет препарата, когда он готов, напоминает коньяк. Но употреблять его можно только каплями и только под контролем врача, так как лекарство ядовитое и при неумеренном применении может наступить смерть больного.

СМЕРТЕЛЬНО ЯДОВИИТ! Терапевтическая доза 0,02 – 0,03 мг 2 – 3 раза в сутки.

Актинидия коломикта – Actinidia colomicta L.

Фармакологические свойства и применение в медицине

Ягоды актинидии в 3 – 10 раз богаче аскорбиновой кислотой, чем смородина черная. Суточная доза аскорбиновой кислоты содержится всего в 3 – 5 ягодах актинидии. Плоды и листья содержат сахара, органические кислоты, пектины, красящие и дубильные вещества, много флавоноидов, лактоны, полифенолы, лейкоцианы, кверцетин, кемпферод, кофейную кислоту и р-кумаровую кислоту.

Плоды актинидии имеют высокую биологическую ценность и применяются как витаминное средство при авитаминозах, истощении после перенесенных инфекций, при опухолях, заболеваниях желудочно-кишечного тракта, при запорах, анемиях. Ягоды актинидии обладают слабительными свойствами и применяются как противоглистное средство.

Лекарственное сырье

Сырьем являются плоды актинидии, листья и корни растения.

Лекарственные формы, рецепты

18. Сок плодов актинидии с мякотью.

Плоды актинидии моют, отжимают холодным способом, нагревают в эмалированной посуде до 80 С, сразу же разливают

в стерилизованные сухие банки и укупоривают кипячеными или герметизирующими пластмассовыми крышками. Используют по 3 столовые ложки ежедневно.

19. Настой листьев актинидии.

1 столовую ложку сухих листьев актинидии заливают стаканом кипятка, настаивают 20 минут, процеживают. Пьют по четверти стакана 3 – 4 раза в день.

Аралия маньчжурская – Aralia mandshurica Rupr.

Фармакологические свойства и применение в медицине

Аралия маньчжурская обладает женьшенеподобным действием: оказывает тонизирующее действие на центральную нервную систему и сердце. Препараты аралии повышают двигательную активность, снижаю чувство усталости, ускоряют выздоровление после тяжелых заболеваний, повышают адаптацию организма к болезням, активизируют потенцию, снижают уровень глюкозы в крови и могут применяться при сахарном диабете. При приеме препаратов аралии маньчжурской улучшается аппетит, сон, повышается работоспособность.

Лекарственное сырье

В качестве лекарственного сырья используется корень аралии маньчжурской, заготовленный осенью.

Лекарственные формы, рецепты

20. Настойка аралии маньчжурской.

Берут 100 г измельченного корня аралии маньчжурской и заливают 500 мл 70-процентного этилового спирта. Настаивают в темном месте 2 недели, периодически встряхивая. Получится прозрачная жидкость янтарного цвета.

Принимают внутрь по 30 – 40 капель на прием 2 – 3 раза в день.

Арника горная – Arnica montana L.

Фармакологические свойства и применение в медицине

В соцветиях арники горной содержатся эфирное масло, дубильные вещества, аскорбиновая кислота, каротиноиды, фитостерины, смолы, слизь. Препараты обладают желчегонным действием, понижают уровень холестерина в крови, расширяют сосуды сердца. Препараты оказывают тонизирующее действие и стимулируют центральную нервную систему, а также действуют ранозаживляюще и противовоспалительно.

Спиртовую настойку соцветий используют как кровоостанавливающее средство при кровотечениях, при отеках сердечного происхождения, а наружно применяют при ушибах, порезах, небольших ранах.

В народной медицине различных стран мира применяют препараты арники горной при лихорадке, параличах, судорогах, как мочегонное, потогонное, при язвенной болезни желудка, как вяжущее при желудочно-кишечных расстройствах, а также в качестве противовоспалительного и кровоостанавливающего средства при гинекологических болезнях. Настойку корней арники горной применяют при сердечных спазмах, кардиосклерозе, миокардите, атеросклерозе как возбуждающее средство.

Лекарственное сырье

В качестве лекарственного сырья используются цветочные корзинки (соцветия), реже – листья и корни растения.

Лекарственные формы, рецепты

21. Отвар корня арники горной.

Берут 10 г измельченных корней арники горной, заливают стаканом кипятка, кипятят 15 минут, настаивают 20 минут, процеживают и принимают по 1 столовой ложке 2 раза в день перед едой при гипертоническом кризе, стенокардии.

Примечание:

РАСТЕНИЕ СИЛЬНОДЕЙСТВУЮЩЕЕ!

Аронник пятнистый (змей-трава, клещинец, немецкий имбирь, Ааронова борода) – Arum maculatum L.

Фармакологические свойства и применение в медицине

Обладает болеутоляющим, противовоспалительным, отхаркивающим действием. Может применяться как дополнение к симптоматическому лечению рака легких, бронхов, дыхательных путей. При полипах, раке слизистой носа возможен частичный или полный лечебный эффект. Помимо онкологии, в народной медицине применяют при ревматизме, катаральных явлениях, хронических бронхитах, бронхиальной астме, гастритах с повышенной кислотностью, заболеваниях печени, желчно- и мочекаменной болезни, геморрое.

Лекарственное сырье

Используют свежие или высушенные утолщенные корни. Заготавливают осенью или весной до развития листьев.

Лекарственные формы, рецепты

22. Настой картофелин-корней.

1 чайная ложка измельченных свежих или сухих корней на 1 стакан холодной воды, настаивать 8 часов, процедить и выпить за день в 3 – 4 приема.

23. Настойка аронника (10г на 100мл водки).

В народной медицине аронник применяется и в виде спиртовой концентрированной настойки по 1 – 2 капли 2 раза в день.

24. Настой корня аронника на белом вине.

В этом случае берут сушеного корня 200 г на 250 мл белого виноградного вина, настаивают в течение 2 недель. Наливку эту принимать по 1 столовой ложке 2 – 3 раза в день.

25. Порошок корня аронника пятнистого.

Измельченный порошок – от 0,5 г до 1,5 – 2 г принимают с магнезией, винным камнем и нашатырем, а также с медом.

26. Отвар корней аронника пятнистого.

Отвар корней (в соотношении 2,5 : 100,0) принимают по 10 – 15 капель 3 раза в день.

Бадан толстолистный – Bergenia crassifolia L.

Фармакологические свойства и применение в медицине

Препараты бадана обладают противовоспалительными, кровоостанавливающими, бактерицидными, сосудосуживающими, вяжущими, диуретическими, обеззараживающими свойствами. Экстрактом бадана успешно лечат эрозии шейки матки, кровотечения и фибромиомы. Из листьев и корневищ бадана выделен галеновый препарат, проявивший противоопухолевую активность. В народной медицине настой корней и корневищ бадана применяют при раке женских половых органов, фибромиоме матки, при неинфекционных колитах, энтероколитах, при дизентерии, брюшном тифе.

Лекарственное сырье

Используют корневища, собранные в мае, июне.

Лекарственные формы, рецепты

27. Редкий экстракт корневища бадана толстолистого.

3 столовые ложки измельченного корня заварить стаканом кипятка, кипятить на малом огне до выпаривания половины объема, процедить. Принимать по 30 капель 2 – 3 раза в день. Наружно применяют для спринцеваний, для этого разводят 1 столовую ложку редкого экстракта в 1 л воды (сразу после сприн-

цевания делают на 10 – 15 минут ванночку из редкого экстракта). Курс лечения 2 недели.

28. Отвар корневищ.

Берут 10 г сырья на 200 мл кипятка, пить по 1 – 2 столовые ложки 3 раза в день перед едой.

Барбарис обыкновенный – Berberis vulgaris L.

Фармакологические свойства и применение в медицине

Препараты барбариса проявляют желчегонное, сосудосуживающее, противовоспалительное, повышающее свертываемость крови действие. Применяется при дискинезии желчных путей, гепатите, гепатохолецистите, желчнокаменной болезни, не осложненной желтухой. Эффективен при воспалительных заболеваниях мочевых органов. Отвар коры и корней применяется при малярии, плеврите, туберкулезе, почечнокаменной болезни, отеках, подагре, ревматизме, люмбаго. Настойка листьев – при болезнях печени, малярийном увеличении селезенки, отвар цветов – при заболеваниях сердца и малярии. Барбарис входит в состав сбора по прописи М. Н. Здренко. Как противоопухолевое средство барбарис используют для лечения и профилактики рака мочевого пузыря, а также при раке другой локализации.

Лекарственное сырье

Используют корни (не более 6 см), кору, листья, плоды.

Лекарственные формы, рецепты

29. Настойка листьев барбариса.

Настойка в соотношении 1 : 5 на 40-процентном спирте продается в аптеках во флаконах по 50 мл.

30. Настойка ягод барбариса.

Стакан ягод барбариса на 0,5 спирта или водки настаивать в холоде не менее 40 дней.

31. Сок плодов барбариса.

Свежий сок плодов принимают по 1 – 2 столовой ложке в день.

32. Настойка корней барбариса.

Корни барбариса измельчить. Стакан корней на 0,5 л спирта или водки настаивать в холодном темном месте 40 дней. Принимать 4 раза в день до еды. Чередовать настойку корня и ягод по 1/2 чайной ложки.

33. Натуральные ягоды барбариса.

Возможно применение ягод барбариса в небольших дозах для профилактики рака, задержки старения.

34. Настой листьев барбариса.

Настой листьев готовится из расчета 1 столовая ложка на стакан кипятка. Принимается по 1 столовой ложке 3 – 4 раза в день.

35. Настойка плодов барбариса.

Готовится настойка в соотношении 1 : 5 на 40-процентном спирте, принимается внутрь по 30 – 40 капель 2 – 3 раза в день в течение 2 – 3 недель.

Противопоказано употреблять препарат барбариса при беременности и в послеродовой период при задержке в матке оболочек и частей детского места. Побочные эффекты не установлены.

Барвинок малый – Vinca minor L.

Фармакологические свойства и применение в медицине

Алкалоиды барвинка малого понижают артериальное давление, оказывают противовоспалительное и кровоостанавливающее действие. Препараты барвинка применяются в медицине при гипертонической болезни, спазмах сосудов головного мозга, неврогенной тахикардии и других вегетоневрозах. В народной медицине применяются при различных кровотечениях, опухолях, аденоме предстательной железы, мигрени, кашле, анемии, поносе, сахарном диабете, импотенции, неврозах, и наружно – при мокнущей экземе, сыпях, кожном зуде, ангине, стоматите, зубной боли. Из травы барвинка малого изготавливают препараты винкапан и девинкан, которые применяются для лечения церебральной формы гипертонической болезни.

Лекарственное сырье

Используют траву, собранную во время цветения.

Лекарственные формы, рецепты

36. Отвар травы барвинка малого.

Для наружного применения готовится отвар из 1 столовой ложки травы на стакан кипятка, используется для обмывания ран, язв, дерматитов, сопровождающихся зудом.

37. Отвар травы барвинка малого (внутреннее).

1 столовую ложку травы варить 15 минут в 350 мл воды, настаивать 1 час, пить по 15 – 20 мл через каждые 2 часа.

38. Настойка травы барвинка малого.

10-процентная настойка на спирте, принимать по 30 – 40 капель 3 раза в день.

Внимание! РАСТЕНИЕ ЯДОВИТО!

Безвременник осенний – Colchicum autumnale L.

Фармакологические свойства и применение в медицине

Безвременник осенний – одно из древнейших растений, применяемых в медицине с лечебной целью, в частности при подагре, опухолях.

Алкалоид колхицин в виде мази используется при лечении рака кожи, а в виде таблеток – при лейкозе, раке пищевода, желудка. В виде растворов для инъекций вводится внутривенно.

В народной медицине безвременник применяется как сильное слабительное средство, мочегонное, потогонное, желчегонное, рвотное средство. Водный настой из безвременника назначали при желтухе, водянке, сердечной слабости.

Лекарственное сырье

Сырьем служат клубнелуковицы, собранные в период цветения безвременника осеннего. Сырье используют только в свежем виде.

Лекарственные формы, рецепты

39. Мазь из препаратов безвременника (колхициновая мазь 0,5 %).

Мазь содержит колхамина – 5 г, синтомицина – 5 г, тимола – 1,5 г, эмульгатора – 200 г, спирта этилового – 60 г, воды – 673 мл. Все взбалтывается. Получается желтоватая или белая с желтоватым оттенком масса консистенции густой сметаны со своеобразным запахом.

Помните: ПРИ ИСПОЛЬЗОВАНИИ НЕ СЛЕДУЕТ НАНОСИТЬ БОЛЕЕ 1,5 Г КОЛХИЦИНОВОЙ МАЗИ!

Примечание: РАСТЕНИЕ И ПРЕПАРАТЫ ИЗ НЕГО ТОКСИЧНЫ (!), СПОСОБНЫ КУМУЛИРОВАТЬСЯ.

Береза бородавчатая – Betula pendula Roth.

Фармакологические свойства и применение в медицине

Березовый сок необходимо употреблять всем больным со злокачественными опухолями, особенно это показано получающим химиотерапию или лучевое лечение. Березовый сок снимает

явления интоксикации, улучшает работу почек, печени, что способствует скорейшему выведению из организма вредных веществ, радионуклидов. Применение препаратов березы оказывает дезинфицирующее действие, способствует очищению крови, препятствует рассеянному тромбообразованию в венах, улучшает микроциркуляцию, препятствует метастазированию опухоли, обладает желчегонным, мочегонным, противовоспалительным и гипотензивным действием, улучшает работу всех органов и систем. Настойкой почек или молодых листьев орошают раны, смазывают пораженные места при раке кожи. Береза – излюбленное народное средство от многих болезней. Ее препараты применяют при заболеваниях почек, сахарном диабете, отеках, бронхите, камнях почек и желчного пузыря. Настой листьев – при легких формах холецистита, мочекислом диатезе, как общеукрепляющее средство. Кроме того, березовый сок способствует выведению из организма вредных веществ, помогает при сердечных отеках, используется как мочегонное средство, при нарушении обмена веществ, при высокой температуре. Наружно – при невралгических болях, миозитах, артритах, трофических язвах, пролежнях.

Лекарственное сырье

Почки, молодые листья, сок весеннего "плача", иногда используют кору.

Лекарственные формы, рецепты

40. Настой листьев.

2 чайные ложки на 200 мл кипятка настаивать 30 минут; охладить, профильтровать, добавить на кончике ножа питьевой соды, пить по 50 мл 3 – 4 раза в день перед едой.

41. Настойка почек.

Готовится в соотношении 1 : 5 с использованием 90-процентного спирта, пить по 1 чайной ложке на прием, 3 раза в день. Курс лечения 1 месяц.

42. Отвар почек.

10 г на 200 мл кипятка. Кипятят 10 минут. Настаивают 20 минут. Пьют с медом 2 раза в день по 1/2 стакана.

43. Березовый деготь.

Путем сухой перегонки из коры получают березовый деготь, обладающий обеззараживающими свойствами, противоопухолевой активностью. Народный рецепт применения дегтя при раковых заболеваниях: принимают, капая на белый хлеб, и запивают

молоком. Доза постепенно увеличивается – от одной капли до двадцати. Дозировка – в зависимости от индивидуальной переносимости организма. Противопоказания и побочные эффекты не установлены.

Березовый гриб, чага – Inonotus obliquus Pil.

Фармакологические свойства и применение

Чага обладает стимулирующим действием на центральную нервную систему, нервно-гуморальные системы организма, на процессы обмена веществ, повышая сопротивляемость организма и способствуя восстановлению угнетенных под влиянием болезни защитных механизмов. Препараты чаги используют как симптоматическое средство, улучшающее состояние больных с застарелыми онкологическими процессами, при лучевой лейкемии, для профилактики лучевой лейкопении при лучевой терапии, при язвенной болезни, гастритах. Чага издавна славилась в народной медицине как средство против раковых опухолей. Установлено, что препараты этого растения благоприятно влияют на больных раком: у большинства уменьшались или исчезали боли, прекращались тошнота, рвота, изжога. В медицине препараты чаги применяют как симптоматическое средство при гастритах, язвенной болезни, раке желудка, легких и других органов, особенно если больному не показаны лучевая терапия и хирургическое вмешательство.

Лекарственное сырье

С лечебной целью заготавливают гриб березовый, сбивая наросты топором. Преимущество отдают грибам, собранным ранней весной или осенью.

Лекарственные формы, рецепты

44. Настой гриба (чаги).

Гриб обмывают водой, замачивают в кипяченой воде так, чтобы тело гриба было покрыто водой, настаивают 4 – 5 часов. Размоченный гриб измельчают на терке и заливают подогретой до 50 С водой в соотношении 1 : 5, используя и ту воду, которая осталась от замачивания. После 48 часов настаивания осадок отцеживают и полученный настой разводят до первоначального объема. Настой сохраняется 4 дня. Пить по 3 стакана в сутки небольшими дозами за 30 минут до еды (доза для взрослых). При опухолях органов малого таза дополнительно назначают микро-

клизмы (50 – 100 мл) на ночь. Для больных, которым противопоказано большое количество жидкости, готовят настой двойной крепости (2 объемные части гриба на 5 частей воды).

45. Бефунгин.

Бефунгин – полугустой экстракт чаги. 2 чайные ложки разводят 150 мл воды и принимают по 1 столовой ложке 3 раза в день до еды. Лечение препаратами чаги проводят курсами по 3 – 5 месяцев с перерывом между ними 7 – 10 дней. Следует соблюдать диету, исключить из рациона острые и пряные приправы, копчености, колбасы, консервы, соблюдать молочно-растительную диету.

Вводить внутривенно глюкозу и пенициллин-3 (антагонист гриба) **запрещается!**

46. Пить мумие 0,2 г на 1 – 3 стакана воды,

бефунгин – 1/3 чайной ложки,

мед – 1 чайная ложк,.

Натощак утром – 3 дня.

47. Клизмы:

вода – 0,5 л,

мумие – 5 г,

бефунгин – 2 столовые ложки,

чистотел, сок – 1 чайная ложка.

Все это смешать и разделить пополам. После вечернего туалета ввести микроклизмой сначала 200 мл сразу, остальное через некоторое время и постараться удержать.

Болиголов пятнистый – Conium maculatum L.

Фармакологические свойства и применение в медицине

Траву болиголова в малых дозах используют в народной медицине как болеутоляющее, противосудорожное, противовоспалительное средство при лечении ревматизма, подагры, а также опухолей. Применяют при раке любой локализации как болеутоляющее и противосудорожное средство для лечения рака и фибромиомы матки, рака молочной железы, способствует рассасыванию доброкачественных опухолей. Сок листьев пьют в очень малых дозах при раке. Кроме того, в народной медицине используют для регуляции менструального цикла, при малокровии, судорожном кашле, сильных болях в желудке и кишечнике, при запорах, задержки мочи. Наружно используется при ревматизме и подагре.

Лекарственное сырье

Используют траву, собранную в начале цветения, и несозревшие семена вместе с зонтиком, цветы.

Лекарственные формы, рецепты

48. Настойка.

Берут по объему 2 части смеси листьев и семян на 4 части 90-процентного спирта. Принимать по две капли на 1 столовую ложку воды не более 5 раз в день. РАСТЕНИЕ ЯДОВИТО! При первых признаках отравления (сильная слабость, тошнота, рвота, понос, падение температуры тела) нужно немедленно вызвать врача и оказать первую помощь.

49. Настойка по рецепту В. Тищенко.

В трехлитровую бутыль налить 2 л 70-процентного спирта. Туда же высыпать литровую банку измельченных соцветий и листьев болиголова. Бутыль плотно закрыть полиэтиленом, поставить на 3 недели в темное, прохладное место, ежедневно взбалтывая. Спиртовую вытяжку процедить и поставить в холодильник. Принимать: утром в 8.00 натощак на полстакана воды 1 каплю настойки. На следующий день – 2 капли. Потом – 3 и так далее до 25 капель. На 25-й день выпить 25 капель. На 26-й день, начиная с 8.00 каждые 4 часа (8 – 12 – 16 – 20) принимать по 10 капель. В день получается 40 капель. Когда организм адаптируется к 40 каплям в день, дозу можно постепенно увеличить до 60 капель. Болиголов – сильный яд, его употребление возможно лишь с согласия врача и под его контролем.

Боярышник кроваво-красный – Crataegus sanquinea Pall.

Фармакологические свойства и применение в медицине

Боярышник понижает возбудимость центральной нервной системы, оказывает тонизирующее влияние на миокард, регулирует кровяное давление (повышенное – понижает, пониженное – повышает), устраняет тахикардию и аритмию, улучшает сон и общее состояние больных после лучевого и химиотерапевтического лечения. Цветы, листья, особенно плоды применяются при гипертонии; как сахаропонижающее – при сахарном диабете. Свежие плоды принимают по 50 – 100 г 3 –4 раза в день только на сытый желудок, после еды. При функциональных расстройствах сердечной мышцы уменьшает возбудимость миокарда, нормали-

зует ритм сердечной деятельности, снимает боль в сердце, уменьшает коронарное кровообращение, снижает количество холестерина в крови.

Лекарственное сырье

Плоды, цветы, листья.

Лекарственные формы, рецепты

50. Отвар плодов боярышника.

Берут 100 г на 500 мл воды, кипятят на медленном огне 30 минут. Принимать по 50 – 100 мл 3 раза в день. Курс лечения 2 недели.

51. Настой цветков и листьев боярышника.

Берут 1 столовую ложку цветков с листьями на стакан кипятка. Пьют после настаивания по четверти стакана 3 раза в день.

52. Настойка боярышника.

Готовится на 70-процентном этиловом спирте (на 1 л настойки – 100 г дробленых плодов боярышника), настаивается 2 недели. Принимать по 20 – 30 капель 3 – 4 раза в день до еды.

Будра плющевидная – Glechota Rederacea L.

Фармакологические свойства и применение в медицине

Препараты будры возбуждают аппетит, активизируют пищеварение, стимулируют общий обмен веществ, действуют как антисептическое, противовоспалительное, болеутоляющее, кровоостанавливающее средство, а также как отхаркивающее, потогонное, повышающее диурез средство. В народной медицине применяется при опухолях желчевыделительной системы, печени, раке легких. Настой травы внутрь принимают при заболеваниях органов дыхания (фарингиты, ларингиты, коклюш, хронические бронхиты, воспаления легких, бронхиальная астма), заболеваниях желчного пузыря, печени, селезенки, как вспомогательный способ при хронических заболеваниях в результате неправильного обмена веществ, как профилактическое средство при отравлениях свинцом. В терапевтических дозах не токсична, но при передозировке возможны слюнотечение, потливость, нарушения сердечного ритма.

Лекарственное сырье

Для приготовления лекарств берут траву будры, собранную во время цветения.

Лекарственные формы, рецепты

53. Настой для наружного применения.

Готовится настой из 1 столовой ложки травы на 200 мл кипятка. Применяется для компрессов, примочек, промываний.

54. Настой травы.

1 чайная ложка сухой травы на 200 мл кипятка, пить по 1/3 стакана 3 раза в день.

55. Ванны с отваром травы.

100 г сухой травы на 2 л кипятка. Кипятят 10 минут, настаивают 20 минут. Процеживают в ванну температурой 37 С.

Буквица лекарственная – Betonica officinalis L.

Фармакологические свойства и применение в медицине

Препараты буквицы обладают противовоспалительным, желчегонным, мочегонным, седативным, обезболивающим действием. В онкологии применяют как симптоматическое средство при различных новообразованиях. Препараты также применяются как кровоостанавливающее при фиброме матки, при повышенной кислотности желудка, бронхиальной астме, заболеваниях почек, подагре, холецистите, гипертонической болезни, атеросклерозе. При отеках – сок буквицы с медом, по 1 чайной ложке 3 раза в день.

Лекарственное сырье

Используют траву, собранную во время цветения.

Лекарственные формы, рецепты

56. Настой травы.

2 – 3 столовых ложки на стакан кипятка. Принимать по 1 столовой ложке 3 – 4 раза в день. Для наружного применения (для ванн) – 500 г травы на 5 л воды. На курс 10 – 12 ванн.

57. Порошок травы.

Принимать по 1 – 3 г 3 – 4 раза в день.

Брусника лекарственная – Vaccinium ritis-idaea L.

Фармакологические свойства и применение в медицине

Препараты брусники способны повышать диурез, снижать количество сахара в крови, действуют как антисептическое, вяжущее, желчегонное средство. В онкологии бруснику можно применять как симптоматическое средство при лечении рака кожи и опухолей желудка. Настой или отвар применяется при болезнях печени, пиелонефрите, цистите, почечнокаменной болезни, при

острых и хронических воспалительных процессах в мочевыводящей системе, при ночном недержании мочи, хронических запорах, подагре, остеохондрозе, легких формах сахарного диабета.

Лекарственное сырье

Используют листья и плоды.

Лекарственные формы и рецепты

58. Чай из листьев брусники.

2 столовые ложки сырья на 200 мл кипятка, кипятить на водяной бане 30 минут, процедить. Объем отвара довести кипяченой водой до 200 мл.

59. Настой плодов брусники.

1 столовую ложку плодов (свежих или сухих) заливают стаканом кипятка и настаивают 30 минут. Выпивают в один прием с медом, ягоды съедают.

Бузина черная – Sambucus nigra L.

Фармакологические свойства и применение в медицине

Обладает сильным мочегонным, потогонным и слабительным действием. Настой цветов является потогонным при простудах, применяется как мочегонное при заболеваниях почек и мочевого пузыря, при хронической почечной недостаточности. Настой цветов и листьев или отвар коры – при заболеваниях дыхательных путей, запорах, геморрое, как желчегонное, при подагре, артрите, анемии, ожирении, псориазе. Отвар коры и корней – при диабете, болезнях почек и отеках. Свежие ягоды употребляют при ревматизме, невралгиях, мастопатии.

Лекарственное сырье

Используют цветы, листья, кору, плоды, корни, ягоды.

Лекарственные формы, рецепты

60. Настой цветов и листьев.

1 столовая ложка на 200 мл кипятка, пить теплым по 1/2 - 1/3 стакана, 2 – 3 раза в день.

61. Отвар коры или корней.

10 г сухого сырья (мелкоизмельченного) на 200 мл кипятка. Пить по 1 столовой ложке 3 раза в день или на ночь, как слабительное, один раз.

62. Настой сушеных плодов.

1 столовая ложка на 200 мл кипятка, пить по 1/4 стакана 3 – 4 раза в день. При мастопатии ягоды просушить, смешать их с

сахаром в трехлитровой банке: слой сахара, слой бузины и так до верха. Потом поставить в холодильник на 6 – 7 суток. Процедить. Принимать утром и вечером по десертной ложке с интервалом в 12 часов. Утром – на голодный желудок, вечером – за час до еды. Степень излечения высокая.

Валериана лекарственная – Valeriana officinalis L.

Фармакологические свойства и применение в медицине

Препараты валерианы уменьшают возбудимость центральной нервной системы, обладают спазмолитическим действием, регулируют сердечную деятельность, снижают артериальное давление, успокаивают нервную систему. В Белоруссии валериану издавна применяли при раке. Входит в состав многих сборов, применение валерианы способствует снятию стрессового состояния больного, улучшению результатов лечения больных, получающих химиотерапию. При этом отмечается улучшение переносимости токсичных химиопрепаратов.

Лекарственное сырье

Корневища с корнями, собранные осенью после созревания плодов или ранней весной.

Лекарственные формы, рецепты

63. Настой корневищ с корнями.

2,5 столовые ложки на 200 мл кипятка. Пить по 2 – 3 столовые ложки 3 – 4 раза в день через 30 минут после еды.

64. Холодный настой измельченных корней.

2 чайные ложки на 1 стакан холодной воды, настаивать 12 часов, пить по1/2 стакана 3 раза в день.

65. Настойка корневищ валерианы.

Настойка готовится в соотношении 1 : 5 на 70-процентном спирте, принимать по 20 – 30 капель 3 – 4 раза в день.

66. Порошок корневищ с корнями.

По 1 – 3 г на прием.

Противопоказания: индивидуальная непереносимость:

Побочные эффекты: утомляемость, сонливость, иногда головокружение.

В аптеках продается настойка валерианы (1 : 5), приготовленная на 70-процентном спирте; экстракт валерианы густой, таблетки, покрытые оболочкой, корневища с корнями валерианы в упаковке по 100 г или в виде брикетов по 75 г.

Василек синий – Centaurea cyanus L.

Фармакологические свойства и применение в медицине

Цветки василька синего увеличивают диурез, желчеотделение, а также обладают антимикробным и противорадиационным действием.

В народной и официальной медицине отвар цветочных корзинок или краевых цветков василька синего используют как мочегонное, потогонное, кровоочистительное, кровоостанавливающее, противокашлевое средство.

Цветки в виде экстрактов или отваров используют при заболеваниях почек, мочевыводящих путей (нефрит, нефрозо-нефрит, цистит, уретрит), болезнях печени и желчных путей, а также как тонизирующее средство и горечь при нарушениях пищеварения.

Препараты василька синего применяют в период после оперативного или лучевого лечения больных с опухолевыми процессами.

Лекарственное сырье

Сырьем служат краевые воронкообразные цветки или цветочные корзинки.

Лекарственные формы, рецепты

67. Настой цветков василька синего.

1 чайную ложку сухих цветков заливают стаканом кипятка, настаивают 30 минут. Процеживают и пьют в течение 4 – 6 часов отдельными глотками (для мочегонного действия).

Василистник малый – Thalictrum minus L.

Фармакологические свойства и применение в медицине

Трава василистника малого используется как противораковое средство. Кроме того, в народной медицине растение применяется как болеутоляющее, мочегонное, седативное, гипотензивное, кровоостанавливающее, противовоспалительное и антисептическое средство. Настой травы успокаивает кашель, эффективен при болезнях печени, желчных путей, отеках различного происхождения, задержках мочеотделения, почечнокаменной болезни, кровотечениях, ревматизме, эпилепсии, бессоннице, для улучшения зрения.

Лекарственное сырье

Для медицинских целей траву заготавливают, срезанную во время цветения. РАСТЕНИЕ ЯДОВИТО! Хранится в герметической упаковке.

Лекарственные формы, рецепты

68. Настой травы василистника малого.

1 чайную ложку сырья заливают стаканом кипятка, настаивают 15 минут, процеживают. Принимают по трети стакана 2 – 3 раза в день. Курс лечения 1 месяц, после двухнедельного перерыва курс можно повторить.

Вахта трехлистная – Menyanthes trifoliata L.

Фармакологические свойства и применение в медицине

Настой листьев вахты трехлистной обладает стимулирующим действием на кроветворение, также тонизирующим, желчегонным, послабляющим, противосудорожным, обезболивающим, антисептическим, ранозаживляющим действием.

Лечебное применение вахты известно с древних времен, еще со времен Теофраста.

Настой листьев вахты трехлистной назначают для возбуждения аппетита, усиления желудочной секреции и улучшения пищеварения, а также как желчегонное при заболеваниях печени и желчных путей. Вахта входит в состав горькой настойки, аппетитных, успокоительных, слабительных, мочегонных и желчегонных чаев и сборов. В составе горьких настоек вахту применяют в смеси с одуванчиком, золототысячником, а в составе желчегонных чаев чаще всего сочетается с бессмертником, мятой, кориандром.

В народной фитотерапии вахту используют как средство, усиливающее пищеварение и аппетит, применяют также после перенесенных тяжелых заболеваний, при хронических гастроэнтеритах, метеоризме, дизентерии, цинге. Листья вахты используют также как жаропонижающее и глистогонное средство, при отеках, малокровии, при ревматизме, как успокоительное.

Лекарственное сырье

В качестве лекарственного сырья используют листья вахты трехлистной, высушенные в тени или в проветриваемом помещении.

Лекарственные формы, рецепты

69. Настой листьев вахты трехлистной.

Берут 10 г сухих листьев и заливают стаканом кипятка. Настаивают 30 минут, процеживают. Пьют по 1 столовой ложке 3 раза в день перед едой (для повышения аппетита).

Вереск обыкновенный – Calluna vulgaris L.

Фармакологические свойства и применение в медицине

Препараты вереска обыкновенного имеют мочегонное, потогонное, вяжущее, противовоспалительное и дезинфицирующее действие, активизируют выделительную функцию желудочных желез, а в больших дозах действуют наркотически. Водный настой травы употребляют при цистите, простатите, камнях почек, при подагре, полиартрите, ревматизме, экземе, аллергии, для заживления ран.

Настой из цветков вереска оказывает мягкое снотворное действие при опухолевых заболеваниях, что и используется в клинической практике.

Лекарственное сырье

Используется надземная часть растений, собранных в период цветения, высушенная на чердаке или в тени.

Лекарственные формы, рецепты

70. Отвар травы с цветками вереска обыкновенного.

2 чайные ложки сухой измельченной травы с цветками вереска обыкновенного заливают 2 стаканами кипятка, кипятят 5 минут, настаивают 20 минут, процеживают. Принимают по полстакана 3 раза в день в промежутках между приемами пищи.

71. Примочки из отвара травы вереска с цветками.

Готовят так же, как и в предыдущем рецепте.

Используют наружно как примочки на опухолевые раны, места аллергических высыпаний.

Вероника лекарственная – Veronica officinalis L.

Фармакологические свойства и применение в медицине

Препараты вероники лекарственной проявляют обезболивающее, противоспазматическое и противовоспалительное действие, а также действуют кровоостанавливающе, антитоксически, очищающе, отхаркивающе и ранозаживляюще.

В народной медицине вероника лекарственная применяется при простудных заболеваниях, кашле, ангине, астме, бронхите, снижении аппетита, раковых заболеваниях, язвенной болезни желудка, поносах, болезнях печени, почек, бессоннице, нервном истощении, различных заболеваниях кожи.

Лекарственное сырье

С лечебной целью используют траву, собранную во время цветения растений.

Лекарственные формы, рецепты

72. Настой травы вероники лекарственной.

Берут 10 г сухого измельченного сырья, заливают стаканом кипятка и настаивают 20 минут. Процеживают и принимают по полстакана 3 раза в день за 1 час до еды. Курс лечения до 1 месяца.

73. Настой травы вероники лекарственной и фиалки трехцветной.

Равные части сухой травы вероники лекарственной и фиалки трехцветной смешивают. Берут 1 столовую ложку смеси, заливают стаканом кипятка, настаивают 20 минут, процеживают и принимают с медом в теплом виде, 3 – 4 стакана в день. Используют при гнойничковых процессах, раковой или иной интоксикациях.

Курс лечения до месяца. После двухнедельного перерыва курс повторяют.

Виноград культурный – Vitis vinifera L.

Фармакологические свойства и применение в медицине

Плоды используют в народной и научной медицине. Они разносторонне действуют на организм как общеукрепляющее, мочегонное, слабительное, желчегонное средство. Повышается аппетит, улучшается кровообращение, снижается кровяное давление, уменьшается кислотность желудочного сока. В народной медицине спелый виноград, особенно черный применяется при малокровии, как общеукрепляющее для слабых, истощенных. В таджикской медицине черный крупный виноград кишмиш используют при лечении различных новообразований. Молодые листья и веточки – при гипертонии, сахарном диабете. Весной слеза винограда – лекарство, которое дробит камни, применяется также при кровоподтеках, лишаях. Листья лозы с ячменным толокном прикладывают при опухоли глаза. Сок – вяжущее, растворяющее; предупреждает образование камней в почках. Для этого свежие или сухие (в мае) листья готовят следующим образом: 1 столовую ложку (10 – 15 г) заливают 1 стаканом воды, кипятят 15 минут. Пить по 0,5 стакана 3 – 4 раза в день.

Лекарственное сырье

Все растение. Спелые ягоды и листья. По одним источникам листья заготавливают в мае, по другим – октябре, причем, преимущество отдают листьям, которые при отмирании приобретают красный цвет.

Лекарственные формы, рецепты

74. Настой из молодых листьев и веток.

1 : 10 – при гипертонии. 4 столовые ложки (40 – 50 г) листьев винограда заварить как чай 0,5 л воды, кипятить на малом огне 10 – 15 минут, пить по 0,5 стакана 3 – 4 раза в день перед едой.

75. Сок виноградный.

Принимают по стакану 3 раза в день в промежутках между приемами пищи.

Противопоказания. Употребление плодов противопоказано при сахарном диабете, ожирении, язвенной болезни, сердечной недостаточности с отеками и гипертонией, при колите.

Воронец колосовидный – Actaea spicata L.

Фармакологические свойства и применение в медицине

Препараты из травы и ягод воронца колосовидного используют для лечения рака желудка. Кроме того, они оказывают гипотензивное, седативное и противомалярийное действие. В народной медицине корни растения используют для лечения ревматизма, тиреотоксикоза, астмы, малярии, при укусах ядовитых змей.Растение используется в гомеопатии.

Лекарственное сырье

С лекарственной целью используют корни, надземную часть и плоды.

Лекарственные формы, рецепты

РАСТЕНИЕ (ОСОБЕННО ПЛОДЫ!) – ЯДОВИТО!

Примечание: ИСПОЛЬЗОВАТЬ В САМОЛЕЧЕНИИ НЕ РЕКОМЕНДУЕТСЯ!

Следует использовать гомеопатические средства на основе воронца колосовидного.

Вьюнок полевой – Convolvulus arvensis L.

Фармакологические свойства и применение в медицине

Препараты вьюнка обладают слабительными, кровоостанавливающими, анестезирующими и противовоспалительными свойствами. Фармакологическими исследованиями подтверждается также их гипотензивная активность. Траву или сок травы используют при катарах дыхательных путей, ларингитах, бронхитах, бронхиальной астме, туберкулезе легких, гастритах, бо-

лезнях печени, белях, сыпи и др. Свежую траву, сок или порошок травы используют как болеутоляющее и кровоостанавливающее средство. Экспериментально установлено противоопухолевое действие вьюнка полевого (Грибель и др., 1983 г.).

РАСТЕНИЕ ЯДОВИТО!

Лекарственное сырье

В народной медицине используют свежую траву, заготовленную во время цветения (считается, что в сухом виде трава теряет свои качества). В болгарской медицине траву сушат.

Лекарственные формы, рецепты

76. Настойка свежей травы или цветов.

В соотношении 1 : 5 на 70-процентном спирте. Принимать по половине или целой чайной ложке в день.

77. Настой свежей травы.

1 столовая ложка на стакан кипятка, принимать по полстакана в день в несколько приемов.

78. Настой сухой травы.

1 столовая ложка на 400 мл кипятка, настаивать 1 час, принимать по 1/4 стакана трижды в день.

79. Настойка.

Для наружного применения 1 столовую ложку настойки свежей травы (2 части травы на 4 части 70-процентного спирта, настаивать 15 дней) разводят в половине стакана кипятка и используют для компрессов, обмывания ран, спринцеваний.

Герань кроваво-красная – Geranium sanquineum L.

Фармакологические свойства и применение в медицине

Корневища и трава используются как кровоостанавливающее средство при маточных и геморроидальных кровотечениях, как успокаивающее центральную нервную систему, при бессоннице, оказывают мочегонное и желчегонное действие. Отвар корневищ с корнями используется как противоопухолевое средство. Настой травы в виде полосканий – при воспалительных процессах слизистой оболочки верхних дыхательных путей.

Лекарственное сырье

Используют траву и корни. Траву заготавливают во время цветения, корни – осенью, после созревания семян.

Лекарственные формы, рецепты

80. Настой травы.

1 чайная ложка на 200 мл холодной воды, довести до кипения, настоять в закрытой посуде 2 часа, пить по 1 столовой ложке через каждые 2 часа. Настой травы применяется также для полоскания.

81. Настой корневищ.

2 чайные ложки на 2 стакана холодной воды, настаивать 8 часов – для компрессов при аллергических дерматитах.

82. Отвар корневищ.

2 столовые ложки на 1 л кипятка, кипятить 10 минут, процедить. Принимать по 1/4 стакана 3 раза в день после еды.

Гравилат городской – Geum urbanum L.

Фармакологические свойства и применение в медицине

Растение используется как противовоспалительное, отхаркивающее; противорвотное, желчегонное, обезболивающее, кровоостанавливающее, ранозаживляющее средство.

Препараты корневища с корнями гравилата городского используют в народной медицине при гастритах, метеоризме, поносах, кишечных коликах, болезнях печени и желчного пузыря, при кашле с интенсивным выделением мокроты, астме, ночных потоотделениях, истощении.

Настои травы оказывают более слабое действие, используются при поносах, лихорадке, как успокаивающее средство.

Молодые листья растения используются в витаминных салатах.

Лекарственное сырье

Для лекарственных целей используется трава, заготовленная во время цветения растения, а также корни, выкопанные после созревания семян.

Лекарственные формы, рецепты

83. Настой травы гравилата городского.

1 чайную ложку измельченного сырья заливают стаканом кипятка и настаивают 10 минут, процеживают. Принимают по 1 – 2 стакана в день глотками. Курс лечения 3 недели. После недельного перерыва курс можно повторить.

84. Отвар корней гравилата городского.

1 чайную ложку измельченных корней заливают стаканом кипятка, кипятят 10 минут, настаивают 20 минут, процеживают.

Пьют по1 – 2 стакана в день глотками. Курс лечения 3 недели. После недельного перерыва курс повторяют.

Гранат обыкновенный – Punica granatum L.

Фармакологические свойства и применение в медицине

Гранат обладает противовоспалительным, ранозаживляющим действием, стимулирует кроветворение. Может применяться в комплексе с препаратами железа, соком алоэ как восстанавливающее нормальные показатель крови у больных получающих лучевую терапию, химиотерапию. Снижает постлучевую реакцию в виде поносов, желудочно-кишечных кровотечений. Укрепляет стенки сосудов. Может применяться при лечении болезней сердца, печени, сахарном диабете, злокачественной анемии, болезнях полости рта, болезнях селезенки. Гранатовые семена с медом в виде мази – при злокачественных опухолях, язвах.

Лекарственное сырье

Все растение, кожура, корни, молодые ветки, семена, цветы.

Лекарственные формы, рецепты

85. Настой.

1 чайная ложка корок плодов или цветов на 1 стакан кипятка, настаивать 2 часа. Пить по 1 столовой ложке 3 раза в день.

86. Сок граната.

Сок пить по 1/4 стакана 4 раза в день за 20 минут до еды. Кислый сок сварить, смешать с медом, применять при злокачественных опухолях, язвах.

87. Отвар кожуры.

1 столовую ложку кожуры заливают стаканом кипятка, кипятят 10 минут, настаивают 30 минут. Процеживают и выпивают в 1 – 2 приема (при постлучевом энтероколите (поносе).

Гречиха посевная – Polygonum fagopyrum L.

Фармакологические свойства и применение в медицине

Гречневая крупа – ценный диетический продукт. В народной медицине цветущие побеги рекомендуются при лейкозах, раке крови, кашле.

Лекарственное сырье

С лечебной целью используют семена и траву (цветки вместе с верхними листочками).

Лекарственные формы, рецепты

88. Настои из цветков и травы.

40 г цветов на 1 л кипятка, пить по 1 стакану 4 –5 раз в день.

1 стакан травы на 1 л кипятка, пить без ограничения.

Горечавка желтая – Gentiana lutea L.

Фармакологические свойства и применение в медицине

Препараты горечавки желтой улучшают функциональную деятельность органов пищеварения, стимулируя аппетит, секрецию желудка, имеют противовоспалительные и антисептические свойства, оказывают желчегонное действие, усиливают сердечные сокращения. Важна эффективность препаратов травы горечавки желтой как общеукрепляющего средства для выздоравливающих больных.

В народной медицине горечавку желтую употребляют для общего укрепления организма, при анемии, цинге, артритах, болезнях селезенки, желтухе, заболеваниях печени, запорах, как средство, способствующее долголетию.

Лекарственное сырье

Для приготовления лекарств используют корни горечавки желтой, собранные осенью.

Лекарственные формы рецепты

89. Отвар корней горечавки желтой.

1 столовую ложку сухого измельченного сырья заливают стаканом кипятка. Кипятят 10 минут, настаивают 20 минут, процеживают. Принимают по 1 столовой ложке 3 раза в день за 30 минут до еды.

Курс лечения до месяца. После перерыва в две недели курс можно повторить.

90. Настой корней горечавки желтой.

Половину чайной ложки сухих измельченных корней заливают 400 мл холодной кипяченой воды и настаивают 8 часов, процеживают. Принимают по полстакана 3 – 4 раза в день за 30 минут до еды.

Горец змеиный (раковые шейки) – Polygonum bistorta L.

Фармакологические свойства и применение в медицине

Препараты горца змеиного оказывают противовоспалительное, вяжущее, антибактериальное, кровоостанавливающее, успокаивающее действие. Есть сведения, что дубильные вещества

горца змеиного имеют противоопухолевые свойства. В народной медицине используются при язвенной болезни желудка и двенадцатиперстной кишки, поносах, дизентерии, камнях в желчном и мочевом пузыре. Для спринцеваний – при белях, а также для лечения экземы, застарелых ран, фурункулов.

Лекарственное сырье

С лечебной целью используют корневища, заготовленные сразу после цветения.

Лекарственные формы, рецепты

91. Порошок корневищ.

Принимают по 0,5 – 1 г трижды в день при поносах, дизентерии.

92. Отвар корневищ.

20 г на 200 мл кипятка, пить по 1 столовой ложке 3 – 4 раза в день.

93. Отвар корней горца змеиного.

Для наружного использования готовится отвар корней: 20 г на 1 л кипятка, применяется для примочек, промываний, спринцеваний.

Примечание: при длительном употреблении препаратов этого растения могут возникнуть запоры.

Горец перечный (водяной перец) – Polygonum hydropiper L.

Фармакологические свойства и применение в медицине

Препараты горца перечного обладают кровоостанавливающим, противовоспалительным, успокоительным, обезболивающим действием. Корни могут применяться при пониженной кислотности, импотенции. Водные, спиртовые настойки – при различных кровотечениях, золотухе, сыпи, для рассасывания опухолей, ушибов. Отвары травы – при маточных и внутренних кровотечениях, раке желудка, язвенной болезни. Препараты из травы водяного перца повышают свертываемость крови, снижают проницаемость кровеносных капилляров, усиливают сокращения матки, обладают мочегонным и обезболивающим действием. Из листьев водяного перца выделен альдегид, который в эксперименте проявил цитотоксическую (противоопухолевую) активность. В медицине используют жидкий экстракт водяного перца как кровоостанавливающее при внутренних кровотечениях (легочных, маточных, геморроидальных), при фибромиомах и хронических воспалительных процессах в матке. В народной медицине применяют при раке желудка.

Лекарственное сырье

Используют траву, собранную в начале цветения.

Лекарственные формы, рецепты

94. Настой травы.

20 г, или 2 столовые ложки, на 200 мл кипятка, пить по 1/3 стакана 3 – 4 раза в день.

95. Настойка травы.

Готовится в соотношении 1 : 4 на водке, пить по 30 – 40 капель, 3 – 4 раза в день.

96. Порошок высушенной травы.

Принимается по 1 г 2 – 3 раза в день.

97. Сок.

Наружно свежий сок травы применяется для смазывания язвы голени.

98. Отвар травы.

Отвар для наружного использования: 50 г на 400 мл кипятка, применяется для обмываний пораженных частей тела.

99. Настой травы.

Сколько поместится в руке свежей или сухой травы на 2 л кипятка, кипятить 15 минут, настаивать 20 минут, используется для сидячих ванн длительностью 15 минут при геморрое.

Противопоказания. Препараты горца противопоказаны при гломерулонефрите.

Горец птичий (спорыш) – Polygonum aviculare L.

Фармакологические свойства и применение в медицине

Препараты спорыша уменьшают проницаемость стенок сосудов, препятствуют возникновению мочевых камней, повышают диурез, снижают артериальное давление, усиливают сокращения матки, проявляют антитоксическое действие, обладают антимикробными, противовоспалительными и вяжущими свойствами. Принимают их при хронических заболеваниях мочевых путей, при появлении в моче большого количества минеральных солей, особенно солей щавелевой кислоты, а также при гастроэнтеритах, недостаточной функции печени, интоксикации, в начальных стадиях почечнокаменной болезни, в послеоперационный период после удаления мочевых камней, при мочекислом диатезе, угрях, фурункулах. В гинекологии – для ускорения послеродовой инволюции матки, при маточных кровотечениях в

послеабортный период, при фибромиоме матки, особенно при вторичной железодефицитной анемии, связанной с длительным маточным кровотечением. Используется также при отеках различного происхождения, малярии и как общеукрепляющее, тонизирующее средство при нервном истощении, общей слабости после тяжелых болезней и слабости в пожилом возрасте. Наружно: ошпаренную траву прикладывают к заднему проходу при выпадении прямой кишки и геморроидальных шишках.

Лекарственное сырье

Трава спорыша.

Лекарственные формы, рецепты

100. Настой травы.

3 столовые ложки сырья на 300 мл кипятка. Принимать по 1/3 стакана 2 – 3 раза в день до еды.

101. Наружно.

Лечебно-профилактические ванны, особенно для детей. Действует как общеукрепляющее, стимулирующее обмен веществ средство.

Горец почечуйный (сорочьи лапки) – Polygonum persicaria L.

Фармакологические свойства и применение в медицине

В народной медицине препараты горца почечуйного применяют для лечения различных опухолей, в том числе и рака желудка. Они обладают кровоостанавливающим, мочегонным, слабительным эффектом, что позволяет проводить лечение рака мочевого пузыря, почек, мочеточников перед операцией. Они могут применяться при симптоматическом лечении запущенных форм рака желудка, мочевыводящей системы. Настой применяется также при маточных кровотечениях на почве атонии матки, при воспалительных процессах матки, при обильных менструациях и геморроидальных кровотечениях, атонических и спастических колитах, для лечения длительно не заживающих ран и язв.

Лекарственное сырье

Для приготовления лекарств берут траву, собранную во время цветения.

Лекарственные формы, рецепты

102. Настой травы.

2 столовые ложки на 200 мл кипятка, пить по 1 столовой ложке 3 раза в день.

103. Настойка.

15 г травы на 200 мл водки, пить по 30 – 40 капель 2 раза в день.

104. Настой травы.

10 г измельченной травы залить 1 стаканом кипятка в термосе. Пить по 1 столовой ложке 3 раза в день.

Противопоказания. Беременность.

Груша обыкновенная (дикая груша) – Pyrus communis L.

Фармакологические свойства и применение в медицине

Листья, сок груши обладают антибактериальным, ранозаживляющим, противовирусным действием. Отвар сушеных груш купирует приступы кашля при раке легких, бронхов, различных заболеваниях дыхательных путей. Помимо этого, груша обладает выраженным антибактериальным, мочегонным действием и может с успехом применяться при различных заболеваниях мочевыводящей системы.

Лекарственное сырье

Плоды, листья, сок.

Лекарственные формы, рецепты

Употребляют груши свежими, сушеными, вареными. Перерабатывают на сок, повидло, квас.

105. Настой листьев.

20 г на 200 мл кипятка, пить по 1/2 стакана 3 раза в день.

Девясил высокий – Inula helenium L.

Фармакологические свойства и применение в медицине

Препараты девясила повышают аппетит, улучшают обмен веществ, облегчают отхаркивание и отхождение мокроты, обладают противоязвенной, желчегонной, противовоспалительной, антимикробной и противолучевой активностью. Применяются при раке легких, воспалительных заболеваниях органов дыхания, а также в качестве общеукрепляющего, повышающего иммунитет средства при раке любой локализации. Способствуют всем видам традиционного лечения рака. Кроме того, девясил используют как желудочно-кишечное, отхаркивающее, противовоспалительное средство при гастроэнтероколите, бронхите, заболеваниях печени, почек, туберкулезе легких.

Лекарственное сырье

Используют корневища и корни, собранные осенью или весной.

Лекарственные формы, рецепты

106. Отвар корневищ и корней.

1 столовая ложка на 200 мл кипятка, принимать по 1/2 стакана теплым 2 – 3 раза в день за час до еды.

107. Девясиловое вино.

100 г корней на 1 л красного вина, настаивать 8 дней, процедить. Пить по 1/4 стакана перед едой как общеукрепляющее, повышающее аппетит средство.

108. Настойка.

Готовится на 70-процентном спирте в соотношении 1 : 4, пить по 25 капель 3 раза в день до еды.

Донник лекарственный – Melilotus officinale Desr.

Фармакологические свойства и применение в медицине

В старых книгах по лечению травами указывалось, что донник применяли как отхаркивающее, седативное, болеутоляющее средство. Он улучшает кровообращение, уменьшает отеки. У больных лейкопенией вследствие лучевой терапии вызывает увеличение количества лейкоцитов, главным образом за счет гранулоцитов и в меньшей степени лимфоцитов. Может применяться наружно в виде компрессов для размягчения и рассасывания отверделостей, абсцессов, фурункулов. Помогает при опухоли уха. Сваренный с бобовой мукой и розовым маслом рассасывает уплотнения женской груди, а также опухоли. Сваренный с виноградным соком помогает при опухолях печени и яичек. Он помогает при всех видах плотных опухолей и болезнях костей.

Лекарственное сырье

Используют траву, собранную во время цветения.

Лекарственные формы, рецепты

109. Настой травы.

2 столовые ложки травы на 200 мл кипятка, принимать по 1/2 - 1/3 стакана 2 – 3 раза в день.

110. Настой травы.

1 столовая ложка на 300 мл кипятка, настаивать 2 часа, пить теплым по полстакана 3 раза в день.

111. Настой цветов на растительном масле.

Готовится в соотношении 1 : 10, применятся для ускорения “созревания” фурункулов.

112. Ванны.

20 г на 1 л воды. Настаивают 2 часа и добавляют настой в ванну температурой 37 С.

Противопоказания. Беременность, заболевания почек.

Примечание. Превышение дозы влечет за собой отравление с тошнотой, рвотой, головной болью, кровоточивостью десен. Желательно применять донник только в сборах.

Дуб обыкновенный – Quercus robur L.

Фармакологические свойства и применение в медицине

Из-за большого содержания дубильных веществ отвар дуба оказывает сильное противовоспалительное и вяжущее действие. Назначают при острых и хронических энтероколитах, сопровождающихся поносами, а также при различных кровотечениях. В гомеопатии препараты дуба применяются при опухолях селезенки и печени, а также как противовоспалительное, вяжущее средство при заболеваниях слизистой оболочки рта, глотки, гортани, гингивите, парадонтозе, флюсе, желудочных кровотечениях, поносе, заболеваниях печени, селезенки, выпадении прямой кишки, заболеваниях лимфатических узлов, заболеваниях кожи (трещины, ожоги и т. д.), при отравлении грибами и солями меди, свинца и олова. В гинекологической практике – для спринцеваний. Примочки – при кожных заболеваниях, пролежнях, трещинах анального отверстия (клизмы, свечи). Больные гипертонией, вдыхающие аромат дубовых листьев, через 20 минут засыпают, у них снижается артериальное давление. Настои и отвар применяют при рахите, анемии, сахарном диабете.

Лекарственное сырье

Кора молодых веток, тонких стволов, желуди, галлы.

Лекарственные формы, рецепты

113. Настой коры.

1 чайная ложка на 400 мл холодной кипяченой воды, настаивать 6 – 8 часов, принимать по 2 –3 столовые ложки 3 – 4 раза в день. А также при отравлениях: 1 столовая ложка на 200 мл кипятка, кипятить 1 минуту, настаивать 10 минут, пить по 2 стакана в день.

114. Отвар коры дуба.

Для наружного использования готовится отвар: 20 г коры на 200 мл кипятка; применяется для полосканий, спринцеваний.

Душица обыкновенная – Origanum vulgare L.

Фармакологические свойства и применение в медицине

Душица оказывает выраженное гемостимулирующее действие. Возможно широкое применение в онкологии при заболеваниях крови, постлучевых осложнениях, при анемиях после кровотечений. Она обладает иммуностимулирующим действием. Употребление препаратов душицы оказывает благотворное влияние при лечении различных болезней, в том числе рака. Душица успокоительно действует на центральную нервную систему, усиливает перистальтику и тонус кишечника, стимулирует секрецию желчи, повышает диурез, регулирует менструальный цикл, оказывает желчегонное, мочегонное, отхаркивающее, антисептическое, противовоспалительное, болеутоляющее действие. Ее препараты показаны при остром и хроническом бронхите, коклюше, пониженном аппетите, при дискинезии желчевыводящих путей, холецистите, нефрите, запоре, при повышенной нервной и половой возбудимости, бессоннице, угнетенном состоянии, раке любой локализации.

Лекарственное сырье

Используют траву, собранную во время цветения, срезая верхушки длиной 20 – 30 см.

Лекарственные формы, рецепты

115. Настой травы.

10 г, или 2 столовые ложки, на 200 мл кипятка, пить теплым по полстакана 2 раза в день за 15 минут до еды.

116. Настой травы.

10 г на 200 мл кипятка, применяется для компрессов, обмываний, спринцеваний. Настой для ванн: 50 г сырья на 10 л кипятка.

117. Спиртовая настойка.

Готовится из расчета 10 г травы на 150 мл этилового спирта, настаивают 7 – 10 дней в темном месте при комнатной температуре. Принимают по 30 – 40 капель 3 – 4 раза в день.

Противопоказания. Беременность.

Примечание. Брикеты травы душицы по 75 г, разделенные на 10 долек по 7,5 г, продаются в аптеке.

Дымянка лекарственная – Fumaria officinalis L.

Фармакологические свойства и применение в медицине

Растению присуще желчегонное, мочегонное и спазмолитическое действие. Препараты из дымянки лекарственной оказывают тонизирующее действие, улучшают пищеварение, обмен веществ, функции печени.

В народной медицине настой дымянки лекарственной применяют при ипохондрии и истерии. Сок растения применяют при поражениях кожи, в том числе и опухолевой природы.

Лекарственное сырье

С лекарственной целью используют траву, собранную в период цветения.

Лекарственные формы, рецепты

118. Настой травы дымянки лекарственной.

2 чайные ложки сухого измельченного сырья заливают стаканом кипятка, настаивают 20 минут, процеживают и принимают по 2 столовые ложки 3 – 4 раза в день до еды, как желчегонное средство.

119. Настой свежей травы дымянки лекарственной.

1 столовую ложку измельченной травы дымянки лекарственной заливают стаканом кипятка, настаивают 20 минут, процеживают. Принимают по 1 столовой ложке 3 – 4 раза в день перед едой для повышения аппетита, улучшения деятельности желудочно-кишечного тракта.

Ежевика сизая – Rubus caesius L.

Фармакологические свойства и применение в медицине

Как лечебное средство ежевика известна со времен Диоскорида, более, чем две тысячи лет назад прописывавшего больным отвар из листьев ежевики как противовоспалительное средство при заболеваниях полости рта и десен. Компрессы из распаренных и свежих листьев ежевики использовались при ряде кожных заболеваний. Кашица из листьев ежевики накладывается при кожном раке.

Ежевику применяют при нарушениях нервной системы, при неврозах, рассеянном склерозе, гипертонии, заболеваниях желудка, при сахарном диабете и ангине.

Чай из листьев ежевики сизой обладает потогонным, мочегонным, кровоостанавливающим действием. Длительный прием

чая из ежевики значительно улучшает обмен веществ при сахарном диабете, усиливает аппетит, обладает легким бактерицидным действием.

Плоды ежевики стимулируют кроветворение и весьма полезны при малокровии, лейкопении. Их целесообразно использовать в период после хирургического лечения опухолей, после облучения, в период химиотерапии опухолей.

Лекарственное сырье

Для лекарственного применения в течение всего лета собирают листья со стеблями и ягодами, осенью выкапывают корни.

Лекарственные формы, рецепты

120. Сок из ягод ежевики свежей.

Ягоды ополаскивают, протирают, сок отжимают, смешивают с сиропом. Пьют свежим или консервируют пастеризацией.

121. Чай из листьев ежевики сизой.

Молодые листья ежевики подвяливают на воздухе, затем досушивают в духовом шкафу при температуре 40 С. Мелко нарезают и хранят в закрытых бумажных пакетах. Заваривают как чай. Пьют с сахаром или медом.

Зверобой продырявленный – Hypericum perforatum L.

Фармакологические свойства и применение в медицине

Биологическая активность растения определяется высоким содержанием каротина, смол, антоцианов, катехинов, Р-витаминной активностью, а также высоким содержанием меди, серебра, цинка, марганца.

Настой и экстракт зверобоя улучшают деятельность сердца, суживают сосуды, повышают кровяное давление, действуют мочегонно. Масляный экстракт зверобоя оказывает ранозаживляющее и противовоспалительное действие.

Зверобой имеет лекарственное применение с глубокой древности. Официальная медицина использует зверобой в виде препаратов (настой, настойка, экстракт, препараты иманин и новоиманин) для возбуждения аппетита, при колитах, воспалении почек, а также как успокаивающее средство.

“Как без муки нельзя испечь хлеб, так и без зверобоя нельзя лечить многие болезни людей и животных”, – считают народные лекари.

В народной медицине зверобой применяют обычно в сборах при гриппе, ангине, ревматизме, золотухе, головных болях, болезнях печени и кишечника, ночном недержании мочи, опухолевых заболеваниях желудочно-кишечного тракта. Зверобойное масло используют при раке гортани.

Лекарственное сырье

Для лекарственных целей используют траву зверобоя с цветками, собранную и высушенную в период цветения. Собираются цветущие верхушки растения (15 см).

Лекарственные формы, рецепты

122. Настой травы с цветками зверобоя продырявленного.

Берут 10 г сухого сырья и заливают стаканом кипятка, настаивают 30 минут. Процеживают и принимают по 1 столовой ложке 3 раза в день после еды, а также используют в виде примочек при жирной себорее и угрях.

123. Зверобойное масло.

Берут 50 г свежих цветков зверобоя и заливают 500 мл кипящего подсолнечного масла. Настаивают в темном месте не менее 2 недель. Полученное масло имеет красный цвет. Используют при эрозивных и язвенных процессах в желудке и двенадцатиперстной кишке, язвах полости рта. Применяют для лечения гнойных ран и на опухолевых язв.

124. Настойка травы зверобоя продырявленного.

Берут 10 г свежей измельченной травы зверобоя и заливают 90 мл 70-процентного спирта. Настаивают в темном месте 2 недели, сцеживают. Используют для смазывания десен, для полоскания рта при воспалительных и опухолевых процессах в полости рта.

125. Отвар травы зверобоя продырявленного.

1 столовую ложку измельченной сухой травы зверобоя продырявленного заливают стаканом кипятка и кипятят 10 минут, затем настаивают 30 минут, процеживают. Принимают по трети стакана с медом 3 раза в день за 30 минут до еды или через час после еды при заболеваниях кишечника и печени.

Курс лечения не более месяца. После перерыва в 2 недели курс можно повторить.

Примечание. Длительные курсы лечения препаратами зверобоя могут приводить к импотенции у мужчин и к гирсутизму у женщин!

Земляника лесная – Fragaria vesca L.

Фармакологические свойства и применение в медицине

Препараты из земляники лесной обладают антибактериальной и противогрибковой активностью. Настои травы земляники лесной обладают хорошо выраженной антистафилококковой активностью, особенно приготовленные из цветущего растения.

Земляника считается одной из лучших целебных ягод, которая известна с древнейших времен многим народам. Плоды земляники эффективны при подагре, при их употреблении уменьшаются или вовсе ликвидируются подагрические отложения в суставах.

Земляника используется как диетическое средство при заболеваниях почек, сердца, печени, при анемии и как источник витамина С и микроэлементов. Ягоду назначают для регуляции деятельности кишечника, при воспалительных заболеваниях желудка, кишечника, желчевыводящих путей.

В больших количествах земляника обладает антитиреоидным действием, снижая усвоение йода щитовидной железой.

Настой из листьев земляники обладает мочегонным действием, применяется для лечения подагры, диареи, при ночных потах, а также при почечнокаменной болезни, анемии, гипертонии, атеросклерозе, желчнокаменной болезни, бронхиальной астме, бессоннице, простудных заболеваниях.

В народной медицине отвар листьев земляники лесной рекомендуют пить при лечении рака гортани.

Лекарственное сырье

Для лекарственных целей используют все растение: листья с плодами и цветками, корни.

Лекарственные формы, рецепты

126. Настой листьев и плодов земляники лесной.

1 столовую ложку сырья заливают стаканом кипятка, настаивают 20 минут и пьют как чай по 1 стакану 3 раза в день.

127. Пюре из плодов земляники лесной.

Свежие плоды земляники лесной разминают деревянным пестиком. Употребляют натощак 4 – 6 ложек со сливками или сметаной.

Противопоказания. Препараты и плоды земляники противопоказаны при аллергии, капилляротоксикозах, васкулитах любого происхождения.

Зопник клубненосный и колючий – Phlomis tuberosa L. et Phlomis pungens Willd

Фармакологические свойства и применение в медицине

Обладает противовоспалительным, кровоостанавливающим, ранозаживляющим, желчегонным, противосудорожным действием. Препараты зопника используются при геморрое. Зопник входит в состав сложных лекарственных сборов, применяемых при лечении папилломатозов, злокачественных новообразований. Листья, цветы рекомендуются при малокровии. Нормализует кислотность желудочного сока, помогает при изжоге. В народной медицине используют при бронхитах, воспалениях легких, туберкулезе легких, отеках, водянке, при судороге у детей, заболеваниях желудка (гастритах, язвенной болезни), лечении гнойных ран.

Лекарственное сырье

Для приготовления лекарств берут траву, собранную во время цветения, а также цветы и корни.

Лекарственные формы, рецепты

128. Настой травы.

2 – 4 столовые ложки на 400 мл кипятка, принимать по полстакана 3 раза в день.

129. Настойка травы.

10 г на 100 г водки; настаивать 8 дней, принимать по 1 столовой ложке 3 раза в день.

Ильм гладкий – Ulmus laevis L.

Фармакологические свойства и применение в медицине

Отвар коры вяза применяется в народной медицине при различных кожных болезнях и как обезболивающее средство при раке внутренних органов. Препараты вяза применяют как кровоостанавливающее, противовоспалительное. Отвар коры внутрь – при водянке, хроническом ревматизме, как противопростудное. Настой листьев – для спринцеваний при белях.

Лекарственное сырье

Используется средний слой коры молодых вязов, собираемый в мае, и листья.

Лекарственные формы, рецепты

130. Отвар коры.

20 г на 200 мл кипятка; принимать по 1 столовой ложке 3 раза в день.

Наружно отвар коры (20 г на 200 мл кипятка) используется для примочек при ожогах.

Инжир (фиговое дерево, смоква) – Ficus carica L.

Фармакологические свойства и применение в медицине

Издавна инжир употреблялся для поддержания организма пожилых и ослабленных людей с целью профилактики тромбоза, опухолей, а также для укрепления работоспособности сердечной мышцы.

Инжир, сваренный в молоке, применяют при лечении воспалительных заболеваний дыхательных путей, бронхоэктатической болезни. Отвар инжира и варенье из него используют как потогонное и жаропонижающее средство, а также при заболеваниях почек и мочевыводящих путей. Плоды инжира богаты железом и показаны при анемиях.

В народной медицине инжир применяют при гастритах, хронических запорах, для улучшения состава крови, при воспалительных и опухолевых процессах.

В армянской народной медицине отвар листьев фигового дерева применяют при кашле, поносе.

Лекарственное сырье

С лекарственной целью используют свежие или высушенные соплодия инжира или листья.

Лекарственные формы, рецепты

131. Диетическое использование инжира.

Плоды инжира применяют в питании в сушеном или вяленом виде, а также в виде варенья, компота, повидла, джема, напитков (заменитель кофе).

132. Отвар соплодий инжира.

Берут 2 столовые ложки соплодий инжира, заливают стаканом воды, кипятят 10 минут. Настаивают 30 минут. Пьют отвар и поедают соплодия.

Ирис желтый (касатик болотный) – Iris pseudacorus L.

Фармакологические свойства и применение в медицине

Ирис используют как вяжущее, отхаркивающее, противовоспалительное, мочегонное, кровоостанавливающее средство. В научной медицине применяют как симптоматическое средство при лечении папилломатоза мочевого пузыря, анацидного гастрита и язвенной болезни желудка. В народной медицине – чаще всего

в форме водного настоя при бронхитах, пневмонии, ангине, болях в кишечнике, воспалительных заболеваниях селезенки, при водянке и поллюциях. При диарее, кровотечениях, зобе эффективен свежий сок, порошок, настойка корневищ на красном вине. Наружно водный настой корневищ используют для лечения ожогов, гнойных ран, для полосканий при зубной боли. При геморрое принимают сидячие ванны из корневищ ириса. Настой корневищ на растительном масле втирают в кожу при воспалении седалищного нерва, заболеваниях суставов и мышц. При раке молочной железы делают примочки из ириса желтого.

Лекарственное сырье

Для приготовления лекарств берут корневища, заготовленные ранней весной или осенью, желательно 2 – 3-летних растений.

Лекарственные формы, рецепты

133. Настой из сухих корневищ.

1 столовая ложка сырья на 150 мл кипятка, принимать по 1 столовой ложке 3 раза в день.

134. Свежий сок корневищ по 10 – 15 г в день.

Порошок из корневищ по 1 – 2 г 3 раза в день.

135. Настойка на вине.

30 г сырья на 200 мл красного вина, принимать по 1 столовой ложке через каждые 2 часа.

Настойка на 70-процентном спирте (в соотношении 1,5 г : 20 мл), принимать по 2 столовые ложки 4 – 6 раз в день.

136. Мазь.

Наружно: мазь 150 г сырья на 500 мл растительного масла.

Калина обыкновенная – Viburnum opulus L.

Фармакологические свойства и применение в медицине

Оказывает вяжущее, кровоостанавливающее, противовоспалительное, седативное, гипотензивное, мочегонное, повышающее тонус маточной мускулатуры действие. В народной медицине сок плодов калины с медом используют для лечения рака молочной железы, для профилактики рака желудка при гипоацидном гастрите. Считается, что систематическое употребление плодов калины улучшает самочувствие больных злокачественными опухолями органов пищеварения. Рекомендуется также как успокоительное при истерии, эпилепсии, неврозах, нейроциркуляторной дистонии по кардинальному типу, полипозе желудка и

кишечника. Кора применяется при маточных кровотечениях и нарушениях менструального цикла.

В народной медицине употребляют кору внутрь при бронхите, аллергии, носовых кровотечениях, наружно – при диатезе, ранах, экземах, потливости, туберкулезе кожи и для спринцеваний; плоды – при бронхитах, одышке, атеросклерозе, поносе, фурункулах, туберкулезе легких, гипертонической болезни, гипоацидном гастрите и язвенной болезни, заболеваниях сердца, полипозе желудка и кишечника в целях профилактики злокачественного перерождения. Наружно используется сок плодов при угрях, веснушках и ранах.

Лекарственное сырье

Для лекарственных целей используют кору, плоды, цветы.

Лекарственные формы, рецепты

137. Отвар коры.

1 чайную ложку коры варить 10 минут в 450 мл воды, принимать по 70 мл 3 раза в день до еды.

138. Сок ягод.

1 кг смешать с 2 кг сахара, принимать по 30 – 40 мл 3 – 4 раза в день.

139. Настой из сушеных ягод.

3 – 4 столовые ложки сырья настоять в 0,5 л кипятка в термосе – дневная доза. 10 – 20% водный раствор настоя применяется при гнойничковых заболеваниях кожи.

140. Настой цветов.

1 чайная ложка на 200 мл кипятка, настаивать 10 минут, принимать по 2 стакана в день.

141. Сырые размятые ягоды.

Принимать по 1 столовой ложке 3 – 4 раза в день за 30 минут до еды при язве желудка, колитах, запорах.

142. Отвар коры калины.

Наружно отвар коры (50 г сырья на 1 л кипятка) используется для спринцеваний.

Каштан конский – Aesculus hippocastanum L.

Фармакологические свойства и применение в медицине

Экстракт плодов действует противовоспалительно и противоотечно, уменьшает вязкость крови, укрепляет капилляры, снижает артериальное давление, нормализует количество холестерина в крови. Многие фитотерапевты применяют настой цветков

каштана при лечении лучевой болезни. Возможно применение настоя при заболеваниях крови, анемиях, лейкопениях. Применение отваров цветов каштана способствует скорейшему выздоровлению после проведенной химиотерапии, лучевого лечения. Свежевыжатый сок пьют при варикозном расширении вен, тромбофлебите, атеросклерозе и геморрое. Настой коры – при длительной диарее, малярии, при хронических бронхитах у курящих. Отвар шкурок плодов – при маточных кровотечениях.

Лекарственное сырье

Кора молодых ветвей, листья, цветы, плоды. Кора собирается весной, листья – во время цветения, плоды собирают полностью созревшими.

Лекарственные формы, рецепты

143. Настой цветков каштана.

Три свежих цветка заливают 0,5 л кипятка, настаивают в термосе 3 часа. Выпить на протяжении дня.

144. Свежий сок из цветков каштана.

Сок цветов – по 25 – 30 капель принимают 2 раза в день.

145. Консервированный сок цветков каштана.

Сок цветов, законсервированный спиртом в соотношении 1 : 2, принимать по 30 – 40 капель 3 раза в день.

146. Настой коры.

1 чайная ложка измельченного сырья на 2 стакана охлажденной кипяченой воды, настаивать 8 часов, процедить. Принимать по 30 мл 4 раза в день.

147. Настойка.

Готовится из расчета 50 г цветов или плодов на 0,5 л водки. Пить по 30 – 40 капель 3 – 4 раза в день.

148. Отвар шкурок плодов.

5 г измельченных шкурок на 200 мл кипятка, кипятить 15 минут, принимать по 1 столовой ложке 3 раза в день.

149. Настой коры.

50 г на 1 л кипятка, кипятить 15 минут, настаивать 8 часов, процеживают, используют для сидячих ванн при геморроидальных кровотечениях непосредственно после опорожнения кишечника (когда шишки наружу) на протяжении 15 минут.

150. Отвар коры.

10 г на 200 мл кипятка для холодных микроклизмочек при геморрое.

Картофель – Solanum tuberosum L.

Фармакологические свойства и применение в медицине

Клубни растения обладают противовоспалительными, ранозаживляющими, спазмолитическими и мочегонными свойствами. Сок картофеля тормозит секрецию пищеварительных желез. В народной медицине свежий сок картофеля рекомендуют при гиперацидном гастрите, язвенной болезни, хронических запорах. Плоды и цветы – при неоперабельных злокачественных опухолях любой локализации. Наружно свежим натертым картофелем лечат экземы, трофические язвы голени, дерматиты и делают компрессы при тромбофлебите. Горячим картофельным паром (ингаляции) лечат катар верхних дыхательных путей и бронхит. Очищенный картофель (сырой) в форме свечи применяют при воспалениях, трещинах прямой кишки и геморрое. Сок – при зобе, малокровии.

Лекарственное сырье

С лечебной целью используют картофель красных сортов. В народной медицине применяют и цветки картофеля, а также сок свежих клубней.

Лекарственные формы, рецепты

151. Свежий сок клубней.

Принимают по 1/2 стакана 2 –3 раза в день за 30 минут до еды, иногда по 0,5 л в день. Курс лечения 2 – 3 недели для профилактики обострения язвенной болезни, весной и осенью в течение 2 недель – 1/4 стакана 2 раза в день до еды.

152. Настой цветков.

1 столовую ложку настоять на 0,5 л кипятка – дневная доза (или отвар 1 столовой ложки плодов в 250 мл воды), принимать по 100 мл 3 раза в день при иноперабельных формах рака.

Календула (ноготки) – Calendula officinalis L.

Фармакологические свойства и применение в медицине

Обладает противовоспалительным, ранозаживляющим, бактерицидным, спазмолитическим, желчегонным, кардиотоническим, гипотензивным действием. В старинных травниках и лечебниках есть указания о применении толченных листьев, цветов календулы наружно для выведения бородавок, мозолей, внутрь – при раке молочной железы, раке женских половых органов, желудка, кишечника, печени. Применялись также цветы при опухании желез. Высокие бактерицидные, противовоспалительные свойства позво-

ляют применять их при лечении долго не заживающих ран. Масляная настойка цветов в виде микроклизм используется при проктосивмоиде, при неоперабельных формах рака. В виде мазей, настоев – при лечении рака кожи. В медицине препараты календулы применяются при гастритах, язвенной болезни, язвенном колите, заболеваниях печени и желчных путей, гипертонической болезни, атеросклерозе, климаксе, нарушении менструального цикла, неврозах и наружно – при воспалениях слизистых оболочек кожи.

Лекарственное сырье

Используют цветочные корзинки, когда они уже полностью раскрылись, траву.

Лекарственные формы, рецепты

153. Настойка календулы.

Готовится из цветков и цветочных корзиночек на 70-процентном спирте в соотношении 1 : 10. Настаивать в темном месте при комнатной температуре 7 – 10 дней. Для употребления разводят 1 чайную ложку в стакане воды. Пить 3 раза в день.

154. Настой цветков календулы.

20 г на 200 мл кипятка. Принимать по 1 – 2 столовых ложки 2 – 3 раза в день.

155. Настой цветков календулы и ромашки аптечной.

1 столовую ложку смеси на стакан кипятка, настоять 10 минут. Принимать по полстакана с медом при воспалении и раздражении в гортани.

Катарантус розовый – Catharantus roseus L.

Фармакологические свойства и применение в медицине

Из листа культивируемого травянистого растения катарантуса розового получают винбластин сульфат (розевин) – алкалоид, обладающий цитостатической активностью, то есть противоопухолевым действием. Препарат угнетает лейкопоэз, тромбоцитопоэз и существенно не влияет на эритропоэз. Розевин быстро покидает кровь и поступает в органы и ткани, связываясь с белками. Выводится с желчью и мочой.

Розевин применяют при лимфогрануломатозе, гематосаркомах, миеломной болезни, а также при хорионэпителомах.

Лекарственное сырье

Для лекарственных целей используются листья катарантуса розового.

Лекарственные формы, рецепты

156. Розевин (аптечный препарат).

Розевин 0,005 г.

Растворяют в 5 мл стерильного изотонического раствора натрия хлорида. Вводят внутривенно медленно, один раз в неделю.

Примечание. Препарат токсичен. Побочные эффекты: тошнота, рвота, диарея, облысение, парестезии конечностей, альбуминурия, депрессия, раздражение кожи.

Кипрей узколистный (хамерион, иван-чай) – Chamerion angustifolium L.

Фармакологические свойства и применение в медицине

Благодаря наличию танинов в сочетании со слизью листьев это растение служит хорошим противовоспалительным средством, особенно при язвенной болезни, обладает седативным и противосудорожным действием, успокаивает нервную систему. В народной медицине кипрей считается противоопухолевым растением. Из соцветий иван-чая выделено высокомолекулярное соединение ханерол, которое проявляет противоопухолевую активность, имеет относительно низкую токсичность и широкий спектр воздействия на опухоли. Настой или отвар иван-чая назначают внутрь при язвенной болезни, гастритах, колитах. В народной медицине – при запорах, белях, головной боли, как вяжущее, ранозаживляющее.

Лекарственное сырье

Используют траву или только листья. Траву и листья заготавливают во время цветения.

Лекарственные формы, рецепты

157. Настой или отвар.

15 г травы или листьев на 200 мл кипятка, пить по 1 столовой ложке 3 – 4 раза в день перед едой.

158. Настой.

2 столовые ложки травы настаивать 6 часов в 2 стаканах кипятка в термосе. Пить по 1/4 стакана 4 раза в день до еды.

159. Отвар.

1 столовая ложка на 1 стакан холодной воды, кипятить на водяной бане 15 минут, через 2 часа процедить. Пить по 1 столовой ложке 4 раза в день перед едой.

160. Отвар для наружного применения.

Готовить как в предыдущей прописи, используется наружно для примочек, полосканий.

Кирказон ломоносовидный – Aristolochia clematitis L.

Фармакологические свойства и применение в медицине

Препараты кирказона стимулируют работу сердца, расширяют кровеносные сосуды, возбуждают дыхание, действуют как мочегонное, отхаркивающее, эпителизирующее, антимикробное средство. Очищают злокачественные язвы и стимулируют рубцевание. Помогают при опухолях селезенки. Настой применяют при гипертонической болезни, хронических бронхитах, простудных заболеваниях, хронических гастритах, язвенной болезни.

Лекарственное сырье

Корень, трава.

Лекарственные формы, рецепты

161. Настой.

1 чайную ложку корня или травы настоять 2 часа в 300 мл кипятка, процедить, принимать по 1/4 стакана 3 раза в день до еды.

162. Настойка.

3 г травы настоять 7 дней на 100 мл водки, процедить, принимать по 20 капель 3 – 4 раза в день.

Клевер луговой – Trifolium pratense L.

Фармакологические свойства и применение в медицине

Обладает отхаркивающим, мочегонным, обеззараживающим, антисклеротическим, противовоспалительным действием. В Англии, США отвар травы применяют наружно в виде пластырей, компрессов, припарок при злокачественных опухолях. Отваренные корни – при воспалении придатков, как противоопухолевое средство. Надземная часть – при головной боли, головокружении, как противосклеротическое, вяжущее, диуретическое средство. Отвар, настой – при астении, анемии, бронхиальной астме, атеросклерозе, как антиканцерогенное средство. На Кавказе настой применяют при гинекологических заболеваниях, сок – при скрофулезе. В Чехословакии клевер входит в состав грудных и желудочных сборов. Свежие листья используются как ра-

нозаживляющее, противоопухолевое, противовоспалительное средство, а также при абсцессах, ожогах, ревматических болях.

Лекарственное сырье

Трава, корни, цветы.

Лекарственные формы, рецепты

163. Отвар.

20 г травы на 200 мл кипятка. Пить по 1/2 стакана 3 – 4 раза в день.

164. Настой соцветий.

3 чайные ложки на 1 стакан кипятка, настаивать 1 час, принимать по 1/4 стакана 4 раза в день, за 20 минут до еды.

165. Настойка соцветий.

40 г сырья настаивать 10 суток на 500 мл 40-процентного спирта. Пить по 20 мл перед обедом или перед сном при атеросклерозе. Курс лечения 3 месяца с перерывом 10 дней, при необходимости курс лечения повторить через 6 месяцев.

166. Настой листьев и соцветий.

3 – 4 ложки сырья на стакан кипятка. Настаивать в термосе 6 – 8 часов. Пить по 1/4 стакана 3 – 4 раза в день.

167. Отвар травы.

20 г на 200 мл кипятка. Применяется наружно для припарок, примочек.

Козлобородник луговой – Tragopogon pratensis L.

Фармакологические свойства и применение в медицине

Препараты козлобородника лугового известны как диуретическое, антисептическое, противовоспалительное, ранозаживляющее средство. Отвар корней пьют при кашле, желчнокаменной болезни, золотухе, кожном зуде и других заболеваниях кожи. Он укрепляет зубы и устраняет слабость. Помогает при злокачественных язвах.

Лекарственное сырье

С лечебной целью используют траву и корни.

Лекарственные формы, рецепты

168. Отвар корней.

2 чайные ложки сырья на 200 мл кипятка, варить 10 минут, настаивать 2 часа, процедить, пить по 1 столовой ложке 3 – 4 раза в день.

Крапива двудомная – Urtica dioica L.

Фармакологические свойства и применение в медицине

Обладает противовоспалительным, кровоостанавливающим, слабительным, гипогликемическим, стимулирующим кроветворение действием. Используется наряду с крапивой жгучей. Настои, настойки, отвары корней применяются при заболеваниях почек, желудка, диарее, дизентерии, астме, фурункулезе, ревматизме. А также – при раке различной локализации, опухолях селезенки, малокровии, как кровоочистительное и антитоксическое средство. Очень полезна в профилактике утомления для повышения работоспособности, для лечения сахарного диабета, при парезах, параличах.

Лекарственное сырье

Применяется все растение с корнем.

Лекарственные формы, рецепты

169. Отвар.

1 столовая ложка сырья на 1 стакан воды. Пить по 1 столовой ложке 4 – 5 раз в день.

170. Свежий сок крапивы.

Принимать по 1 чайной ложке 3 раза в день.

171. Отвар семени и корней (поровну).

40 – 50 г сырья на 400 мл кипятка, кипятить, пока не останется половина жидкости, принимать по 3 столовые ложки 4 – 5 раз в день.

Порошок из семян крапивы принимать по 2 – 3 г на прием, запивая водой, 3 раза в день.

Противопоказания. Употребление препаратов крапивы противопоказано внутрь при гинекологических кровотечениях у больных с полипами и различными опухолевыми заболеваниями яичников и матки.

Кресс-салат – Lepidiun sativum L.

Фармакологические свойства и применение в медицине

В Индии кресс-салат применяют при астме, кашле с мокротой, геморроидальном кровотечении, в народной медицине – при раке, опухолях матки, полипах и прочих новообразованиях, при атеромах, миомах, бородавках, дерматоксикозах, ранах, импо-

тенции, кровохарканьи. У разных народов – как отхаркивающее, диуретическое, тонизирующее, наружно применяется при опухолях.

Лекарственное сырье

Зелень.

Лекарственные формы, рецепты

Пищевое применение.

Кровохлебка лекарственная – Sanquisorba officinalis L.

Фармакологические свойства и применение в медицине

Издавна корни и корневища кровохлебки лекарственной использовали как кровоостанавливающее, вяжущее, сосудосуживающее, противовоспалительное средство. В тибетской медицине – как гемостатическое, при ушных заболеваниях, при злокачественных опухолях, кожных заболеваниях. При лямбиозе используют отвар. В Западной Европе кровохлебку используют как ранозаживляющее, диуретическое, при злокачественных опухолях, флебитах, тромбофлебитах. Отвар корней и корневищ – при ангинах, гингивитах, стоматитах, бактериальном и трихомонадном кольпитах, при эрозии шейки матки для спринцеваний.

Лекарственное сырье

Корневища с корнями, собранные осенью, и надземная часть, собранная во время цветения.

Лекарственные формы, рецепты

172. Отвар.

2 чайные ложки корней на 1 стакан воды, кипятить 30 минут. Пить по 1 столовой ложке 5 – 6 раз в день до еды.

173. Настой травы.

1 – 2 столовые ложки сырья на 400 мл холодной воды, настоять 8 часов, процедить, принимать по1/4 стакана 3 раза в день до еды.

174. Отвар травы.

50 г сырья на 1 л воды, применяется наружно для полосканий, обмываний, компрессов.

175. Отвар корней и корневищ.

На 100 мл отвара (рецепт см. выше) берут 900 мл теплой (кипяченой) воды. Применяется для спринцеваний.

Кувшинка белая (лилия водяная) – Nymphaea alba L.

Фармакологические свойства и применение в медицине

Обладает успокаивающим, снотворным, болеутоляющим, жаропонижающим, противовоспалительным действием.

В научной медицине корневище лилии водяной используют для приготовления противоопухолевого сбора – прописи Здренко. В народной медицине растение используют для лечения опухолевых заболеваний, а также при заболеваниях почек, мочевого пузыря, как кровоостанавливающее, вяжущее, гипотензивное средство. Применяется для лечения рака мочевого пузыря, при затрудненном мочеиспускании (аденома простаты), а также при выпадении волос (моют голову). Измельченное свежее корневище используют вместо горчичников при невралгиях. Порошком из корневищ присыпают гнойные раны. Настой из листьев употребляют при почечнокаменной болезни. Настой лепестков принимают при лихорадке, бессоннице, повышенном нервном и половом возбуждении, болезненных поллюциях, маточных кровотечениях и белях, настойку – при малокровии, нервных и сердечных заболеваниях. Настойку лепестков используют для растирок как отвлекающее средство, при бронхиальной астме, радикулите, ревматизме.

Лекарственное сырье

Для приготовления лекарств используют корневища, цветы и листья. Листья собирают во время цветения, корневища – от начала цветения до похолодания.

Лекарственные формы, рецепты

176. Настой лепестков лилии и цветков боярышника.

Смесь взятых поровну лепестков лилии водяной и цветков боярышника из расчета 4 столовые ложки смеси на 200 мл кипятка, пить по 1 столовой ложке 3 раза в день после еды.

177. Настой лепестков.

2 столовые ложки сырья на 500 мл кипятка, кипятить 15 минут, настаивать 8 часов, процедить, используется для наружного применения. Для обмываний, компрессов: 2 столовые ложки сырья заворачивают в марлю, окунают в кипяток и прикладывают к пораженному участку тела.

Примечание. Растение ЯДОВИТО! Передозировка при употреблении внутрь ОПАСНА! Прием только под контролем врача!

Кукуруза обыкновенная – Zea mays L.

Фармакологические свойства и применение в медицине

Рыльца кукурузы обладают желчегонной активностью, что определяется наличием в них специфических веществ, а также действуют мочегонно.

Препараты из кукурузных рылец оказывают холецистокинетическое (усиливающее мышечные сокращения желчного пузыря) и холеретическое (возбуждающее секрецию желчи в печени) действие, усиливают свертывание крови, ослабляют развитие атеросклероза, оказывают противоопухолевое действие. Особенно сильным противосклеротическим действием обладает кукурузное масло.

Глутаминовая кислота, получаемая из отходов переработки кукурузы, применяется при лечении заболеваний центральной нервной системы: эпилепсии, психозов, депрессии, в детской практике – при болезни Дауна, полиомиелите.

Кукурузные рыльца способствуют растворению камней, эффективны при холециститах, почечных заболеваниях, для снижения аппетита и похудания.

Масло кукурузы используют при лечении ангионевротической экземы, для активизации роста волос, устранения перхоти, для заживления ран.

Лекарственное сырье

Для медицинских целей используют кукурузные рыльца в сушеном виде. В диетической практике используются зерна кукурузы в стадии молочной зрелости.

Лекарственные формы, рецепты

178. Отвар кукурузных рылец.

3 ложки сырья помещают в эмалированную посуду, заливают стаканом крутого кипятка, нагревают под крышкой на водяной бане 30 минут. Охлаждают, процеживают, рыльца отжимают. Принимают по четверти стакана 3 – 4 раза в день до еды.

179. Аптечный препарат "Экстракт кукурузных ралец жидкий".

Изготавливается при соотношении масс 1 : 1 на 70-процентном спирте. Применяют внутрь по 30 – 40 капель 2 – 3 раза в день перед едой как желчегонное средство при холециститах, холангитах и нарушениях функций печени.

Лабазник шестилепестный – Filipendula hexapetale Gibib.

Фармакологические свойства и применение в медицине

Настой, настойка травы обладают антибактериальными и ранозаживляющими свойствами. Корневища и корни входят в состав сбора (М. Здренко), симптоматического средства при папилломатозе мочевого пузыря и анацидных гастритах. Отвар из них применяется при болезнях желудка, сердца, гипертонии, при лейкозах как гемостатическое средство. Отвар из надземных частей, корневищ, корней – как диуретическое средство, ранозаживляющее, при злокачественных опухолях, геморрое, маточных кровотечениях, белях, заболеваниях кожи.

Лекарственное сырье

Используют траву, собранную во время цветения, и корневища с корнями, заготовленные ранней весной или осенью.

Лекарственные формы, рецепты

180. Чай.

20 г цветов лабазника на стакан кипятка. Пить по 1 столовой ложке и как заварку для чая 3 раза в день.

181. Мазь.

5 г травы лабазника любого вида растереть в порошок, добавить вазелина 10 г. Применяется для лечения чешуйчатого лишая и других кожных заболеваний.

182. Настой клубней.

1 столовая ложка измельченного сырья на 200 мл кипятка, нагревать на водяной бане 10 минут, настаивать 2 часа, принимать по 1 столовой ложке 4 раза в день.

183. Настой травы с цветами.

1 столовая ложка измельченного сырья на 0,5 л кипятка, настаивать в термосе одну ночь, принимать по 1/4 стакана 4 раза в день.

184. Настойка цветов.

Готовится на 30-процентном спирте в соотношении 1: 10, пить по 30 мл 3 раза в день при гастритах, гинекологических заболеваниях.

185. Отвар корней и травы.

10 г на 1 л воды. Применяется для обмываний, компрессов, спринцеваний.

Лабазник вязолистный – Filipendula ulmaria L.

Фармакологические свойства и применение в медицине

Оказывает потогонное, мочегонное, противовоспалительное, анальгетическое, противоревматическое действие. Издревле лабазник считался "лекарством от 40 болезней". В гомеопатии используется при подагре, ревматизме, болезнях кожи. В Западной Европе лабазник употребляют как общеукрепляющее, диуретическое, противогеморройное средство. Отвар из подземных и надземных частей применяется при дизентерии. В Белоруссии его используют при злокачественных опухолях. Он проявляет противоязвенную активность, седативные, бактерицидные свойства. Отвар из подземных и надземных частей – при нервных заболеваниях, гипертонии, порошок из сухих цветов рекомендуется нюхать при насморке.

Лекарственное сырье

Используют траву, собранную во время цветения, корневища с корнями, заготовленные ранней весной или осенью.

Лекарственные формы, рецепты

186. Настой травы.

1 чайная ложка сухой измельченной травы на стакан кипятка, выпить за день равными дозами.

187. Отвар.

5 г сухих измельченных корней на 200 мл кипятка, принимать по 1 столовой ложке 3 – 4 раза в день.

188. Мазь из корней.

Берут порошок корней и сливочное масло в соотношении 1 : 5, применяется наружно.

Лаванда колосковая – Lavanda angustifolia L.

Фармакологические свойства и применение в медицине

Цветы и траву используют в народной медицине как успокоительное, спазмолитическое средство при мигрени, нервном сердцебиении, болях в области желудочно-кишечного тракта, а также как диуретическое и желчегонное средство. Лавандовое масло имеет антисептические свойства, используется для лечения гнойных ран и гангрены. При ревматизме и ревматических болях лавандовое масло разводят спиртом и используют для растирки. Лавандовое масло лечит любые ожоги, в том числе и радиоактивные.

Лекарственное сырье

Для приготовления лекарств используют цветы, траву. Соцветия срезают через 1 – 2 недели после начала цветения.

Лекарственные формы, рецепты

189. Настой цветов.

20 г сырья на 400 мл кипятка, настаивают до охлаждения, процеживают. Принимают по 1/2 стакана 3 – 4 раза в день.

190. Настой на масле.

1 часть цветов на 5 частей растительного масла, настаивать 1 – 2 месяца. Применяется наружно для смазывания пораженных мест.

Лапчатка гусиная – Potentilla anserina L.

Фармакологические свойства и применение в медицине

Растение используется как болеутоляющее, вяжущее, кровоостанавливающее средство, кровоочиститель, способно повысить диурез, стимулятор выделения желудочного сока, желчи, препятствует запорам, оказывает противосудорожное действие.

В народной медицине препараты растения применяют при кишечных коликах, почечнокаменной болезни и камнях в желчном пузыре, мигрени, гастрите, колите, язвенной болезни желудка, болезненных менструациях, маточных кровотечениях, болезнях печени.

Молодые листья лапчатки гусиной используются в салаты.

Лекарственное сырье

Для лекарственных потребностей используют траву и корневища лапчатки гусиной, заготовленные весной или осенью после увядания листьев.

Лекарственные формы, рецепты

191. Настой травы (корней) лапчатки гусиной.

2 столовые ложки сухого сырья заливают стаканом кипятка, настаивают 20 минут (траву) или 2 часа (корни). Принимают по трети стакана 3 раза в день до еды. Курс лечения 3 недели. После двухнедельного перерыва курс можно повторить.

192. Отвар корневища лапчатки гусиной.

1 столовую ложку сухого измельченного сырья заливают стаканом кипятка, кипятить 10 минут, настоять 30 минут, процедить. Принимают по 2 столовые ложки 3 раза в день до еды.

Курс лечения до месяца. После двухнедельного перерыва курс можно повторить.

Лапчатка прямостоячая – Potentilla erecta L.

Фармакологические свойства и применение в медицине

Водные вытяжки лапчатки прямостоячей обладают цитостатическим действием, а также противовоспалительным, болеутоляющим, отхаркивающим, кровоостанавливающим эффектом. Применяются при различных заболеваниях желудочно-кишечного тракта (энтериты, энтероколиты, диспепсии), при лечении поносов, при различных кровотечениях, а также при язве желудка, гастрите, желтухе, заболеваниях печени. Наружно отвар корневищ используют для лечения кровоточивых ран, язв, ожогов, экзем, кольпита, вульвовагинита, эрозии шейки матки, для полоскания полости рта при ангине и других заболеваниях. Мазь применяют при трещинах кожи рук, ног, на губах.

Лекарственное сырье

Используют корневища, собранные осенью или ранней весной.

Лекарственные формы, рецепты

193. Отвар корневищ.

1 столовая ложка измельченных корней на 200 мл кипятка, пить по 1 столовой ложке 3 – 5 раз в день до еды.

194. Сбор.

1 столовую ложку смеси лапчатки – 1 часть, тмина – 1 часть, шалфея – 5 частей, цмина песчаного – 2 части, кипятить в 1 стакане воды 5 – 7 минут, процедить. Пить по 1/4 стакана за 30 минут до еды при желтухе и других заболеваниях печени.

195. Сбор.

Смесь 1 столовой ложки корней лапчатки и 1 чайной ложки семян льна заливают стаканом кипятка, кипятят 10 минут и пьют по 1 столовой ложке через каждые 2 часа при кровотечениях.

196. Мазь.

5 г мелко измельченных корней варить 5 минут в стакане сливочного масла; процедить. Использовать наружно.

197. Отвар корневищ для спринцевания.

Спринцевание делают дважды в сутки теплым раствором, приготовленным из отвара корневищ и кипяченой воды в соотношении 1 : 4.

Лапчатка серебристая – Potentilla argenta L.

Фармакологические свойства и применение в медицине

Лапчатка серебристая имеет ярко выраженные вяжущие, кровоостанавливающие, противовоспалительные, бактерицидные свойства. Настой травы используют при анацидном гастрите, поносе, дизентерии, геморрое, простудных заболеваниях, ревматизме, миозите. Трава лапчатки серебристой входит в состав микстуры (М. Здренко), которую применяют симптоматически при папилломатозе мочевого пузыря и анацидных гастритах.

Лекарственное сырье

Используется трава, собранная во время цветения.

Лекарственные формы, рецепты

198. Настой травы.

1 столовая ложка сырья на 200 мл кипятка, настоять в термосе 2 часа, процедить, принимать по 1/4 стакана 4 раза в день за 30 минут до еды.

Лебеда доброго Генриха (Марь доброго Генриха) – Chenopodium bonus-henricus L.

Фармакологические свойства и применение в медицине

В народной медицине применяется свежий сок травы или отвар корней для лечения доброкачественных и злокачественных опухолей. Свежую измельченную траву прикладывают к ранам, а припарки из травы применяются как болеутоляющее при подагре и ревматизме. Для лечения лишаев, дерматитов, кожных сыпей, геморроя используют мазь, изготовленную из свежей измельченной травы или ее сока на сливочном масле или свином жире.

Лекарственное сырье

Для приготовления лекарств используют траву и корни.

Лекарственные формы, рецепты

199. Настой травы.

1 столовая ложка сырья на 300 мл кипятка, настаивают 1 час, принимают по 1 столовой ложке 3 раза в день.

200. Компресс.

3 столовые ложки свежей или сухой травы заворачивают в марлю, окунают в кипяток и прикладывают к пораженным участкам тела как болеутоляющее.

201. Настой травы.

3 чайные ложки на 200 мл кипятка, настаивают 30 минут, процеживают, охлаждают, используют для компрессов.

Лен обыкновенный – Linum usitatissimum L.

Фармакологические свойства и применение в медицине

Семена льна являются мягко действующим слабительным средством, обволакивающим и противовоспалительным. Настой семян льна в виде слизи дают внутрь при воспалении дыхательных путей, пищеварительных органов и органов мочеотделения, при обострении язвенной болезни желудка и двенадцатиперстной кишки, при запорах, пищевых отравлениях, геморрое, почечнокаменной и желчнокаменной болезни, нарушениях жирового обмена и атеросклерозе, опухолевых процессах в кишечнике. Настой травы льна посевного используют как мочегонное средство при заболеваниях почек и мочевого пузыря. Льняное масло используют для заживления ран, ожогов, лучевых поражений кожи.

Лекарственное сырье

С лекарственной целью используются семена льна и трава, собранная в период цветения.

Лекарственные формы, рецепты

202. Настой сухой травы льна посевного.

Берут 1 столовую ложку сухого измельченного сырья и заливают стаканом кипятка. Настаивают 30 минут, процеживают. Принимают по 1 столовой ложке 3 – 4 раза в день. Курс лечения 1 месяц. После перерыва в 2 недели курс можно повторить.

203. Смесь для лечения лучевых ожогов.

Смешивают 1 стакан льняного масла и 4 сырых яйца, тщательно взбалтывают в бутылке. Используют для смазывания кожи в зоне лучевых ожогов.

Лимонник китайский – Schizandra chinensis L.

Фармакологические свойства и применение в медицине

Лимонник китайский относится к растениям стимуляторам центральной нервной системы. Его препараты повышают умственную и физическую работоспособность, стойкость организма к неблагоприятным условиям, тонизируют сердечно-сосудистую систему, усиливают остроту зрения, активизируют моторную и секреторную функции органов пищеварения, улучшают обмен веществ, умень-

шают концентрацию сахара в крови при сахарном диабете, тонизируют деятельность матки. Лимонник китайский принимают при физическом и умственном переутомлении, повышенной сонливости, гипотонии, астенических и депрессивных состояниях, при общем истощении в связи с хроническими тяжелыми заболеваниями и интоксикациями, при трофических язвах. В акушерстве – при ранних токсикозах и гипотензии беременных, в климактерический период при условии нормального артериального давления. При передозировке возможно перевозбуждение нервной и сердечно-сосудистой системы. Принимать препараты лимонника рекомендуется натощак или через 4 часа после приема пищи. Действие наступает через 30 – 40 минут и продолжается 4 – 6 часов. Курс лечения 20 – 25 дней.

Противопоказания. Принимать препараты лимонника противопоказано при бессоннице, гипертонии, нервном возбуждении, при органических заболеваниях сердечно-сосудистой системы.

Лекарственное сырье

Листья, корни, плоды растения.

Лекарственные формы, рецепты

204. Спиртовой экстракт плодов.

Готовят на 70-процентном спирте в соотношении 1 : 3. Принимать по 20 – 30 капель 2 – 3 раза в первой половине дня.

205. Настойка из плодов лимонника.

Готовят на 95-процентном спирте в соотношении 1 : 5. Принимать по 20 – 30 капель 2 – 3 раза в первой половине дня.

206. Порошок из семян.

Принимают по 0,5 – 1 г 2 – 3 раза в первой половине дня.

207. Свежий сок плодов лимонника.

Принимают по 1 столовой ложке 2 – 3 раза в день.

208. Настой из свежих или сушеных плодов.

1 столовая ложка сырья на стакан кипятка, настаивать 2 часа, пить по 2 столовые ложки 4 раза в день.

Лопух большой – Arctium lappa L.

Фармакологические свойства и применение в медицине

Оказывает мочегонное, желчегонное, потогонное, ранозаживляющее действие. В старину препараты корней лопуха использовали при болезнях обмена веществ (подагра, суставной ревматизм, печеночные и почечные камни, сахарный диабет), при гастритах и язвенной болезни, при хронических запорах,

отеках, при рахите, задержке менструаций. Настой корней на растительном масле (репейное масло) используют при круговой и гнездовой плешивости, себорее, для стимуляции роста волос. Настой листьев – для компрессов при язвах и гнойных ранах. Измельченные листья лопуха прикладывают к ранам, твердым опухолям, подагрическим узлам. Свежим соком из листьев лечат раны и рак кожи.

Лекарственное сырье

Корни, листья, плоды.

Лекарственные формы, рецепты

209. Отвар корней лопуха.

10 г, или 1 столовая ложка, сырья на 200 мл кипятка. Принимать теплым по 1/2 стакана 2 –3 раза в день.

210. Настой листьев лопуха.

1 столовая ложка сырья на 200 мл кипятка, настаивать 2 – 3 часа. Принимать по 1 столовой ложке 4 – 6 раз в день через час после еды.

211. Настой плодов.

20 г на 200 мл кипятка, настаивать 20 минут, пить по 1 столовой ложке 3 – 4 раза в день.

212. Порошок корней лопуха.

Принимать по 0,5 г 2 – 3 раза в день.

Лопух малый – Arctium minus L.

Фармакологические свойства и применение в медицине

Все, как в предыдущей статье. Кроме того, отвар листьев лопуха пьют как чай при злокачественных опухолях, заболеваниях печени, при нарывах, ранах, бородавках.

Лекарственное сырье

Корни, листья, плоды.

Лекарственные формы, рецепты

Все так же, как из лопуха большого.

Любисток лекарственный – Levisticum officinale Koch.

Фармакологические свойства и применение в медицине

Обладает тонизирующим, общеукрепляющим, мочегонным, обезболивающим, желчегонным, послабляющим действием. Препараты любистка применяются в народной медицине при раке полости рта, верхних дыхательных путей, а также как мочегон-

ное при отеках сердечного происхождения, при хронических воспалительных процессах почек и солевых диатезах, хронических бронхитах, при болезненных и нерегулярных менструациях.

Лекарственное сырье

Для приготовления лекарств берут корни, траву, плоды.

Лекарственные формы, рецепты

213. Настой корней.

1 столовая ложка сырья на 400 мл кипятка, настаивать 1 час, принимать по 1/2 стакана 4 раза в день до еды.

214. Порошок из корней.

Принимают по 1/2 чайной ложки 3 раза в день до еды.

Противопоказания. Острый гломерулонефрит, пиелонефрит, беременность.

Лещина обыкновенная – Corylus avellana L.

Фармакологические свойства и применение в медицине

Отвар корней используют при малярии. Кору применяют как вяжущее, противодизентерийное, жаропонижающее средство. Настой коры – при варикозном расширении вен, варикозных язвах, в виде пластыря – при опухолях. Листья – для лечения кишечных заболеваний, анемии, рахита. Отвар – при гипертрофии предстательной железы, настой (подобно цвета кофе) и мазь – при раке. Отвар скорлупы и плюски – при поносе. Масло орехов помогает при желчнокаменной болезни. Орехи с медом – при ревматизме, анемии, общей и половой слабости, при опухолях.

Лекарственное сырье

Используют плоды, кору, листья.

Лекарственные формы, рецепты

215. Отвар коры.

1 столовая ложка сырья на 500 мл кипятка, кипятить 10 минут. Принимать по 1/3 – 1/2 стакана 4 раза в день до еды.

216. Настой листьев.

2 столовые ложки на 500 мл кипятка, настаивать 2 часа, пить по 1/2 стакана 4 раза в день до еды.

Люцерна посевная – Medicago falcata L.

Фармакологические свойства и применение в медицине

Применяется как антидиабетическое, диуретическое средство. Экстракт, порошок из листьев – при злокачественных опу-

холях, проявляет бактерицидную активность и ранозаживляющее действие. Сок, разведенный в соотношении 1 : 1, обладает сахаропонижающим свойством.

Лекарственное сырье

Трава.

Лекарственные формы, рецепты

217. Сок.

В соотношении 1 : 1 пить по 1/3-1/4 стакана за 30 минут до еды.

Лук репчатый – Allium cepa L.

Фармакологические свойства и применение в медицине

В народной медицине употребляют при сахарном диабете (суп из печеного лука), анемии, круглых глистах, камнях в почках, аденоме предстательной железы, злокачественных опухолях. Препараты лука обладают фитонцидными, бактерицидными, желчегонными, противосклеротическими и гипогликемическими свойствами, стимулируют деятельность сердца и снижают артериальное давление. В медицине применяются при заболеваниях органов дыхания, желудочно-кишечного трака, атонии, колитах с запорами, астении, гипертонической болезни, атеросклерозе, гиповитаминозах, для улучшения аппетита, при трихомонадных кольпитах и других гинекологических заболеваниях. Свежий сок лука стимулирует сперматогенез, повышает половую потенцию мужчин. Фитонциды лука применяют для профилактики гриппа, при аденовирусных заболеваниях, туберкулезе легких. При этом вдыхают в течение 10 – 15 минут запах свежеприготовленной кашицы из лука (при абсцессе легких курс лечения 30 – 40 дней). Наружно кашицу лука прикладывают к фурункулам, ранам, при веснушках на лице, угрях, зудящих сыпях, заболеваниях суставов. Сок и кашицу лука втирают в кожу головы при облысении. Для укрепления волос и против перхоти ополаскивают голову после мытья настоем 25 г шелухи лука на 0,5 л кипятка. При насморке и гриппе применяют ватные тампоны в нос с 10-процентным раствором сока лука.

Лекарственное сырье

Луковицы и надземная часть.

Лекарственные формы, рецепты

218. Свежий сок.

Принимают с медом в соотношении 1 : 1 или 1 : 2 по 15 мл за 20 – 40 минут до еды при атеросклерозе, кашле, бронхите, при коклюше – 3 – 4 раза в день. Сок лука, разведенный в дистиллированной воде, может быть использован для ингаляций.

Противопоказания. При тяжелых заболеваниях почек, поджелудочной железы, острых заболеваниях желудка, кишечника, декомпенсированных сердечно-сосудистых заболеваниях.

Малина обыкновенная – Rubus idaeus L.

Фармакологические свойства и применение в медицине

Сок лесной красной малины, листья и корни, стебли растения обладают фитонцидной активностью. В практической медицине используют свежие и сушеные плоды малины, а также листья.

Свежие ягоды малины употребляют при малокровии, заболеваниях желудка и почек. Из листьев и побегов готовят настой или отвар, которые применяют при ангине, гриппе.

Цветки, листья и плоды малины в народной медицине используются как антисклеротическое, противовоспалительное, жаропонижающее и высоковитаминное средство. Настоем из цветков малины умываются, чтобы избавиться от угрей, при воспалении кожи лица, век, глаз.

Лекарственное сырье

В медицине используют высушенные плоды малины. Свежие плоды подвяливают на солнце, затем подсушивают в печке или сушилке при температуре 30 – 50 С.

Лекарственные формы, рецепты

219. Настой листьев малины обыкновенной.

1 столовую ложку листьев малины заливают стаканом кипятка, настаивают 20 минут. Пьют с медом перед сном при простуде.

220. Отвар сухих ягод малины обыкновенной.

2 столовые ложки сухих плодов малины заливают стаканом кипятка, доводят до кипения и настаивают 1 час. Принимают по полстакана 3 раза в день при простудных заболеваниях.

Мелисса лекарственная – Melissa officinalis L.

Фармакологические свойства и применение в медицине

Экспериментально доказано цитостатическое действие водных экстрактов мелиссы. Выявлено эффективное седативное действие, особенно у пожилых людей. Настой мелиссы замедляет частоту дыхания, способствует урежению сердечных сокращений, понижает артериальное давление, оказывает седативное действие. Растение используется при состояниях общего нервного возбуждения, вегето-сосудистой дистонии, бессоннице, нарушениях ритма сердца, артериальной гипертензии, заболеваниях печени, панкреатите, сахарном диабете, мочекаменной болезни, уретрите, простатите, цистите, гастрите, колите. Действует тонизирующе на матку, сердце, органы пищеварения.

Лекарственное сырье

Листья или вся надземная часть, желательно собирать до цветения. За сезон можно собрать 2 – 3 урожая.

Лекарственные формы, рецепты

221. Настой листьев.

3 чайные ложки на стакан кипятка, настаивать 15 минут, пить глотками.

Противопоказания. Артериальная гипотензия.

Медуница лекарственная – Pulmonaria officinalis L.

Фармакологические свойства и применение в медицине

Известно как поливитаминное растение, используется как мочегонное средство, при анемии, как ранозаживляющее, стимулятор регенерации, как средство дополнительной поддерживающей терапии при злокачественных новообразованиях, ее препараты способны активизировать половую функцию, полезны при лучевых поражениях, различных заболеваниях кожи и слизистых оболочек, применяются для укрепления и роста волос.

Лекарственное сырье

Трава, собранная во время цветения.

Лекарственные формы, рецепты

222. Настой.

10 г сухой измельченной травы на 1 стакан кипятка, запаривать 20 минут, принимать по 1 столовой ложке 3 – 4 раза в день.

Также данное растение принимается в пищу в салатах, супах.

Морковь посевная – Daucus sativus L.

Фармакологические свойства и применение в медицине

Морковь – ценный лечебный продукт. Как средство дополнительной терапии может применяться при злокачественных новообразованиях, как противолучевое, при нарушении минерального обмена (хронические полиартриты, остеохондроз, желчно- и мочекаменная болезнь). Морковный сок используется при простуде, нарушениях пищеварения, половом бессилии (по столовой ложке 3 раза в день). Помогает при экземе, зуде, перхоти, карбункулах и раковой язве. Корнеплоды и листья прикладывают к гангренозным ранам. Морковь усиливает защитные силы организма. Применяется при остром и хроническом гепатите, малокровии, после онкологических операций.

Примечание. Надо помнить, что длительное, многомесячное применение моркови в виде сока в больших дозах может оказать повреждающее воздействие на печень и другие органы.

Лекарственное сырье

Корнеплоды, семена, изредка листья растения.

Лекарственные формы, рецепты

Пищевое применение.

Мыльнянка лекарственная – Saponaria officinalis L.

Фармакологические свойства и применение в медицине

Обладает отхаркивающим, мочегонным, глистогонным, кровоочищающим, послабляющим действием, улучшает обмен веществ. Установлено, что водные экстракты обладают цитостатическим действием. В народной медицине применяется при бронхите, фарингите, бронхиальной астме, метеоризме, заболеваниях печени и желчного пузыря, почек, суставов, при ожирении, подагре, различных отравлениях, водянке, простудных заболеваниях, а также заболеваниях кожи. Наружно отвар корня или травы применяется в виде ванн при радикулите, диатезе, ожирении и женских болезнях; в виде полоскания – при ангине. Свежую истолченную траву с корнем прикладывают на кожу при гнойных язвах, чесотке, упорных сыпях, золотухе, псориазе, экземе.

Лекарственное сырье

Корневища с корнями, трава. РАСТЕНИЕ ЯДОВИТО!

Лекарственные формы, рецепты

223. Настой травы.

1 –2 чайные ложки сырья настоять в 250 мл холодной воды 8 часов, принимать глотками в течение дня.

224. Настой корневища с корнями.

2 г сухого измельченного сырья заливают стаканом холодной воды, настаивают 8 часов. Принимают по полстакана в день отдельными глотками после оперативного лечения рака.

Мята перечная – Mentha piperita L.

Фармакологические свойства и применение в медицине

Галеновые вытяжки из травы мяты обладают успокаивающими, спазмолитическими, желчегонными, антисептическими, болеутоляющими свойствами, оказывают рефлекторное коронарорасширяющее действие. В состав листьев мяты входит до 20% эфирного масла, содержащего в основном ментол и его эфиры. Препараты мяты широко используются в народной и научной медицине. Они применяются для лечения стенокардии, гипертонической болезни, при заболеваниях печени и желудочно-кишечного тракта, невралгии тройничного нерва, при желчно- и мочекаменной болезни. В народной медицине препараты мяты используют при нарушении сна, нервном и физическом переутомлении, нарушении менструального цикла на нервном фоне, при различных стрессовых состояниях, истощении нервной системы. Мята применяется также при тошноте, рвоте, кишечной колике и спазмах, заболеваниях печени (холецистит, гепатит, холангит). Фармацевтическая промышленность выпускает целый ряд препаратов из мяты.

Лекарственное сырье

Для лечебных целей используют траву и листья.

Лекарственные формы, рецепты

225. Настой из листьев.

5 г, или половина столовой ложки, сырья на 200 мл кипятка, пить по 1/3 – 1/2 стакана 2 – 3 раза в день за 15 минут до еды.

226. Ванны из отвара мяты.

Готовятся из расчета 50 г травы на ведро воды.

Аптечные препараты

227. Настойка мяты перечной.

Назначают по 10 – 20 капель 3 – 4 раза в день при тошноте, рвоте, стенокардии, фарингите.

228. Ментол.

Выпускается в виде порошка. Принимают по 2 капли 5-процентного спиртового раствора на кусочек сахара под язык. Ментол действует как успокоительное, спазмолитическое, антисептическое, противовоспалительное средство. Наружно его используют для растирки 4-процентый спиртовой, 10-процентный масляный раствор.

Примечание. Надо помнить, что передозировка ментола или препаратов мяты может привести к вредным побочным явлениям.

Противопоказано смазывание ментолом слизистой оболочки носа и носоглотки у детей, так как возможно рефлекторное угнетение и остановка дыхания! С возрастом угроза отравления уменьшается.

229. Валидол.

По 4 – 5 капель на кусочек сахара при стенокардии.

230. Пектусин.

Применяют при фарингите, трахеите, бронхите.

231. Капли Зеленина.

Применяются при неврозах сердца, сопровождающихся брадикардией.

Норичник узловатый – Scrophularia nodosa L.

Фармакологические свойства и применение в медицине

Препараты норичника при приеме внутрь проявляют противоаллергическое, болеутоляющее, противозудное, общеукрепляющее, тонизирующее действие. В народной медицине растение популярно как средство от бессонницы, головной боли, для лечения ран и нарывов. Рекомендуется абхазской, российской, китайской народной медициной как противораковое средство. Настой из корневищ употребляют внутрь и как наружное средство в виде обмываний, припарок, компрессов при суставном ревматизме, зобе, геморрое, зудящих сыпях, злокачественных опухолях. Настой травы применяют при крапивнице.

Лекарственное сырье

Используют траву, собранную во время цветения, и корни, заготовленные осенью.

Лекарственные формы, рецепты

РАСТЕНИЕ ЯДОВИТО! Применение ТРЕБУЕТ ОСТОРОЖНОСТИ!

232. Настой из корневищ норичника узловатого.

1 чайную ложку корневищ заливают стаканом кипятка, настаивают 30 минут. Принимают глотками в течение дня.

233. Настой травы.

5 г травы на стакан кипятка, настаивают до охлаждения и выпивают в течение дня в 3 приема.

234. Отвар корневищ.

2 чайные ложки сырья на 200 мл кипятка, кипятить 20 минут, процедить. Применяется наружно для полосканий, примочек, компрессов.

Облепиха крушиновидная – Hypprophaц rhamnoides L.

Фармакологические свойства и применение в медицине

Облепиховое масло обладает эпителизирующими и болеутоляющими свойствами. Его с успехом используют для лечения лучевых поражений кожи, ожогов, ран, язв, пролежней, заболеваний глаз, носоглотки (хронический тонзиллит и т.д.). Внутрь облепиховое масло дают при язвенной болезни желудка и двенадцатиперстной кишки, при лучевой терапии рака пищевода, желудка. Соком свежих плодов облепихи смазывают пораженные участки тела (рентгеновское облучение, эрозии, раны). Спиртовой экстракт коры облепихи рекомендуется в комплексе с рентгенотерапией для лечения злокачественных опухолей.

Лекарственное сырье

С лечебной целью используют плоды, кору и листья.

Лекарственные формы, рецепты

235. Облепиховое масло.

Принимают по чайной ложке 2 – 3 раза в день до еды. Курс лечения 2 – 3 недели.

236. Отвар коры или настой листьев.

1 столовая ложка сырья на стакан кипятка. Принимать по 1 столовой ложке 4 – 5 раз в день.

Овес посевной – Avena sativa L.

Фармакологические свойства и применение в медицине

Овсяная крупа широко используется как общеукрепляющее и диетическое средство, как обволакивающее при желудочно-кишечных заболеваниях, при атонии кишечника, заболеваниях нервной системы, нарушениях ритмов сердца, железодефицитной

анемии, при опухолях, туберкулезе легких. Настой семян овса полезен при сахарном диабете. Настойка зелени овса (травы) оказывает успокоительное и снотворное действие. Настой травы овса используют в народной медицине при лихорадке, подагре, отеках почечного происхождения, для активизации аппетита, как легкое слабительное, а также как общеукрепляющее средство.

В Индии и Англии овес в виде экстракта травы используют для снятия зависимости от никотина и наркотиков.

Сок свежего растения применяют при бессоннице, нервном истощении, для возбуждения аппетита.

Овсяная мука используется для лечения кожных заболеваний и ожогов после лучевой терапии опухолевых заболеваний.

Ванны из овсяной соломы принимают для облегчения прохождения камней при почечнокаменной болезни.

Лекарственное сырье

Для лекарственных целей используют зерно, муку, солому и траву – стебли и листья зеленого растения. Траву собирают во время цветения растения.

Лекарственные формы; рецепты

237. Сок из травы овса посевного.

Траву овса промывают, дают воде стечь, мелко нарезают и отжимают. Пьют по 20 – 30 капель 3 раза в день как успокаивающее средство.

238. Отвар травы овса посевного.

30 – 40 г сырья заливают 1 л кипятка и кипятят 5 минут, затем настаивают 30 минут. Пьют по полстакана 4 – 5 раз в день.

239. Настой зерен овса посевного.

Берут 2 стакана зерен овса посевного и заливают 1 л кипятка, настаивают 30 минут. Пьют по полстакана 4 – 5 раз в день.

240. Настой сбора с травой овса посевного.

Трава овса посевного – 1 часть.

Плоды шиповника коричневого – 1 часть.

Трава тимьяна ползучего – 1 часть.

Листья черники обыкновенной – 1 часть.

Листья цикория дикого – 1 часть.

1 столовую ложку сбора заливают 2 стаканами кипятка и настаивают 4 часа. Процеживают и принимают по полстакана 1 – 2 раза в день при воспалительных процессах в мочевыводящих путях.

Одуванчик лекарственный – Taraxatum officinalis Wigg.

Фармакологические свойства и применение в медицине

Обладает противовоспалительным, кровоостанавливающим, ранозаживляющим, желчегонным, противосудорожным действием. На Руси препараты одуванчика давали пить раненым, при упадке сил; масляная настойка является ранозаживляющим средством. В Болгарии листьями и соком лечат атеросклероз, анемию, опухоли, гнойные раны. Млечный сок удаляет боль и опухоль от укусов пчел. Экспериментально доказана противотуберкулезная, антиканцерогенная, антидиабетическая активность одуванчика.

Лекарственное сырье

Для лекарственных целей используют корни, листья.

Лекарственные формы, рецепты

241. Концентрат “Эликсир солнца”.

Цветы укладывают на дно банки, засыпают сахаром, держат до выделения сока. Принимать по 1 чайной ложке, добавлять в чай. На 3-литровую банку цветов требуется 1,5 кг сахара.

242. Настой корней.

10 г, или 1 столовую ложку, сырья на 200 мл кипятка, пить по 1/3 стакана 3 – 4 раза в день за 15 минут до еды.

243. Настой травы.

1 столовая ложка на 400 мл кипятка, настаивать 2 часа, процедить, принимать по 1/2 стакана 4 раза в день до еды.

244. Отвар травы одуванчика.

2 столовые ложки сырья на 300 мл кипятка, кипятить 15 минут. Применяют наружно, моют лицо, чтобы избавиться от веснушек.

Окопник лекарственный – Symphytum officinale L.

Фармакологические свойства и применение в медицине

Обладает вяжущим, ранозаживляющим, противовоспалительным, кровоостанавливающим действием. Есть сведения о противоопухолевой активности окопника. Отвар его снижает кровяное давление, повышает тонус, усиливает сокращение мускулатуры кишечника. Как смягчительное, обволакивающее используется при кашле, кровохарканьи, при колитах, поносах, при маточных, геморроидальных и других кровотечениях. Отвар, сырые корни – как ранозаживляющее, в виде полосканий – при ангинах, стоматитах,

фарингитах. При ранениях, переломах, травмах суставов прикладывают кашицу к больному месту, порошком из листьев посыпают раны. Запаренные корни на молоке применяются при ушибах и болях в суставах. При носовых кровотечениях капать в нос свежим соком из листьев, стеблей, корней. Алкалоид аллантоин обладает противоопухолевой активностью.

Лекарственное сырье

Используют корни, собранные осенью.

Лекарственные формы, рецепты

245. Отвар корней.

10 г на 200 мл кипятка, принимать по десертной ложке через каждые 2 часа.

246. Настойка корней.

1 часть на 5 частей 40-процентного спирта, пить по 20 – 40 капель 4 – 5 раз в день.

247. Настой корней.

10 г сырья на 200 мл кипятка, варить 10 минут, охладить, процедить. Применяется наружно для полосканий, примочек, спринцеваний.

Омела белая – Viscum album L.

Фармакологические свойства и применение в медицине

Омела издавна применялась в народной медицине как кровоостанавливающее и вяжущее, а также как болеутоляющее, глистогонное и противоопухолевое средство. В научной медицине очищенный экстракт омелы применяют при неоперабельных формах рака. В народной медицине издавна используется при различных кровотечениях, болях в животе, эпилепсии. Чай из омелы рекомендуется как общеукрепляющее средство для повышения тонуса жизни ослабленным людям. Наружно применяется для спринцеваний при белях, кольпитах, абсцессах и кожных заболеваниях.

Примечание. Нужно помнить, что длительное употребление омелы может привести к отравлению.

Лекарственное сырье

Для приготовления лекарств берут молодые веточки с листьями, заготовленные поздней осенью или зимой.

Лекарственные формы, рецепты

248. Отвар травы.

15 г на 200 мл кипятка, пить по 1 столовой ложке 3 раза в день.

249. Настойка травы.

Готовится в соотношении 1 : 5 на 70-процентном спирте. Пить по 50 капель 3 раза в день.

250. Настой из травы омелы.

1 чайная ложка на 1 стакан холодной воды, настаивать ночь. Пить по 1/3 стакана 3 раза в день.

Осина обыкновенная – Populus tremula L.

Фармакологические свойства и применение в медицине

Препараты осины обыкновенной имеют потогонное, жаропонижающее, противовоспалительное, обезболивающее, смягчительное, мочегонное действие. Настой или отвар почек осины обыкновенной принимают внутрь при полиартрите, подагре, ревматизме, геморрое, остром и хроническом воспалении мочевого пузыря, болезненном и непроизвольном мочеиспускании. Мазь из почек осины применяют при лечении гнойных, ожоговых, опухолевых язв, ран. Отвар коры осины используют при гастрите, диспепсии, поносе, а также для активизации аппетита, для улучшения пищеварения.

Лекарственное сырье

Для изготовления лекарств используют кору, почки и листья осины обыкновенной. Кора заготавливается весной, почки собирают вначале цветения, листья заготавливают молодыми. Сырье сушат в проветриваемом помещении.

Лекарственные формы, рецепты

251. Настой почек осины обыкновенной.

2 чайные ложки измельченного сырья почек осины обыкновенной заливают двумя стаканами кипятка, настаивают 15 минут, процеживают и принимают глотками в течение дня. Курс лечения до двух месяцев.

252. Настойка почек осины обыкновенной.

В соотношении масс 1 : 10 настаивают почки осины на водке 2 недели. Пьют по 20 – 30 капель 3 раза в день. Курс лечения до 1 месяца.

Орех грецкий – Juglans regia L.

Фармакологические свойства и применение в медицине

Корни, кора корней используются как ранозаживляющее, применяются в медицине при рахите, мазь – при геморрое. Отвар коры стволов – при язвах, опухолях, скрофулезе, рахите. Препараты листьев и околоплодников оказывают бактерицидное, фитонцидное действие. Рекомендуются как антисептики при лечении гнойных ран, грибковых поражений кожи. Настои, отвары листьев – при хронических экземах, дерматоксикоозах, экссудативных диатезах, артритах, различных новообразованиях, скрофулезе, рахите, фурункулах, язвах кожи (применяется также масляный настой листьев), при всех формах туберкулеза, заболеваниях слизистой ротоглотки, при лечении желудочных заболеваний, сахарного диабета, подагры, малокровия и др. Крепкий отвар листьев – для укрепления и роста волос. Ванны – при болезнях суставов. Незрелые плоды – источник витамина С. Зрелые плоды применяются как средство, улучшающее работу печени, желудка. Масло ядер задерживает развитие склероза, защищает органы от лучевого воздействия, в том числе и рентгеновских лучей, защищает здоровые ткани от опухолевых метастазов. Масло грецких орехов способствует эпителизации тканей при ожогах, долго незаживающих ранах, внутрь принимается при ожирении, ишемической болезни сердца, заболеваниях печени, как слабительное, диуретическое. Околоплодник – антибактериальное, антипаразитарное средство. Препараты ореха в виде мази, суспензии, растворов используются для лечения кожного туберкулеза, красной волчанки, скрофулеза, хронической экземы, псориаза и др. Перегородки идут на приготовление настойки, применяемой при сахарном диабете, заболеваниях щитовидной железы, при тиреотоксикозе, колитах, заболеваниях суставов, при гипертонии, атеросклерозе. Грецкие орехи рекомендуются при сахарном диабете, гастритах с повышенной и пониженной кислотностью (30 – 50 г в течение 20 суток).

Лекарственное сырье

Кора корней, корни, листья, плоды.

Лекарственные формы, рецепты

253. Настой.

1 чайная ложка листьев или кожуры на 1 стакан кипятка. Пить по 1 столовой ложке 3 – 4 раза в день.

254. Масляной настой.

50 – 80 г листьев залить 300 г стерильного масла и настаивать при комнатной температуре 20 дней. Использовать наружно или внутрь по 1 десертной ложке 3 – 4 раза в день между приемами пищи при распадающихся опухолях пищевода и желудка.

255. Настой.

5 столовых ложек корней на 0,5 л кипятка залить на ночь в термос. Пить по 1/3 – 1/4 стакана с сахаром 4 раза в день при общем упадке сил.

256. Чай.

1 – 2 чайные ложки листьев заварить как чай. Пить 3 – 4 раза в день по 1/2 стакана.

Противопоказания. Противопоказано употребление орехов в пищу при заболеваниях кишечника, полноте.

Паслен черный – Solanum nigrum L.

Фармакологические свойства и применение в медицине

Настой травы используют как седативное, спазмолитическое, болеутоляющее, диуретическое, противовоспалительное средство. Лечение настоем травы показано при неврозах, головных болях, спастическом колите, бронхиальной астме, коликах в желудке и кишечнике, спазмах мочевого пузыря, ревматических болях, неоперабельном раке.

Лекарственное сырье

Для приготовления лекарств берут траву, плоды, цветы. Траву собирают во время цветения, используют свежей или сушат. Готовое сырье хранят отдельно в плотно закрытых банках, соблюдая все правила хранения ядовитых растений. Плоды собирают полностью созревшими (недозрелые плоды – ЯДОВИТЫ).

Лекарственные формы, рецепты

257. Отвар травы.

3 г, или 1 чайную ложку, измельченной травы на 150 мл кипятка, варить 10 минут. Принимать по 1 чайной ложке 2 раза в день.

1 столовую ложку травы на 1 стакан кипятка, пить по 1 столовой ложке 3 раза в день.

Примечание. Растение содержит сильнодействующие вещества. Нельзя допускать длительного и чрезмерного употребления.

Пастушья сумка обыкновенная – Capsella bursa-pastoris Medic.

Фармакологические свойства и применение в медицине

Обладает гипотензивным, вяжущим, жаропонижающим, мочегонным, кровоостанавливающим, болеутоляющим, ранозаживляющим и противоядным действием. В народной медицине препараты пастушьей сумки применяются при злокачественных язвах и раке желудка, опухолях, раке и фиброме матки как контрацептивное средство. Применяется как кровоостанавливающее средство после родов, абортов, при климаксе, фибромиоме матки, кровотечениях, при болезнях почек и легких, как вяжущее, диуретическое, при гематурии, асците, диарее. Задерживает овуляцию, обладает антибактериальными свойствами. Сок свежей травы – сильное кровоостанавливающее и легкое гипотензивное средство (20 – 30 капель 4 – 5 раз в день). Настой применяют при поносах, особенно кровавых, желчно- и мочекаменной болезни, при подагре, ревматизме.

Лекарственное сырье

С лечебной целью используют надземную часть.

Лекарственные формы, рецепты

258. Настой травы.

10 г, или 2 столовые ложки, сырья на 200 мл кипятка, принимать по 1 столовой ложке 4 – 5 раз в день после еды.

259. Настой травы (для наружного применения).

1 г сырья на 200 мл кипятка, применяется для компрессов на ушибленные места и ссадины.

Противопоказания. Препараты пастушьей сумки противопоказаны при беременности и тромбофлебите.

Первоцвет весенний – Primula veris L.

Фармакологические свойства и применение в медицине

Растение используется преимущественно как хорошее отхаркивающее средство при заболеваниях легких и дыхательных путей. Препараты из первоцвета лекарственного активизируют секрецию слизистых бронхов и верхних дыхательных путей, повышают тонус организма, обладают болеутоляющим действием и действуют мочегонно при ревматизме и болезнях почек и мочевыводящих путей.

Листья растения съедобны, богаты витаминами С и А. В народной медицине используются при цинге, подагре, опухолях, кожных заболеваниях, у истощенных и ослабленных больных.

Лекарственное сырье

В качестве лекарственного сырья используются корни с корневищами, цветки и листья растения.

Лекарственные формы, рецепты

260. Настой корней первоцвета весеннего.

1 столовую ложку сухих и измельченных корней первоцвета весеннего заливают кипятком, настаивают 2 часа, процеживают. Принимают по 1 столовой ложке 3 – 4 раза в день до еды. Курс лечения практически не ограничивается.

261. Настой листьев первоцвета весеннего.

2 столовые ложки свежего или высушенного сырья заливают стаканом кипятка, настаивают 30 минут, процеживают. Принимают по1/4 стакана 4 раза в день. Курс лечения не ограничивается.

Пижма обыкновенная – Tanacetum vulgare L.

Фармакологические свойства и применение в медицине

Препараты пижмы усиливают секрецию желчи, тонизируют мускулатуру органов пищеварения, усиливаю амплитуду сердечных сокращений, замедляют ритм сердца, повышают артериальное давление, обладают ранозаживляющими, противовоспалительными свойствами. В народной медицине Карачаево-Черкесской области отвар цветочных корзинок употребляют при раке кожи. Препараты пижмы принимают при различных интоксикациях, ревматизме, полиартритах, нервном истощении, воспалениях мочевого пузыря и почек, для лечения эпилепсии и почечнокаменной болезни. Наружно применяют настой цветов для лечения гнойных ран, язв, спазмов мышц ног и рук.

Лекарственное сырье

С лечебной целью используют молодые цветоносы длиной до 4 см, собранные во время цветения.

Лекарственные формы, рецепты

262. Настой соцветий.

5 –10 г на 200 мл кипятка. Принимать по 1 столовой ложке 3 – 4 раза в день за 20 минут до еды.

263. Настойка соцветий.

25 г на 100 мл 100-процентного спирта, пить по 30 – 40 капель 3 раза в день.

264. Порошок из цветков.

Порошок цветков принимают по 2 – 3 г на прием 2 – 3 раза в день.

265. Настой соцветий (для наружного применения).

1 столовая ложка на 400 мл кипятка, настаивать 2 часа, процедить.

Примечание. Передозировка препаратов пижмы приводит к ОТРАВЛЕНИЯМ!

Противопоказания. Пижма противопоказана при беременности.

Пион уклоняющийся – Paeonia anomala L.

Фармакологические свойства и применение в медицине

В народной медицине корни и корневища пиона применяются при злокачественных опухолях желудка, печени, матки. В научной медицине настойку пиона применяют как седативное средство при неврастении с явлениями повышенной возбудимости, при бессоннице. Водные и спиртовые вытяжки пиона – как обезболивающее средство, повышают кислотность желудочного сока. В народной медицине настойку пиона применяют при различных желудочных заболеваниях, при плохом аппетите, от кашля, при ревматизме, подагре, эпилепсии, а также как средство, регулирующее менструальный цикл.

Лекарственное сырье

Для приготовления лекарств используют корневища с корнями и траву.

Лекарственные формы, рецепты

266. Настойка.

10 г смеси корней и травы, взятых поровну, на 100 мл 40-процентного спирта, настаивать 7 дней. Пить по 30 – 40 капель (по 1 чайной ложке) 3 раза в день на протяжении 25 – 30 дней. При необходимости курс лечения повторяют после 10-дневного перерыва.

267. Настой.

1 чайную ложку измельченного корня заливают 3 стаканами кипятка, настаивают 30 минут, процеживают. Принимают по 1 столовой ложке 3 раза в день за 10 – 15 минут до еды.

ПЕРЕДОЗИРОВКА ОПАСНА!

Подмаренник настоящий – Galium verum L.

Фармакологические свойства и применение в медицине

В народной медицине подмаренник используется как диуретическое, болеутоляющее, кровоостанавливающее, антимикроб-

ное средство. Чаще всего его препараты используют при почечнокаменной болезни, цистите, плеврите, при болях в желудке и кишечнике, диатезе, зобе, эпилепсии. Наружно – в виде мази – подмаренник используется при фурункулах, лишаях, раке кожи. Порошком травы присыпают раны, фурункулы.

Лекарственное сырье

Трава, собранная во время цветения.

Лекарственные формы, рецепты

268. Сок.

Свежий сок растения принимать по 1 чайной ложке 5 – 6 раз в день.

269. Настой травы.

2 столовые ложки сырья на 400 мл кипятка, настаивать 1 час, процедить, принимать по полстакана 4 раза в день до еды.

270. Мазь (для наружного применения).

Готовится из свежего сока и свиного несоленого жира в соотношении 1 : 10.

Подорожник большой – Plantago major L.

Фармакологические свойства и применение в медицине

Препараты из листьев подорожника обладают противовоспалительной, ранозаживляющей, противосклеротической, спазмолитической, отхаркивающей, противоязвенной активностью. В народной медицине подорожник применяют при раке легких, желудка. Подорожник сочетает противометастазирующее, антиканцерогенное, противорецидивное действие, может применяться всеми категориями раковых больных, при этом продолжительность жизни значительно увеличивается. В форме компрессов подорожник можно применять при злокачественных опухолях мягких тканей, применяется также при раке желудка, кишечника. Семена – при сахарном диабете, кашле, бесплодии. Настой листьев (30 г на 2 стакана воды, пить по 1 – 2 столовые ложки до еды) – как отхаркивающее при коклюше, астме, бронхите, туберкулезе, понижает артериальное давление. Сок подорожника – при анацидном гастрите, хроническом колите по 1 столовой ложке 3 раза в день за 15 минут до еды, курс лечения 30 дней. Сок усиливает секреторную деятельность кишечника. В виде ингаляций – при рините, фарингите, хроническом тонзиллите. В гомеопатии эссенцию подорожника применяют для лечения зоба, мастопатии, язвенной болезни.

Лекарственное сырье

Листья, семена.

Лекарственные формы, рецепты

271. Холодный слизистый настой.

10 г листьев залить на 8 часов стаканом воды. Процедить, пить по 1 стакану как отхаркивающее, мягчительное при бронхите, воспалении мочевого пузыря, поносе.

272. Мазь.

Листья растереть в порошок с 2 – 3 каплями растительного масла, смешать с вазелином в соотношении 1 : 9. Применяется для лечения ран, ожогов, язв.

273. Отвар листьев.

10 г, или 2 столовые ложки, сырья на 200 мл кипятка, принимать по 1/3 стакана за 10 – 15 минут до еды 3 – 4 раза в день.

274. Сок подорожника.

Мелко измельченные листья смешать с равным количеством сахара, настаивать в теплом месте 2 недели, пить по 1 столовой ложке 3 – 4 раза в день за 20 минут до еды при раке желудка.

275. Настой листьев.

50 г сырья на 200 мл кипятка. Применяется для компрессов, полосканий, обмываний, примочек.

276. Компресс.

Наружно применяются компрессы из сока подорожника для лечения злокачественных опухолей.

277. Мазь.

10 г порошка из листьев на 90 г вазелина, применяется для лечения заболеваний кожи.

Противопоказания. Препараты подорожника противопоказаны при гиперацидных гастритах и язвенной болезни с повышенной кислотностью желудочного сока.

Подофилл щитовидный – Podofillum peltatum L.

Фармакологические свойства и применение в медицине

Подофилл щитовидный служит источником сырья для получения высокоэффективного противоопухолевого средства – подофиллина. Подофиллин проявляет цитостатическую активность и блокирует митозы на стадии метафазы. Используют подофиллин как вспомогательное средство при папилломатозе мочевого пузыря. Подофиллин эффективен при лечении лимфоангиом.

Лекарственное сырье

Корневища подофилла.

Лекарственные формы, рецепты

Подофиллин используют в виде спиртовых растворов при лечении папилломатоза гортани и суспензии на вазелиновом масле – при лечении папиллом мочевого пузыря. Курс лечения 14 – 16 процедур.

Повилика европейская – Cuscuta europaea L.

Фармакологические свойства и применение в медицине

Отвар травы повилики применяют как болеутоляющее, диуретическое, желчегонное, возбуждающее выделение желудочного сока средство. В народе ее называют рак-трава. Применяется как вяжущее при колитах, при женских заболеваниях, в частности, при скудных менструациях. В тибетской медицине – как кровоостанавливающее. Наружно применяется в виде ванн при кожных заболеваниях.

Лекарственное сырье

Повилика – растение-паразит. Паразитирует на многих культурных и дикорастущих растениях. Для приготовления лекарств берут траву, собранную во время цветения.

Лекарственные формы, рецепты

278. Отвар.

5 г сырья на 200 мл кипятка. Принимать по 1 столовой ложке 3 раза в день.

279. Настой.

5 – 10 г на 200 мл кипятка, принимать по 1/2 стакана 2 – 3 раза в день при скудных менструациях.

280. Ванны.

50 г на 2 л кипятка, подогревают 20 – 25 минут, охлаждают, процеживают, отжимают и добавляют в ванну.

РАСТЕНИЕ ТОКСИЧНО! Не допускать передозировки!

281. Настой по рецепту В. Тищенко.

Если повилика свежая, берут 2 столовые ложки травы на 1 стакан кипятка, держат на огне ровно 1 минуту. Настаивают от 3 до 6 часов. Если трава сухая – на 1 стакан воды 1 столовая ложка сырья. Принимать повилику следует понемногу, однако за день необходимо выпить 1 – 1,5 стакана настоя.

Противопоказания. Не рекомендуется при склонности к тромбообразованию.

Подсолнечник однолетний – Helianthus annuus L.

Фармакологические свойства и применение в медицине

Из цветов, листьев готовят спиртовую настойку, применяют как желчегонное, для усиления выделения желудочного сока. Настой сушеных стеблей в соотношении 1 : 10 принимают по 1 столовой ложке каждые 2 часа во время лихорадки, при гриппе, бронхиальных спазмах. Масло – при заболеваниях печени, усиливает моторику желчного пузыря (утром натощак по 1 столовой ложке). Свежие семена – при аллергии, бронхите. Экспериментальными исследованиями доказано, что полисахариды подсолнечника угнетают рост саркомы на 29%, то есть обладают противоопухолевой активностью. Подсолнечный пектин как детоксикант служит для связывания солей тяжелых металлов (кобальта, стронция) при отравлениях. Применяется при раке любой локализации. Противопоказаний нет.

Лекарственное сырье

Используют листья, язычковые цветы, подсолнечное масло.

Лекарственные формы, рецепты

282. Настой.

1 столовую ложку краевых цветков заваривать как чай 1 стаканом кипятка. Пить по 1/2 стакана за 30 минут до еды.

283. Противогеморройная примочка из цветов.

Цветки подсолнечника (2 столовых ложки) кипятить на водяной бане 6 – 8 часов в 0,5 л масла. Применять в виде хорошо смоченного маслом тампона, вложенного в анальное отверстие.

284. Настойка цветков.

Готовится на 70-процентном спирте в соотношении 1 : 5, принимать по 20 капель в ложке воды 3 раза в день.

285. Отвар лепестков.

Используется как профилактическое противораковое средство. Заваривать и принимать как чай.

Полынь обыкновенная (чернобыльник) – Artemisia vulgaris L.

Фармакологические свойства и применение в медицине

Галеновые препараты полыни, как и все горечи, рефлекторно стимулируют функцию желез желудочно-кишечного тракта, усиливают желчеотделение и улучшают пищеварение. Трава полыни обыкновенной (чернобыльник) входит в противоопухолевый сбор Здренко. Отвар травы полыни принимают при пониженном аппетите, эпилепсии, неврастении, других нервных забо-

леваниях и бессоннице. В акушерстве и гинекологии назначают при аменорее и гипоменструальном синдроме, для спринцеваний при белях. Отвар корней полыни на белом сухом вине принимают при раке и туберкулезе легких как тонизирующее средство. Для лечения алкоголизма используют настой из смеси травы полыни и чабреца ползучего. Сигары из сухой травы жгут при бронхиальной астме.

Лекарственное сырье

Для приготовления лекарств берут верхушки стеблей с цветами и листьями, корни. Траву заготавливают в начале цветения. Корни копают осенью, очищают от земли **(мыть нельзя!)** и быстро сушат.

Лекарственные формы, рецепты

286. Отвар травы.

3 чайные ложки сырья на 300 мл кипятка, принимать по 1/2 стакана 3 раза в день.

287. Настой травы.

1 столовая ложка сырья на 500 мл кипятка, настаивают 10 минут, принимать по 1/2 стакана 3 раза в день.

288. Отвар корней на вине.

1 столовая ложка с верхом на 200 мл вина, варить 10 минут, добавив к отвару 1 – 2 чайные ложки меда. Пить по 1/2 стакана натощак. Для спринцеваний 1 стакан отвара разводят в 1 л кипятка.

Полынь горькая – Artemisia absinthium L.

Фармакологические свойства и применение в медицине

Возбуждает аппетит, повышает секрецию желчи, панкреатического и желудочного сока, оказывает противовоспалительное, антисептическое, противоязвенное и глистогонное действие. Применяется при заболеваниях и лечении желчного пузыря, при всех видах физической слабости, после тяжелых заболеваний, анемии, диспепсии. Также применяется при раке различной локализации, как противоядие при отравлениях, как общеукрепляющее при малокровии.

Лекарственное сырье

Трава, листья.

Лекарственные формы, рецепты

289. Настойка полыни.

На 70-процентном спирте в соотношении 1 : 5, принимать по 15 – 20 капель 3 раза в день за 15 – 20 минут до еды.

290. Настой травы.

10 г, или 2 столовые ложки, на 200 мл кипятка, пить по 1/4 стакана 3 раза в день за 30 минут до еды.

291. Настой травы.

1 чайная ложка на 200 мл кипятка, настаивать 10 минут, пить по 3 столовые ложки на протяжении 10 дней утром и вечером перед сном при аскаридозе (после каждого приема съедать до полстакана свежетертой моркови).

*292. Настой травы **(для наружного применения).***

1 – 2 чайные ложки сырья на 200 мл кипятка, применяется для полосканий.

Примечание. Длительное чрезмерное употребление полыни может привести к отравлению.

Противопоказания. Беременность.

Просо посевное – Panicum miliaceum L.

Фармакологические свойства и применение в медицине

Свежее зерно применяется для питания при заболеваниях сердечно-сосудистой системы, атеросклерозе, привычных запорах, гипертонии, болезнях печени. Экстракты и вытяжки из проса уменьшают раковые опухоли молочной железы.

Лекарственное сырье

Зерно.

Лекарственные формы, рецепты

Пищевое использование. Приготовление супов, каш, отваров.

Пустырник пятилопастный – Leonurus quinquelobatus Gilib.

Фармакологические свойства и применение в медицине

Препараты пустырника обладают выраженными седативными свойствами, проявляют гипотензивную и кардиотоническую активность. По своему действию они схожи с препаратами валерианы лекарственной. Препараты пустырника пятилопастного применяют при кардиосклерозе, повышенном артериальном давлении, стенокардии, миокардите, кардионеврозе, чрезмерной нервной возбудимости, бессоннице, эпилепсии, заболеваниях желудка (спазмы желудка, хронические воспаления толстой кишки). При сердечно-сосудистых неврозах препараты пустырника действуют эффективнее валерианы или ландыша.

Лекарственное сырье

С лечебной целью используют траву, собранную в начале цветения.

Лекарственные формы, рецепты

293. Настой травы.

15 г сырья на 200 мл кипятка, пить по 1 столовой ложке 3 – 4 раза в день.

294. Настойка.

Готовится на 70-процентном спирте в соотношении 1 : 5, пить по 30 – 50 капель 3 – 4 раза в день.

Пырей ползучий – Elytrigia repens Desr.

Фармакологические свойства и применение в медицине

Препараты из пырея ползучего имеют отхаркивающее, противовоспалительное, мочегонное, регулирующее обмен веществ действие. Отвары корневищ пырея обладают обезболивающим действием при коликах. Используется пырей при подагре, ревматизме, почечнокаменной болезни, цистите, простатите, желчнокаменной болезни, гастрите, отеках сердечного происхождения, артритах, люмбаго.

Лекарственное сырье

С лечебной целью используют корневища пырея, заготовленные ранней весной или осенью. Трава используется свежей, в виде сока.

Лекарственные формы, рецепты

295. Отвар корневищ пырея ползучего.

2 столовые ложки сырья заливают 500 мл кипятка, кипятят 10 минут, процеживают. Принимают по 1/2 стакана 4 раза в день до еды. Курс лечения до 1 месяца.

296. Сок из травы пырея ползучего.

Свежую траву промывают и измельчают, затем пропускают через соковыжималку. Принимают сок по 1/3 стакана 1 – 2 раза в день при камнях в желчном пузыре.

Редька посевная черная – Raphanus raphanistrum L.

Фармакологические свойства и применение в медицине

Свежий сок редьки оказывает диуретическое, желчегонное действие, усиливает перистальтику кишечника. Хороший эффект дает сок при токсических гепатитах, циррозах печени, холециститах и желчнокаменной болезни, при нарушениях сердечного

ритма, коклюше, кровохарканьи. Сок редьки применяют при раке различной локализации как симптоматическое средство. При малокровии – смесь сока редьки, моркови, свеклы (всего поровну) смешать и поместить в вытопленную печь или духовку на 3 часа в посуде из темного стекла, желательно, чтобы посуда была неплотно закрыта. Принимать по 1 столовой ложке 3 раза в день за 15 минут до еды. Курс лечения 3 месяца.

Противопоказания. Беременность, язвенная болезнь, энтероколиты, тяжелые заболевания сердца.

Лекарственное сырье

Свежие корнеплоды, семена.

Лекарственные формы, рецепты

297. Свежий сок.

Принимают по 1 столовой ложке 2 – 3 раза в день, свежий сок с медом в соотношении 1 : 1 пьют по 1 – 2 столовые ложки 2 – 3 раза в день.

298. Натирание.

3 части (по объему) свежего сока смешать с 2 частями меда и 1 частью водки, смесь используют для втирания в больные суставы.

Репейничек обыкновенный – Argimonia cupatoria L.

Фармакологические свойства и применение в медицине

Репейничек действует послабляюще, усиливает диурез, уменьшает воспалительные процессы в суставах при ревматических заболеваниях, действует кровоостанавливающе при различных кровотечениях, обладает спазмолитическим эффектом. Из репейничка выделено новое вещество – агримонин, обладающий противоопухолевой активностью. Народная медицина рекомендует применять репейничек при заболеваниях печени и желчного пузыря (гепатит, желтуха, желчнокаменная болезнь), как противоядие при отравлении алкалоидами, при различных кровотечениях (кровохарканьи, почечных и маточных кровотечениях), при воспалении мочевого пузыря, ночном недержании мочи, отеках. В смеси с другими растениями репейничек применяют при почечнокаменной болезни. Наружно настой травы используют при воспалительных процессах полости рта и верхних дыхательных путей, для лечения ран, язв, пролежней, фурункулов, при геморрое, для спринцеваний при белях и для ножных ванн при сильной усталости.

Лекарственное сырье

Для приготовления лекарств используют траву, собранную во время цветения.

Лекарственные формы, рецепты

299. Настой травы.

2 столовые ложки на 400 мл кипятка, настаивать 2 часа, принимать по 1/2 стакана 4 раза в день до еды.

300. Настой.

20 г сырья на 300 мл кипятка, пить по 1 столовой ложке каждые 2 часа при кровохарканьи.

301. Отвар травы.

20 – 30 г на 1 стакан кипятка, пить по 1 столовой ложке при поносах.

*302. Настой **(для наружного применения)**.*

5 столовых ложек сырья на 400 мл кипятка, настаивать 15 минут, применяется для полосканий, примочек, спринцеваний.

303. Сгущенный отвар.

300 г травы на 360 мл кипятка, уварить до половины объема, пить по 1 столовой ложке через каждые 3 часа при кровотечениях.

Ромашка лекарственная – Matricaria chamomilla L.

Фармакологические свойства и применение в медицине

Ромашка – одна из самых ценных лекарственных культур. Препараты ромашки оказывают спазмолитическое, противовоспалительное, антисептическое, седативное, обезболивающее, желчегонное, мочегонное, выраженное противоязвенное действие, стимулируют процессы регенерации тканей. Ромашка наиболее эффективна при заболеваниях желудочно-кишечного тракта, мочевыводящих путей, заболеваниях печени, особенно при желчнокаменной болезни, детских поносах, сопровождающихся болями, вздутием кишечника, при нарушении менструального цикла, болезненных менструациях, воспалительных заболеваниях женских половых органов. Ромашку назначают при повышенной кислотности желудочного сока, язвенной болезни, язвенном воспалении кишечника. При раке матки принимают внутрь и в виде спринцеваний.

Лекарственное сырье

Цветочные корзиночки.

Лекарственные формы, рецепты

304. Отвар соцветий.

10 г, или 4 столовые ложки, на 200 мл кипятка, пить по 1/2 – 1/3 стакана 2 – 3 раза в день после еды, грудным детям давать по 1 чайной ложке.

305. Настой соцветий.

1 чайная ложка сырья на 200 мл кипятка, принимают как снотворное по 1 стакану на ночь за час до сна.

306. Настойка соцветий.

Готовится на спирте в соотношении 1 : 10, пить по 20 – 40 капель 2 – 5 раз в день.

Рябина обыкновенная – Sorbus aucuparia L.

Фармакологические свойства и применение в медицине

Рябина обладает хорошим кровоостанавливающим эффектом. Применяется при различных формах рака, сопровождающегося повторяющимися кровотечениями, – при раке легких, мочевого пузыря, матки. Она нормализует свертывающую систему, работу печени, обмен веществ в организме, деятельность эндокринных желез. Эффективна при заболеваниях щитовидной железы. Как поливитаминное средство назначается при различных заболеваниях. Настой, отвар или сок применяют при расстройствах пищеварения, гепатите, затруднительном желчеотделении, при камнях в почках и мочевом пузыре, при явлениях старческой атонии толстой и тонкой кишок, при геморрое, при кровотечениях в климактерический период. Свежие плоды полезны при атеросклерозе, гипертонии.

Лекарственное сырье

Плоды. В народной медицине используют цветки, изредка листья.

Лекарственные формы, рецепты

307. Свежий сок.

Принимается по 50 мл 3 – 4 раза в день.

308. Чай из листьев.

30 г на 3 стакана кипятка, пьют по 1 стакану 3 раза в день при камнях в желчном пузыре и почках, заболеваниях печени.

309. Отвар плодов.

15 г на 200 мл кипятка, пить по 1 столовой ложке 3 – 4 раза в день.

310. Настой цветов.

2 столовые ложки сырья на 400 мл кипятка, настаивать до охлаждения, пить по 1/2 стакана 3 раза в день.

311. Настойка свежих плодов.

200 г свежих измельченных ягод на 1 л водки, настаивать 12 дней, процедить. Пить по 1 чайной ложке 3 раза в день.

Противопоказания. Плоды противопоказаны при склонности к гиперкоагуляции крови.

Родиола розовая – Rhodiola rosea L.

Фармакологические свойства и применение в медицине

Препараты золотого корня оказывают антиоксидантное, антитоксическое, стимулирующее действие. Они способны усиливать сопротивляемость организма к неблагоприятным воздействиям, обладают противотуберкулезной и противоопухолевой активностью, нормализуют деятельность центральной нервной системы. Родиола розовая сочетает в себе противометастазирующие, антиканцерогенные, противорецидивные действия. Имеются данные о возможности использования золотого корня и его аналогов в качестве средств общей профилактики приобретенных иммунодефицитов и коррекции врожденных на фоне генетической предрасположенности к злокачественному росту. На Алтае родиолу розовую используют при переутомлении, малокровии, заболеваниях желудка, половых расстройствах и как “лекарство от всех болезней”. Препараты родиолы розовой обладают адаптогенными свойствами, применяются при переутомлении, кислородном голодании, различных стрессах.

Противопоказания. Препараты противопоказаны при резко выраженном возбуждении, при гипертоническом кризе.

Лекарственное сырье

Корневища с корнями, собранные в период цветения до завершения вегетации.

Лекарственные формы, рецепты

312. Настойка.

Готовится на 40-процентном спирте в соотношении 1 : 5, пить по 15 капель 3 раза в день за 15 – 20 минут до еды.

313. Настой.

10 г сырья на 200 мл кипятка, настоять 4 часа, процедить, принимать по 1/2 стакана 2 – 3 раза в день.

Сабельник болотный – Comarum palustre L.

Фармакологические свойства и применение в медицине

В народной медицине используют как жаропонижающее, вяжущее, болеутоляющее, кровоостанавливающее, ранозаживляющее и противовоспалительное средство. Отвар всего растения – при острых зубных болях, язвенных кровотечениях десен, при туберкулезе легких, ангинах, нарушении обмена веществ, маточных кровотечениях, раке желудка и молочной железы.

Лекарственное сырье

Все растение, корневища заготавливаются ранней весной или осенью, трава – во время цветения.

Лекарственные формы, рецепты

314. Настой.

20 г измельченного корневища или травы на 200 мл кипятка, настаивать 1 – 2 часа, охладить, процедить, выпивают за день небольшими глотками.

315. Компресс.

2 – 3 столовые ложки сухой травы обливают кипятком, заворачивают в марлю и горячим прикладывают компресс к больному месту.

Свекла обыкновенная – Beta vulgaris L.

Фармакологические свойства и применение в медицине

В древней медицине корнеплоды и листья свеклы применялись как питательное, рассасывающее, слабительное, мочегонное средство. Повязка из отвара – средство, рассасывающее опухоли. Отваренные листья в виде мази с медом – от ожогов, лишаев, злокачественных язв. Соком моют голову от перхоти. Свежий сок пьют при раковых заболеваниях, гипертонии (по 1/2 стакана 2 раза в день).

Обладает болеутоляющим, ранозаживляющим, противовоспалительным, желчегонным, вяжущим действием.

Лекарственное сырье

Корнеплоды и листья.

Лекарственные формы, рецепты

Пищевое применение.

Синюха голубая – Polemonium coeruleum L.

Фармакологические свойства и применение в медицине

Препараты синюхи голубой находят применение в народной

и научной медицине как очень эффективное отхаркивающее средство, а седативное действие синюхи превышает эффект валерианы и пустырника в 8 – 10 раз. Синюха снижает артериальное давление, способствует нормализации обмена веществ в организме, обладает противосклеротическим действием, благоприятно влияет на свертываемость крови, что позволяет применять ее препараты в качестве симптоматической терапии при всех формах раковых заболеваний. Применяют при острых и хронических бронхитах, пневмонии, туберкулезе легких. Как седативное и противосудорожное средство синюху применяют при бессоннице, нервно-психических потрясениях, эпилепсии, тетании. Вместе с сушеницей болотной синюха голубая дает хороший терапевтический эффект при лечении язвенной болезни. Препараты синюхи малотоксичны, длительное их применение не вызывает побочных эффектов.

Лекарственное сырье

Для приготовления лекарств берут корни и корневища, заготовленные осенью или ранней весной.

Лекарственные формы, рецепты

316. Настой из корневищ.

2 столовые ложки (6 г) на 200 мл кипятка, пить по 1 столовой ложке 3 – 5 раз в день через 2 часа после еды.

При язве желудка за полтора часа до еды принимают внутрь настой травы сушеницы болотной (10 г на 200 мл кипятка) по 1 столовой ложке 3 раза в день, а через 2 часа после еды – настой корневищ с корнями синюхи (10 г на 200 мл кипятка) по 1 столовой ложке 3 раза в день. Курс лечения 3 недели.

Смородина черная – Ribes nigrum L.

Фармакологические свойства и применение в медицине

Растение используется как мочегонное, потогонное, вяжущее, витаминное, тонизирующее, противорадиационное средство.

В народной медицине листья, почки, ягоды смородины черной используют при ревматизме, подагре, артритах, гастрите, склерозе сосудов, при камнях почек, поносе, мигрени, при простуде, ангине. Свежие или сушеные ягоды смородины черной полезны при гипохромной анемии, пародонтозе, болезнях желудочно-кишечного тракта, гломерулонефрите, нарушениях ритма сердца, при васкулите, простудных заболеваниях, опухолевых процессах.

Лекарственное сырье

В качестве лекарственного сырья используют листья, почки, молодые ветки и плоды смородины черной в свежем или сушеном виде.

Лекарственные формы, рецепты

317. Настой листьев смородины черной.

50 г свежих листьев смородины черной заливают 1 л кипятка, настаивают 1 час в закрытой посуде, процеживают. Пьют по 1/2 стакана 4 – 5 раз в день с медом. Курс применения практически не ограничен, используется как витаминное и тонизирующее средство.

318. Сок из ягод смородины черной.

Получают из свежих ягод на соковыжималке или соковарке сок и хранят его в герметизированной стерилизованной посуде. Используют по 100 – 200 мл в день. Особенное показано применение сока смородины черной при анемиях, лейкозе, после облучения больных опухолями.

Солодка голая – Glycyrrhyza glabra L.

Фармакологические свойства и применение в медицине

Препараты солодки проявляют многостороннее терапевтическое действие – противовоспалительное, противоаллергическое, обволакивающее, мочегонное, спазмолитическое и противоопухолевое, регулирует водно-солевой обмен в организме. Ее применяют как отхаркивающее и смягчающее кашель, как обволакивающее при язвенной болезни, бронзовой болезни и гипофункции коры надпочечников, системной волчанке, аллергических дерматитах. В восточной медицине солодка используется для лечения легочных и желудочных заболеваний, в частности язвы желудка, назначается в качестве омолаживающего средства пожилым и старым людям. В настоящее время многие из приписываемых ей свойств нашли экспериментальное и клиническое подтверждение. Фармакологическими исследованиями установлены противовоспалительное, антиаллергическое, противораковое и некоторые другие виды действия солодки. В китайской традиционной медицине солодка стоит на первом месте, используется как лекарственное средство более 5000 лет. В сочетании с другими лекарственными растениями солодку используют при ожирении,

хроническом алкоголизме, остром и хроническом пиелонефрите, язвенной болезни желудка и др.

Лекарственное сырье

Корни солодки, собранные весной или осенью после увядания надземной части растения.

Лекарственные формы, рецепты

319. Настой корней солодки.

10 г, или 1 столовая ложка, сырья на 200 мл кипятка, принимать по 1 столовой ложке 3 – 4 раза в день.

320. Сбор.

Отвар смеси (поровну) корней солодки и травы хвоща полевого (100 г смеси на 3 л воды), пить по 1 стакану 3 раза в день за 10 – 15 минут до еды при хроническом алкоголизме. Рекомендуется также при доброкачественных и злокачественных опухолях.

Противопоказания. Беременность.

Примечание. Длительное употребление солодки может привести к отечности.

Софора японская – Sophora japonica L.

Фармакологические свойства и применение в медицине

Обладает бактерицидным, противовоспалительным, кровоостанавливающим действием. Присутствие большого количества флавоноидов (рутин, кверцетин – до 21 процента) в бутонах софоры японской объясняет ее лечебный эффект при раке женских половых органов, проявляющийся замедлением роста опухоли. В форме орошений, промываний и влажных повязок используют при гнойных воспалительных процессах (раны, ожоги, трофические язвы). В народной медицине настойку плодов или бутонов употребляют внутрь при кровотечениях различного происхождения, стенокардии, атеросклерозе, сахарном диабете, ревматизме, капилляротоксикозе, сепсисе, тромбофлебите, заболеваниях желудка и двенадцатиперстной кишки, при язвенном колите, заболеваниях печени, брюшном тифе, лучевой болезни. Наружно применяются настойки при ожогах, обморожениях, туберкулезе кожи, волчанке, при травматических поражениях, гайморите, парапроктите, псориазе, трофических язвах.

Лекарственное сырье

Бутоны цветов, плоды софоры. Бутоны собирают в солнечную погоду в конце бутонизации, когда цветки в кистях начина-

ют расцветать. Сначала срезают секатором или ножницами соцветия, потом из соцветий выдергивают бутоны, провяливают их. Плоды собирают недозрелыми в сухую погоду.

Лекарственные формы, рецепты

321. Настойка бутонов.

Готовится на 70-процентном спирте в соотношении 1 : 5, пить по 20 – 40 капель 3 раза в день после еды.

322. Настойка плодов.

Готовится на 56-процентном спирте, в соотношении 1 : 1 – свежие плоды, 1 : 2 – сухие, принимать от 10 капель до 1 чайной ложки 4 – 5 раз в день.

323. **Наружно** – стерильные повязки на раны, тампоны, смазывания, промывания, орошения настойкой плодов и бутонов.

Спаржа лекарственная – Asparagus officinalis L.

Фармакологические свойства и применение в медицине

Препараты из спаржи лекарственной расширяют кровеносные сосуды, снижают артериальное давление, урежают ритм сердечной деятельности, улучшают функции печени, действуют мочегонно. В народной медицине отвар корневищ с корнями дают внутрь при пиелонефрите, цистите, мочекаменной болезни, аденоме простаты, циррозе печени, при сердечно-сосудистых заболеваниях, при отеках и асците, при подагре, ревматизме и сахарном диабете, как кровоочистительное средство, также применяется для усиления лактации.

Отвар травы используют при неврозах сердца и заболеваниях почек. Настой плодов спаржи употребляют при импотенции и геморрое.

Из молодых проростков спаржи готовят салаты, которые имеют такое же лечебное действие.

Лекарственное сырье

С лечебной целью используют корневища с корнями, траву, плоды и молодые мясистые проростки стеблей.

Лекарственные формы, рецепты

324. Отвар корневищ с корнями спаржи лекарственной.

1 столовую ложку сухого измельченного сырья заливают 500 мл кипятка, доводят до кипения и на малом огне кипятят 10 минут, процеживают. Пьют по 1/2 стакана 4 раза в день до еды. Курс лечения 3 недели, после недельного перерыва курс повторяют.

325. Отвар травы спаржи лекарственной.

2 столовые ложки сухой измельченной травы спаржи лекарственной заливают 500 мл кипятка, кипятят 5 минут, процеживают и пьют по 1/2 стакана 4 раза в день до еды. Курс лечения до 3 недель.

326. Настой плодов спаржи лекарственной.

5 плодов спаржи заливают стаканом кипятка и настаивают в термосе 6 – 8 часов. Принимают по 1 столовой ложке 3 – 4 раза в день при импотенции.

Стальник пашенный – Onoris arvensis L.

Фармакологические свойства и применение в медицине

Препараты стальника пашенного оказывают мочегонное, послабляющее, кровоостанавливающее, противовоспалительное, кардиотоническое действие, а также уменьшают проницаемость и ломкость капилляров, повышают тонус кишечника. В научной медицине стальник пашенный назначают при геморрое, хронических запорах, трещинах заднего прохода, воспалении мочевого пузыря, почек, при почечнокаменной болезни, подагре.

В народной медицине стальник пашенный используют для активизации желез внутренней секреции, улучшения обмена при фурункулезе, радикулите.

Лекарственное сырье

Для лекарственных целей используют корни стальника пашенного, заготовленные осенью.

Лекарственные формы, рецепты

327. Отвар корней стальника пашенного.

30 г сухого измельченного сырья заливают 1 л кипятка, кипятят 10 минут, настаивают 1 час, процеживают. Принимают по 50 мл 3 раза в день до еды в течение 2 – 4 недель, делая перерыв каждый 4-й день приема. Курс лечения повторяют 4 – 6 раз в год.

328. Настойка корней стальника пашенного.

10 г измельченных корней стальника пашенного заливают 70-процентным спиртом и настаивают 2 недели в темном месте. Принимают по 30 капель 3 раза в день в промежутках между приемами пищи как послабляющее средство.

Сухоцвет однолетний – Xeranthemum annuum L.

Фармакологические свойства и применение в медицине

Препараты сухоцвета обладают противовоспалительными, антибактериальными и вяжущими свойствами, ускоряют процессы репарации, регенерации и эпителизации раневых и язвенных поверхностей кожи и слизистых оболочек. Обнаружены сосудорасширяющие и гипотензивные свойства. Трава входит в противоопухолевый сбор М. Н. Здренко. В народной медицине применяют при сердечных, желудочных, нервных заболеваниях, при холецистите, маточных кровотечениях, болезненных менструациях, при зубной боли.

Лекарственное сырье

Применяют траву, собранную во время цветения.

Лекарственные формы, рецепты

329. Настой цветов.

10 – 20 г на 2 стакана воды, пить по 1/3 стакана 3 раза в день.

330. Настой травы.

15 г сухоцвета однолетнего и 10 г хвоща полевого на 1 л воды, настаивать 30 минут, принимать по 50 мл 3 раза в день при болезненных менструациях.

Сушеница топяная – Gnaphalium uliginosum L.

Фармакологические свойства и применение в медицине

Препараты сушеницы топяной расширяют периферические сосуды, снижают артериальное давление, замедляют ритм сердца, усиливают перистальтику кишечника, оказывают вяжущее, антибактериальное и успокаивающее действие. Масляные экстракты сушеницы топяной усиливают процессы заживления в тканях.

Использование сушеницы топяной показано при гипертонической болезни, бессоннице, стенокардии. Настой сушеницы топяной эффективно используется в лечении язвенной болезни желудка и двенадцатиперстной кишки, при опухолевых язвах кишечника.

Лекарственное сырье

Для лекарственных целей используют траву сушеницы топяной, собранную в период цветения растения.

Лекарственные формы, рецепты

331. Настой травы сушеницы топяной.

2 столовые ложки сухого сырья заливают стаканом кипятка и настаивают 30 минут. Процеживают и принимают по 1/2 – 1/3

стакана 3 раза в день после еды. Курс лечения до 1 месяца. После двухнедельного перерыва курс можно повторить.

332. Ножные ванны из настоя сушеницы топяной.

50 г сухого измельченного сырья заливают 1 л кипятка, настаивают 1 час. Процеживают в 10 л воды температурой 35 – 37 С. Принимают ножные ванны при язвенных нарушениях на конечностях.

Татарник обыкновенный – Onopordum acanthium L.

Фармакологические свойства и применение в медицине

Обладает мочегонным, вяжущим, кровоостанавливающим действием, тонизирует сердечную деятельность, увеличивает силу сердечных сокращений, повышает артериальное давление, стимулирует секрецию пищеварительных желез, возбуждает в малых дозах или угнетает в больших центральную нервную систему. Препараты татарника применяют при артериальной гипотензии, сердечной слабости, для лечения новообразований после онкологических операций, при воспалительных процессах мочевого пузыря, подагре, ревматизме, отеках, спастическом кашле, простудных заболеваниях, при злокачественных опухолях, раке матки, для профилактики метастазов после удаления злокачественных опухолей, как кровоочистительное средство и как средство, снимающее угнетенное состояние больного и придающее ему бодрость. Препараты татарника при длительном употреблении не оказывают побочного действия на организм.

Лекарственное сырье

С лечебной целью заготавливают цветочные корзинки или всю надземную часть без нижней грубой части стеблей. Собирают в период цветения.

Лекарственные формы, рецепты

333. Настой листьев татарника.

2 столовые ложки сырья на 500 мл воды, варить 10 минут, процедить и полученный настой выпивать равными дозами за день.

334. Настой цветочных корзиной.

3 измельченные цветочные корзинки настаивают 1 час на 400 мл кипятка, процеживают и пьют по 1/4 стакана 4 раза в день до еды.

335. Сок из свежих листьев пить по 1 чайной ложке 3 раза в день.

336. Порошок из листьев.

Порошок из листьев без колючек принимают по 1 чайной ложке 3 раза в день, запивая водой.

337. Наружное применение.

Настой из 20 г сырья на 200 мл кипятка используется для компрессов, примочек, обмываний.

Соком татарника рекомендуется смазывать пораженные места.

Тимьян ползучий – Thymus serpyllum L.

Фармакологические свойства и применение в медицине

Препараты тимьяна ползучего проявляют отхаркивающее, противовоспалительное, спазмолитическое и обезболивающее действие, успокаивающе действуют на центральную нервную систему, возбуждают выделение желудочного сока.

Препараты из тимьяна применяются при бронхите, коклюше, как отхаркивающее средство при опухолевых заболеваниях легких и бронхов, а также как успокаивающее, при язвенной болезни желудка и двенадцатиперстной кишки, при геморрое, заболеваниях суставов.

Лекарственное сырье

Для приготовления лекарственных препаратов используют траву тимьяна ползучего, собранную в период цветения растения.

Лекарственные формы, рецепты

338. Настой травы тимьяна ползучего.

2 столовые ложки сухого измельченного сырья заливают 500 мл кипятка, настаивают 2 часа, процеживают. Пьют по 1/2 стакана 4 раза в день до еды, сочетая с медом. Курс лечения не ограничен.

339. Чай из травы тимьяна ползучего.

1 чайную ложку измельченной травы с цветками заливают 1 стаканом кипятка, настаивают 20 минут, процеживают и пьют теплым с медом как чай по утрам при бронхитах различного происхождения.

340. "Пертуссин" (аптечный препарат).

Содержит как основной компонент сироп-экстракт из тимьяна ползучего. Используется для смягчения кашля при воспалительных процессах в бронхах и легких. Курс лечения до 2 месяцев. После двухнедельного перерыва курс можно повторять.

Тысячелистник обыкновенный – Achillea millefolium L.

Фармакологические свойства и применение в медицине

Трава тысячелистника обладает многосторонними фармакологическими свойствами, обусловленными присутствием в ней различных биологически активных соединений, такими как спазмолитическими, желчегонными, мочегонными, кровоостанавливающими, бактерицидными, ранозаживляющими, противовоспалительными, антиаллергическими, гипотензивными. Его препараты применяют при пониженном аппетите, гипоацидном гастрите, язвенной болезни желудка и двенадцатиперстной кишки, язвенных спастических коликах, геморрое, заболеваниях печени, почек и мочевого пузыря. Сочетание кровоостанавливающих свойств и способности усиливать сокращение мускулатуры матки определяет эффективность тысячелистника при маточных кровотечениях на почве воспалительных процессов, при фибромиоме, а также при геморроидальных кровотечениях. По данным тибетской медицины тысячелистник подавляет развитие опухолей. Тысячелистник используют как сырье для получения азулена – эффективного средства лечения лучевых поражений, опухолей (антисептик). В народной медицине тысячелистник применяют при головной боли, бессоннице, истерии, поносе, почечнокаменной болезни, при неправильном обмене веществ.

Примечание. Следует помнить, что длительное и чрезмерное употребление тысячелистника может привести к головокружению и высыпаниям на коже.

Лекарственное сырье

С лечебной целью используют траву и цветы. Траву собирают от начала до середины цветения, срезают верхушки стеблей длиной 15 см, обрывая листочки на нижней грубой части.

Лекарственные формы, рецепты

341. Настой травы.

15 г, или 2 столовые ложки, на 200 мл кипятка. Пить теплым по 1/2 – 1/3 стакана 2 – 3 раза в день.

342. Свежий сок тысячелистника.

Принимают с медом по 1 чайной ложке 3 раза в день.

343. Настой травы (для наружного применения).

2 столовые ложки на 500 мл кипятка, настаивают час, применяют для обмываний, компрессов для лечения ран, язв, фурункулов, при геморрое, лишае.

Толокнянка обыкновенная – Arctostaphylos uva-ursi L.

Фармакологические свойства и применение в медицине

Основными действующими веществами толокнянки являются феноловые глюкозиды, флавоновые и дубильные вещества. Препараты из растения активизируют диурез, бактерицидно действуют на микрофлору мочевых путей, однако только при щелочной реакции мочи.

В народной медицине листья толокнянки применяют при цистите, почечнокаменной болезни, других заболеваниях почек.

В тибетской медицине настой листьев применяют внутрь при гастрите с повышенной кислотностью желудочного сока, а наружно – как ранозаживляющее. Отвар листьев толокнянки пьют при поносах, вялом пищеварении, туберкулезе легких, опухолях и как успокаивающее.

Лекарственное сырье

В качестве лекарственного сырья используют листья толокнянки, высушенные в сухом проветриваемом помещении.

Лекарственные формы, рецепты

344. Холодный настой листьев толокнянки обыкновенной.

1 столовую ложку сухого измельченного сырья заливают 2 стаканами холодной кипяченой воды, настаивают 6 – 8 часов, процеживают. Принимают по 2 столовые ложки 3 – 4 раза в день после еды. Курс лечения 3 – 4 недели, после недельного перерыва курс повторяют. Срок применения лекарственных средств из этого растения не ограничен.

345. Отвар листьев толокнянки обыкновенной.

1 столовую ложку с верхом сухих измельченных листьев толокнянки заливают 3 стаканами воды и кипятят до испарения 1/3 объема жидкости. Процеживают и пьют по 2 стакана в день. ЗАПРЕЩАЕТСЯ УПОТРЕБЛЕНИЕ АЛКОГОЛЬНЫХ НАПИТКОВ. Применяют при болезнях почек, поллюциях, неврозах.

Тополь черный – Populus nigra L.

Фармакологические свойства и применение в медицине

Препаратам тополя черного присущи диуретические, антисептические и потогонные свойства. Чаще всего их используют при заболеваниях почек, циститах, недержании мочи, болезненном мочеиспускании, особенно после операций, а также при гипертрофии и опухолях предстательной железы. Также препараты растения используют при неврозах, невралгии, артритах, геморрое, по-

носах, сперматорее, для регуляции менструального цикла, при острых воспалительных заболеваниях органов дыхания.

Важно, что препараты тополя черного нетоксичны, и их можно употреблять длительное время. Препараты черного тополя используют наружно для заживления ран, усиления роста волос.

Лекарственное сырье

Для лекарственных целей используют почки тополя, заготовленные в период цветения деревьев.

Лекарственные формы, рецепты

346. Настой почек тополя черного.

2 чайные ложки измельченного сырья заливают 1 стаканом кипятка и настаивают 15 минут. Процеживают. Выпивают настой в течение дня в 3 – 4 приема. Курс лечения до 1 месяца. После 2 недель перерыва курс можно повторить.

347. Настойка из почек тополя черного.

2 чайные ложки измельченного сухого или свежего сырья заливают 100 мл водки и настаивают 7 – 10 дней в темном месте. Принимают по 20 капель 3 раза в день при поносе, сперматорее. Курс лечения до месяца. После двухнедельного перерыва курс лечения повторяют.

Тыква обыкновенная – Cucurbita pepo L.

Фармакологические свойства и применение в медицине

Семена тыквы обыкновенной применяют при заболеваниях почек и мочевыводящих путей, а также для борьбы с глистами.

Мякоть тыквы используют как мочегонное, желчегонное и слабительное средство.

Употребление сырой, вареной или печеной мякоти показано при хронических запорах, болезнях сердца, сопровождающихся отеками, подагре, хроническом пиелонефрите, холецистите, колите, энтероколите в стадии нерезкого обострения.

Тыквенный сок необходимо употреблять при рвоте на фоне опухолевой интоксикации, после облучения.

Цветки и черешки плодов тыквы являются активным мочегонным средством, не раздражающим почки.

Лекарственное сырье

С лекарственной целью используют цветки, черешки, мякоть, семена тыквы.

Лекарственные формы, рецепты

348. Отвар черешков тыквы.

20 г сухих измельченных в порошок черешков тыквы заливают 2 стаканами кипятка, кипятят 10 минут, настаивают 20 минут, процеживают. Принимают по полстакана 4 раза в день при отеках.

349. Сок из мякоти тыквы обыкновенной.

Тыкву очищают, нарезают кусочками, пропускают через соковыжималку. Сок принимают по полстакана при тошноте или рвоте 3 – 4 раза в день.

350. Порошок из семян тыквы обыкновенной.

Семена тыквы высушивают **(но не зажаривают!)** и размалывают в порошок. Употребляют по 1 чайной или десертной ложке при глистах натощак и перед сном в течение 7 – 10 дней.

Фиалка душистая (трехцветная) – Viola tricolor L.

Фармакологические свойства и применение в медицине

Препараты фиалки обладают противовоспалительными, бронхолитическими, отхаркивающими, мочегонными, желчегонными, спазмолитическими, потогонными свойствами. Обладает противоопухолевым действием. Используется для лечения рака, выведения бородавок. Настойка всего растения прописывается при раке горла, опухолях кишечника, матки. Настой и отвар – при раке желудка. Свежие раздробленные листья, компрессы из распаренных листьев, припарки применяются при доброкачественных и злокачественных опухолях, отеках, гнойных ранах, фурункулах, дерматозах. Настойка из цветков – при раке горла, гортани. Цветки и листья в виде мази применяются при раке кожи, уплотнении и тугоподвижности суставов и сухожилий, при анальных опухолях. Фиалка душистая самостоятельно или в сборах применяется как диуретическое, желчегонное, противовоспалительное средство при мочекаменной болезни, подагре, ревматизме, как отхаркивающее и потогонное – при туберкулезе, пневмонии и бронхите. Как успокаивающее – при головных болях, истерии, судорогах, эпилепсии, нервных припадках, сердцебиении, бессоннице, при спастическом кашле, коклюше, кожных заболеваниях, энурезе. Настойка всего растения, отвар – при гриппе, для полоскания горла при ангине, простуде, при молочнице у детей. Корни используются как отхаркивающее, слабительное, желчегонное, жаропонижа-

ющее, успокаивающее средство. Препараты корней – при раке матки, желтухе у детей, на Кавказе – при усталости и болях в сердце. Отвар листьев с медом – при кашле, хронических фарингитах, желудочных и кишечных заболеваниях. Настой фиалки душистой эффективен при раке горла и гортани, языка. Настой и отвар – при раке желудка. В гомеопатии – при судорогах, ослаблении памяти, головокружении, шуме в ушах, стенокардии.

Лекарственное сырье

Цветущее растение вместе с корнями.

Лекарственные формы, рецепты

351. Настой на холодной воде.

2 чайные ложки сырья настаивать 8 часов на 200 мл холодной кипяченой воды, процедить, принимать по 1/4 стакана 4 раза в день.

352. Горячий настой.

2 столовые ложки сырья настоять 2 часа на 400 мл кипятка, процедить, принимать по 1/2 стакана 4 раза в день.

353. Мазь.

2 столовых ложки измельченного в порошок сырья растереть с 50 г вазелина. Используется для наружного применения.

Примечание. Не допускать передозировки! При больших дозах вызывает тошноту, рвоту! Растение токсично!

Хвощ полевой – Equisetum arrense L.

Фармакологические свойства и применение в медицине

Трава хвоща полевого обладает мочегонным, кровоостанавливающим, гипотензивным, противовоспалительным, антимикробным, дезинтоксикационным, а также цитостатическим (противораковым) действием. Препараты хвоща назначают в качестве мочегонного средства при застойных явлениях сердечного происхождения, заболеваниях мочевыводящих путей (пиелиты, циститы, уретриты). Хвощ также эффективен как кровоостанавливающее средство при легочных, маточных, почечных, геморроидальных, носовых кровотечениях, при лечении атеросклероза сосудов сердца и головного мозга, мочекаменной болезни, туберкулезе легких и кожи, в процессе химиотерапии. В народной медицине применяется при желчнокаменной болезни, подагре, ревматизме, воспалении седалищного нерва, при легких формах сахарного диабета.

Противопоказания. Хвощ противопоказан при нефритах и нефрозах.

Лекарственное сырье

Используют траву хвоща, которую собирают летом.

Лекарственные формы, рецепты

354. Отвар травы.

20 г, или 4 столовые ложки, сырья на 200 мл кипятка, принимать по1/2 - 1/3 стакана 2 – 3 раза в день через час после еды.

355. Свежий сок.

Принимают по 1 столовой ложке 3 раза в день.

*356. Настой **(для наружного применения).***

2 столовых ложки сырья на 2 стакана кипятка, настаивается в термосе ночь. Применяется для полосканий, компрессов, примочек, спринцеваний.

357. Ванны.

Добавляют 4 ложки травы из расчета на 1 л воды.

Хрен обыкновенный – Armoracia rusticana L.

Фармакологические свойства и применение в медицине

Сок корней хрена обладает высокой бактерицидной активностью, увеличивает кислотность желудочного сока, действует успокаивающе на гладкую мускулатуру кишечника, повышает аппетит, обладает мочегонным действием. Есть сведения о противоопухолевом действии этого растения. Хрен используют при некоторых формах рака, заболеваниях печени, мочевого пузыря, зубной боли, болезнях горла, гнойных ранах. Сок, разведенный водой 1 : 1, – при ревматизме, невралгии, крапивнице, гнездовой плешивости, себорее. Водные экстракты – при анацидных гастритах, затяжных формах болезни Боткина. Смесь тертого хрена с водой (1 – 2 столовые ложки на 1/2 стакана воды) – при раке различной локализации.

Лекарственное сырье

С лечебной целью используют корни, которые заготавливают осенью и сохраняют во влажном песке в подвале или холодильнике.

Лекарственные формы, рецепты

358. Настой.

1 столовая ложка тертого хрена на 400 мл кипятка, настоять 1 час, процедить. Принимать по 1/4 стакана 4 раза в день.

359. Настой.

500 г тертого хрена заливают 1 л кипятка, настоять 24 часа в закрытой посуде, процедить. Настой употребляют по 1/4 стакана 3 – 4 раза в день до еды.

360. Тертый хрен с медом.

Готовится в соотношении 4 : 5, принимается по 1 столовой ложке 3 раза в день до еды.

Противопоказания. Употребление хрена противопоказано при гастритах с повышенной кислотностью желудка, язвенной болезни желудка и двенадцатиперстной кишки, при энтероколитах, острых заболеваниях печени, почек, мочевыводящих путей.

Цикорий дикий (обыкновенный) – Cichorium intybus L.

Фармакологические свойства и применение в медицине

Препараты цикория дикого или обыкновенного возбуждают аппетит, улучшают пищеварение при гастритах, энтеритах, колитах, способствуют нормализации уровня глюкозы в крови, эффективны при холецистите, болезнях почек. Настой стеблей с цветками успокоительно действует на нервную систему, регулирует сердечный ритм, оказывает тиреостатическое действие.

Поджаренный корень цикория используют как заменитель кофе с активным тонизирующим действием.

Лекарственное сырье

В качестве лекарственного сырья используют корни, реже – траву цикория обыкновенного, собранную во время цветения. Корни заготавливают осенью, сушат при температуре до 50 С.

Лекарственные формы, рецепты

361. Отвар корней цикория обыкновенного.

2 столовые ложки сухих измельченных корней цикория заливают 0,5 л воды, кипятят 10 минут, настаивают 20 минут. Процеживают и принимают по 1/2 стакана 4 раза в день до еды.

362. Отвар стеблей с цветками цикория обыкновенного.

2 столовые ложки измельченного сырья заливают 0,5 л воды, кипятят 10 минут, процеживают. Пьют по 1/2 стакана 4 раза до еды при сахарном диабете, а также в период после проведения лучевой терапии при опухолях.

Цмин песчаный – Heliechrysum arenarium DC.

Фармакологические свойства и применение в медицине

Препараты цмина песчаного усиливают секрецию желчи, снижают концентрацию желчных кислот, препятствую камнеобразованию, оказывают противовоспалительное, противобактериальное и спазмолитическое действие, стимулируют секреторную деятельность желудка, поджелудочной железы, повышают диурез, действуют кровоостанавливающе.

Отвар цмина песчаного используют при хронических холециститах, холангитах, ангиохолитах, желчнокаменной болезни, гепатитах, болезнях почек, мочевого пузыря, при фурункулезе. Цветки цмина входят в состав желчегонных чаев, не дают осложнений.

Растение используют для очищения организма после лучевой и химиотерапии опухолей.

Лекарственное сырье

Для лекарственных целей используют цветки, заготовленные в начале цветения.

Лекарственные формы, рецепты

363. Отвар цмина песчаного.

2 столовые ложки сырья заливают 1 стаканом кипятка, настаивают 20 минут, процеживают. Принимают теплым по полстакана 2 – 3 раза в день за 15 минут до еды, лучше с медом. Курс лечения до 3 месяцев. После месячного перерыва курс повторяют.

364. Фламин (аптечный препарат).

Принимают по 1 таблетке 3 раза в день за 30 минут до еды. Курс лечения 1 месяц.

Череда трехраздельная – Bidens tripartita L.

Фармакологические свойства и применение в медицине

Настой травы череды трехраздельной оказывает мочегонное, потогонное, желчегонное и бактерицидное действие, улучшает пищеварение, нормализует нарушенный обмен веществ. Масляные экстракты травы череды имеют противовоспалительное и ранозаживляющее действие. Настойка череды оказывает седативное, гипотензивное действие, усиливает сердечные сокращения. Настой череды в народной медицине принимают при диате-

зах, крапивнице, нейродермитах, артритах, подагре, при простуде, заболеваниях кожи, в том числе и опухолях.

Лекарственное сырье

Для медицинских целей используют траву череды трехраздельной, собранную в период бутонизации. Собирают верхушки растений.

Лекарственные формы, рецепты

365. Настой травы череды трехраздельной.

15 г сырья заливают 400 мл кипятка, настаивают 30 минут, процеживают. Принимают по полстакана 3 – 4 раза в день до еды. Курс лечения до 3 недель.

366. Настой травы череды трехраздельной и листьев брусники.

Берут по 1 столовой ложке сырья и заливают 2 стаканами кипятка, настаивают 1 час, процеживают. Принимают по 1/4 стакана 3 – 4 раза в день за 30 минут до еды при экземе, фурункулезе, гнойных и раковых ранах на коже.

Черника обыкновенная – Vaccinium myrtyllus L.

Фармакологические свойства и применение в медицине

Ягоды и листья черники оказывают общеукрепляющее, нормализующее солевой обмен, вяжущее, противовоспалительное, мочегонное, желчегонное, кровоостанавливающее и слабое спазмолитическое действие. Спиртовой экстракт черники в Республике Коми применяют при новообразованиях в желудке. В виде примочек, мазей, густого экстракта плоды применяют при экземах, дерматомикозах, ожогах. В Литве используется как общеукрепляющее при симптоматическом лечении рака. Настойку на водке корней черники назначают при простуде. Настой надземных частей – при диарее, невралгиях, сахарном диабете, меноррагиях. Отвары, настои, экстракты – при лейкозах, в качестве диуретического и желчегонного средства, при асците, пиелите, цистите, уретрите, при болезнях печени и поджелудочной железы. В виде клизм – при геморроидальных кровотечениях, наружно – при ранах, язвах, экземах, в виде спринцеваний – при белях. Настой и отвар в виде полосканий применяется при стоматитах, фарингитах, ангинах, воспалениях слизистой ротоглотки. Отвар используется как гемостатическое. Питье – при энурезе. Спиртовой настой, ягоды назначают как профилактическое средство для улучшения ночного зрения.

Лекарственное сырье

Плоды и листья черники. Листья собирают во время цветения. Плоды собирают полностью созревшими.

Лекарственные формы, рецепты

367. Чай.

60 г листьев заливают 1 л кипятка, настаивают полчаса. Пить как чай при поносах, болях в желудке, маточных кровотечениях, белокровии, сахарном диабете.

368. Холодный настой.

2 – 3 столовые ложки сырья заливают стаканом холодной кипяченой воды, настаивают 8 часов, пьют по 1/2 стакана по 3 – 4 раза в день.

369. Горячий настой.

3 – 4 чайные ложки сухих плодов настаивают 2 – 3 часа на 400 мл кипятка. Пить по 1/4 стакана 5 – 6 раз в день.

Чеснок посевной – Allium sativum L.

Фармакологические свойства и применение в медицине

Вещества, содержащиеся в луковице чеснока, оказывают сильное бактерицидное, противогрибковое, противоглистное действие, усиливают секреторную и моторную функцию желудочно-кишечного тракта, стимулируют секрецию желчи, способствуют разжижению и отхождению мокроты, обладают противоопухолевым действием, нормализуют обмен веществ в организме, способствуют выведению избытка холестерина, понижают артериальное давление. Чеснок оказывает влияние на обратное развитие миом, ангиом, бородавок и других новообразований, поэтому его назначают как противоопухолевое средство. Чеснок применяется при бронхите, пневмонии, атеросклерозе, неврозе сердца, гипертонической болезни, при гипоацидном гастрите, диспепсии, сахарном диабете, при лямблиозе желчных путей и кишечника, трихомонадном кольпите, болезнях печени. В народной медицине чеснок используют при цинге, опухолях, аденоме простаты, камнях почек, гриппе, ангине, насморке. При бессоннице и головной боли съедают 2 – 3 дольки чеснока. При острицах у детей делают микроклизмы из настоя 1 – 2 луковиц на 200 мл воды или молока. При глистах также рекомендуют свежий сок от 10 до 30 капель с молоком или делают клизмы из 30 – 60 мл сока на 100 мл молока, детям дозу уменьшают в 2 – 4 раза. 10-процентный раствор сока или мазь применяют при гнойных ранах, язвах, себорее, пиодермии, мозолях, боро-

давках, лишаях, псориазе и облысении. Чеснок повышает половую активность. В регионах, где систематически употребляют чеснок в пищу, почти не бывает заболеваний раком.

Лекарственное сырье

С лечебной целью используют свежие луковицы.

Лекарственные формы, рецепты

370. Съедать на ночь по 2 – 4 зубка чеснока при гипертонической болезни.

371. Настой.

250 г измельченного чеснока настаивать в 1 л спирта 14 дней, принимать по 20 капель до и после еды.

372. Сок.

Сок чеснока для ингаляций, или 25 – 30 г чеснока измельчают в кашицу и помещают в кефирную бутылку и делают 15 – 20 глубоких вдохов в минуту через рот, а выдыхают через нос, по 10 – 15 минут 2 раза в сутки в течение 5 дней при коклюше, ангине, бронхите; также закапывают в нос по 1 – 2 капли водного раствора сока в концентрации 1 : 1.

373. Кашица из чеснока.

При трихомонадном кольпите используют кашицу из 3 – 4 зубков чеснока в виде тампонов на 4 – 6 часов (утром и вечером).

Чистотел большой – Chelidonium majus L.

Фармакологические свойства и применение в медицине

Препараты чистотела обладают желчегонным, спазмолитическим, седативным, противовоспалительным, мочегонным действием. Угнетают рост злокачественных опухолей. Водный экстракт чистотела при местном применении обладает выраженным противоопухолевым действием и фиксируется в основном злокачественной опухолью. Ткань опухоли при этом окрашивается в ярко-коричневый цвет (цвет препарата). Характерно, что окружающая опухоль и даже прилегающая к ней ткань остается неокрашенной (Балицкий К. П. и соавторы, 1982 г.).

В медицине чистотел употребляют при ревматизме, подагре, кожных формах туберкулеза, для лечения бородавок, мозолей, экземы, рака кожи, при кондиломах, папилломатозе гортани, начальных формах красной волчанки, при заболеваниях печени как бактериостатическое средство, а также при холецистите, мочекаменной болезни. При полипозе кишечника оптимальная

доза – 1 г травы на 1 кг веса больного. Траву чистотела растирают в ступке либо пропускают через мясорубку, заливают кипяченой водой (70 – 80 С) в соотношении 1 : 1. Охлажденную смесь вводят больному с помощью клизмы, предварительно за 2 – 3 часа сделав обычную очистительную клизму. Лечебную смесь следует постараться удержать в толстой кишке 1 – 2 часа. Такие клизмы делают через день, при хорошей переносимости – каждый день. Курс лечения 10 – 20 клизм. По наблюдениям С. А. Томилина, чистотел если не вылечивает, то во всяком случае замедляет рост опухолей и особенно показан при предраковых состояниях и после операций по поводу удаления злокачественных опухолей, так как задерживает развитие метастазов.

Примечание. Чистотел – растение ядовитое, передозировка недопустима, может быть тошнота, рвота, паралич дыхательного центра.

Противопоказания. Чистотел противопоказан при эпилепсии, бронхиальной астме, стенокардии.

Лекарственное сырье

С лечебной целью используется трава.

Лекарственные формы, рецепты

374. Настой травы.

5 г, или 1 столовая ложка, сырья на 200 мл кипятка, принимать по 1/3 стакана 2 – 3 раза в день за 15 минут до еды.

375. Отвар.

30 г травы заливают 500 мл кипятка, варят 5 – 7 минут, процеживают полученный отвар, пьют по 1/2 стакана 3 раза в день при раковых состояниях, а с профилактической целью – по 1/2 стакана отвара 2 – 3 раза в месяц.

376. Микстура.

Смешать мятные капли (60 мл), жидкий водный экстракт чистотела (20 мл), сироп, например, шиповника (300 мл) и принимать по 6 ложек в день.

377. Мазь (для наружного применения).

На 1 часть сока берут 10 частей свиного жира, смазывают пораженные участки тела. С этой же целью можно применять и свежий сок чистотела.

378. Настой (для наружного применения).

30 г травы заливают 1 л кипятка, настаивают 3 – 4 часа, процеживают. Применяют для спринцеваний при белях и кольпите.

Шалфей лекарственный – Salvia officinalis L.

Фармакологические свойства и применение в медицине

Шалфей лекарственный обладает многосторонним действием. Используют как противовоспалительное, вяжущее, дезинфицирующее, отхаркивающее, возбуждающее выделение желудочного сока, кровоостанавливающее, сосудоукрепляющее средство. В научной медицине препараты шалфея используют для полоскания полости рта и горла при стоматитах, язвах во рту, паротите, ангине, катарах верхних дыхательных путей, для спринцеваний при воспалительных процессах и белях, как примочки, обмывания, местные и общие ванны при заболеваниях кожи, ранах, язвах. Внутрь шалфей принимают при гастритах и язвенной болезни со сниженной секреторной активностью и кислотностью желудочного сока, при воспалении мочевого пузыря, при обильном потоотделении (гипергидрозе). Положительный эффект также наблюдается при воспалительных заболеваниях дыхательных путей, печени, желчного пузыря, при легких формах сахарного диабета. Используют шалфей и при лечении геморроя по следующей методике: после очистительной клизмы кипяченой водой делают лечебную клизму из концентрированного настоя (2 – 3 столовые ложки листьев на 100 мл кипятка, настаивают 15 – 20 минут, процеживают и вводят спринцовкой в прямую кишку). После этого больному необходимо полежать 20 – 30 минут. Делают такие процедуры на протяжении недели (настой готовят ежедневно). Желательно избегать запоров, соблюдая определенную диету. Водные экстракты шалфея эффективны при диабете, нарушениях желудочно-кишечного тракта, гипергидролизе, а спиртовые – как спазмолитическое, противовоспалительное, антисептическое средство.

Примечание. Следует иметь в виду также то, что употребление спиртового экстракта в большом количестве на протяжении длительного времени может вызвать побочное действие в виде эпилептических припадков.

Противопоказания. При воспалении почек и сильном кашле принимать внутрь препараты шалфея противопоказано!

Лекарственное сырье

С лечебной целью используют листья шалфея лекарственного, заготовленные в период бутонизации.

Лекарственные формы, рецепты

379. Настой.

1 столовая ложка сырья на 400 мл кипятка, настаивать 1 час, процедить. Принимать по 1/2 стакана 3 раза в день до еды.

380. Настойка.

Готовится на 70-процентном спирте в соотношении 1 : 10. Принимать по 20 капель 3 раза в день.

*381. Настой **(для спринцеваний).***

20 г, или 4 столовые ложки, сырья на 0,5 л кипятка, настаивают, процеживают, охлаждают и разводят кипяченой водой до 1 л.

Шалфей эфиопский – Salbia aethiopis L.

Фармакологические свойства и применение в медицине

Трава шалфея эфиопского входит в сбор для приготовления микстуры по прописи Здренко. В народной медицине настой травы шалфея эфиопского используют при кровохарканьи. Свежие измельченные листья прикладывают к порезам, гнойным ранам и фурункулам.

Лекарственное сырье

Для приготовления лекарств берут траву шалфея эфиопского, заготовленную во время цветения, срезая верхушки стеблей длиной до 40 см.

Лекарственные формы, рецепты

382. Настойка.

Готовится на 70-процентном спирте в соотношении 1 : 10. Принимать по 20 капель на прием 3 раза в день на протяжении 3 дней с перерывом в 6 суток.

383. Настой.

1 столовая ложка сырья на 400 мл кипятка, настаивать 1 час, процедить. Принимать по 1/2 стакана 3 раза в день.

Шафран посевной – Crocus sativus L.

Фармакологические свойства и применение в медицине

Препараты шафрана оказывают седативное, мочегонное, антисептическое, противосудорожное, спазмолитическое, болеутоляющее действие. Их используют для лечения различных заболеваний крови – лейкемии и других, и как болеутоляющее средство при раке. Водный настой растения нашел широкое применение для лечения стенокардии, функциональных заболеваний сер-

дца и почек. Это хорошее мочегонное и противовоспалительное средство, оно незаменимо при почечнокаменной болезни, воспалении мочевого пузыря и мочевыводящих путей, для профилактики и купирования судорог у больных эпилепсией. Рыльца шафрана в виде водного настоя используют в качестве средства, возбуждающего половую деятельность и тонизирующего нервную систему. Местно настой растения назначают в виде примочек при воспалительных заболеваниях глаз (конъюнктивиты, кератиты), в виде компрессов или влажно-высыхающих повязок при лечении гнойных ран на коже.

Лекарственное сырье

С лечебной целью используют рыльца цветов. Собирают их в сухую погоду после полудня, в течение всего периода цветения растения. Срывают только что распустившиеся цветки и сразу выщипывают из них рыльца, избегая захвата тычиночных нитей, так как при их наличии качество сырья снижается. Срок хранения не более 2 лет.

Лекарственные формы, рецепты

384. Настой.

1 чайную ложку рылец заливают 1 стаканом кипятка, настаивают 15 – 20 минут, процеживают через 2 – 3 слоя марли и охлаждают. Принимают по 1 столовой ложке 3 раза в день до еды.

Шелковица белая и черная – Morus alba et nigra L.

Фармакологические свойства и применение в медицине

Ибн Сина утверждает, что свежий сок или высушенные ягоды задерживают образование опухоли во рту и хорошо помогают при злокачественных язвах, листья – от астмы, ангины. В научной медицине свежие плоды шелковицы используют при гипохромной анемии, связанной с гипоацидным гастритом, при дискинезиях желчевыводящих путей по гиперкинетическому типу, острых энтероколитах, дизентерии, дисбактериозах. Свежие ягоды 3 – 4 раза в день принимают при гепатите, холецистите, гастрите, гипертонии, панкреатите, при старческих запорах и геморрое. Отвар травы – при ангине, стоматите, фарингите. Шерази писал, что “шелковица порождает хорошую кровь, дает влагу мозгу, открывает закупорки (застои, спазмы протоков) печени, дает поправку телу, гонит мочу”. Ягоды шелковицы эффективны при миокардиодистрофии, пороках сердца. Если принимать

по 200 – 300 г ягод 3 – 4 недели после еды, то уменьшается боль, одышка, улучшается деятельность сердца. В Китае входит в состав антидиабетического сбора. В китайской народной медицине отвар травы применяют при почечной недостаточности и половой импотенции. При легких формах сахарного диабета пищу перед едой полезно посыпать листьями шелковицы или их порошком. После приема ягод нельзя пить холодную воду.

Лекарственное сырье

Для лечебных целей используют кору ветвей и корней, плоды, листья. Кору ветвей заготавливают весной, корни – осенью. Листья собирают в период цветения растений, плоды собирают спелыми и употребляют свежими, сушат, готовят варенье, компоты.

Лекарственные формы, рецепты

385. Свежие плоды.

Принимают 4 – 5 раз в день после еды по 200 – 300 г.

386. Настой свежих плодов.

2 столовые ложки измельченного сырья на стакан кипятка, настаивают 4 часа, процеживают. Пить по 1/4 стакана 4 раза в день до еды.

387. Отвар корней.

1 чайную ложку сырья залить 500 мл кипятка, довести до кипения, кипятить 10 минут. Принимать по 1/2 стакана 4 раза в день до еды.

388. Настой листьев.

2 столовые ложки на 400 мл кипятка, настаивать 1 час, процедить. Принимать по1/2 стакана 4 раза в день до еды.

389. Для наружного применения.

Для полосканий используется разведенный сок или настой свежих плодов (см. выше).

Для смазывания ран, язв применяется настой коры ветвей на растительном масле в соотношении 1 : 30.

Шиповник коричный – Rosa cinnamomea L.

Фармакологические свойства и применение в медицине

Плоды шиповника обладают противоцинготным, антисклеротическим и противовоспалительным действием, активизируют окислительно-востановительные процессы в организме, улучшают обмен веществ, в частности обмен углеводов, усиливают синтез гормонов и регенерацию тканей, стимулируют сопротивляе-

5 Зак. 2921

мость организма, повышают иммунитет, в том числе и при опухолевых заболеваниях.

Используют плоды шиповника для профилактики и лечения гипо- и авитаминозов, при острых и хронических инфекциях, при атеросклерозе, нефрите, острых и хронических заболеваниях печени, кишечника, при нарушениях кроветворения, гипертиреозе, недостаточности коры надпочечников, астении.

Масло из плодов шиповника оказывает активное ранозаживляющее действие.

Лекарственное сырье

С лекарственной целью используют плоды, заготавливаемые после созревания, а также листья, цветки, корни растения.

Лекарственные формы, рецепты

390. Настой плодов шиповника коричного.

1 столовую ложку плодов шиповника, предварительно размолотых, заливают стаканом кипятка, настаивают 2 часа, процеживают. Пьют по 1/2 стакана 2 – 3 раза в день до еды. Курс лечения без ограничений.

391. Холосас (аптечный препарат).

Принимают по 1 чайной ложке 2 – 3 раза в день при гиповитаминозе, для улучшения функции печени.

392. Настой цветков шиповника коричного.

1 десертную ложку измельченных цветков шиповника коричного заливают 1 стаканом кипятка, настаивают 30 минут, процеживают и принимают теплым с медом. Используют при перевозбуждении нервной системы.

Щавель кислый – Rumex acetosa L.

Фармакологические свойства и применение в медицине

Издавна сок надземных частей щавеля кислого применялся при злокачественных опухолях, лихорадке, цинге как общеукрепляющее средство, для улучшения пищеварения, при аллергических заболеваниях, сопровождающихся зудом кожи, ангине, дизентерии, кровохарканьи, воспалении десен, при чесотке, лишаях, как вяжущее. Растение обладает противоопухолевой активностью. Применяется для профилактики авитаминоза С, для улучшения функции печени и желчного пузыря, при малокровии, сердечно-сосудистых заболеваниях. в старых листьях содержится много щавелевой кислоты и солей, которые нарушают водно-

солевой обмен, а также кальциевое равновесие, уменьшает свертываемость крови, возбуждает нервную систему, заполняет мочевые канальца щавелевокислым кальцием, что может привести к возникновению нефритов, задержке мочи, явлениям уремии. Поэтому людям, склонным к почечной, желчнокаменной болезни щавель категорически противопоказан. Следует употреблять только молодые листья.

Противопоказания. Язвенная болезнь с повышенной кислотностью желудочного сока, заболевания почек, печени, сердечно-сосудистой системы, подагра.

Лекарственное сырье

С лечебной целью используют прикорневые листья, корни и все растение.

Лекарственные формы, рецепты

393. Порошок из корней.

По 0,5 г на прием (на ночь) как слабительное.

394. Сок свежих листьев.

Принимают по 1 столовой ложке 3 раза в день как желчегонное.

395. Настой травы с корнями.

20 г сырья на 200 мл кипятка, принимать по 1 столовой ложке 3 раза в день как вяжущее.

396. Настой (для наружного применения).

Готовится как в предыдущей прописи, применяется для компрессов, примочек, полосканий.

Щавель конский – Rumex confertus Willd.

Фармакологические свойства и применение в медицине

Корни употребляются в больших дозах как вяжущее, в малых (0,5 – 1,0 г на ночь) – как слабительное. Препараты щавеля конского применяются при различных формах колитов, грибковых заболеваниях кожи, новообразованиях, при раке матки, простуде, как ранозаживляющее. Водная вытяжка их корней обладает сосудоукрепляющей активностью. В эксперименте препараты проявили противовоспалительные, сосудосуживающие свойства, способствовали торможению роста опухоли, усиливали эффект лучевой терапии при саркоме. Надземные части вместе с зелеными плодами применяются при дизентерии, колите, энтероколите, как противоглистное, при геморрое, как кровоостанавливающее при легочных и горловых кровотечениях. В малых дозах используют как

желчегонное при холециститах. Свежие листья прикладывают к ранам, язвам, опухолям, фурункулам. Водные и спиртовые вытяжки из спелых плодов снижают артериальное давление. Это эффективное средство терапии кишечных заболеваний, таких как дизентерия, колиты, острые и хронические диспепсии. Наружно применяется при экземах. Препараты малоэффективны при язвенных колитах, при диарее различного происхождения.

Примечание. При длительном употреблении происходит привыкание к препаратам щавеля.

Противопоказания. Беременность, заболевания почек.

Лекарственное сырье

Все растение, корни.

Лекарственные формы, рецепты

397. Отвар.

5 г, или 2 столовые ложки, сырья на 200 мл кипятка, пить по 1/3 стакана 2 – 3 раза в день за 30 минут до еды.

398. Настойка на водке.

Готовится в соотношении 1 : 10, пить по 50 – 60 капель 3 раза в день на протяжении 2 – 3 недель.

399. Порошок корней.

Принимать по 0,25 г 3 раза в день или по 0,5 – 1,0 г на ночь.

*400. Отвар (**для наружного применения**).*

1 столовую ложку сырья заливают 1 л кипятка, кипятят 5 минут, процеживают, применяют для спринцеваний.

Шлемник байкальский – Scutellaria baicalensis L.

Фармакологические свойства и применение в медицине

Настойка из корней шлемника оказывает общеукрепляющее, гипотензивное, успокаивающее, спазмолитическое, жаропонижающее, отхаркивающее действие. Экспериментально доказано, что препараты шлемника при совместном применений с циклофосфаном при опухолевых заболеваниях регулируют уровень лейкоцитов в крови, обладают противометастатическим действием. Выявлена гепатозащитная активность растения за счет мембраностабилизирующих свойств. В медицине применяется при гипертонической болезни 1 – 2 стадии, расстройствах нервной системы, сердечно-сосудистых неврозах. В народной медицине назначается при миокардитах, бессоннице, бронхитах, воспалении легких, заболеваниях печени.

Лекарственное сырье

С лечебной целью используют корни шлемника, заготовленные в августе – сентябре, когда отцветет растение.

Лекарственные формы, рецепты

401. **Аптечная настойка** шлемника байкальского на 70-процентном спирте в соотношении 1 : 5. Прозрачная красно-буроватая жидкость. Назначают по 20 – 30 капель 2 – 3 раза в день.

Элеутерококк колючий – Elleutherococcus senticosus L.

Фармакологические свойства и применение в медицине

Элеутерококк колючий – стимулятор центральной нервной системы. Его препараты повышают умственную и физическую работоспособность, обладают выраженным стимулирующим и тонизирующим свойством, повышают стойкость организма к неблагоприятным условиям, улучшают остроту зрения и обмен веществ. Показаниями к применению элеутерококка являются: умственное и физическое переутомление, неврастения, истощение нервной системы, сопровождающееся снижением трудоспособности, раздражительностью, бессонницей; начальные формы атеросклероза и гипертонической болезни, легкие формы сахарного диабета. Экстракт элеутерококка обладает противометастатическим действием, уменьшает приживаемость опухолевых клеток и метастазов, что повышает надежность хирургического и лучевого лечения злокачественной опухоли.

Противопоказания. Препараты элеутерококка противопоказаны при инфаркте миокарда, гипертонических кризах, острых инфекционных заболеваниях.

Лекарственное сырье

Для приготовления лекарств используют корневища и корни, собранные осенью.

Лекарственные формы, рецепты

402. Экстракт элеутерококка жидкий.

Готовится на 40-процентном спирте в соотношении 1 : 1, принимают по 25 – 30 капель за 30 минут до еды.

Эхинацея пурпурная – Echinacea purpurea L.

Фармакологические свойства и применение в медицине

Настойка эхинацеи эффективна при лейкопении, вызванной облучением или цитостатиками, оказывает определенное действие

при онкологических процессах. Применяется также для лечения и профилактики респираторных и вирусных заболеваний аутоиммунного характера (ревматоидный артрит, гепатиты, нефриты), при аднекситах, простатите, септических процессах, псориазе, трофических язвах, гнойных глубоких ранах. Настойка эхинацеи не токсична. Она повышает защитные силы организма и иммунитет, относится к растительным стимуляторам или модуляторам иммунной системы, мягко стимулирует кору надпочечников, увеличивая продукцию гормонов, которые оказывают противоаллергическое и противоревматическое действие. Сок из свежих соцветий вызывает ускорение свертывания крови. При местном применении ускоряется процесс заживления ран. В Германии эхинацея применяется при ангине, тонзиллите, различных воспалительных заболеваниях внутренних органов. Профессор С. А. Томилин считает эхинацею мощным стимулятором центральной нервной системы, биостимулятором и чудесным терапевтическим средством, подобным женьшеню. Она обладает свойством усиливать сексуальную потенцию. Рекомендуется при состоянии психической депрессии, явлениях психического и физического переутомления. Даже длительное употребление эхинацеи не приводит к угнетению нервной системы, что наблюдается, например, при длительном употреблении препаратов лимонника китайского.

Лекарственное сырье

Используют корневища, заготовленные весной или осенью, соцветия, собранные во время цветения.

Лекарственные формы, рецепты

403. Настойка.

20 – 30-процентная настойка сырого корня или цветков на 70-процентном спирте, настаивается месяц и более. Принимать по 1/2 –1 чайной ложке 3 раза в день, а также наружно – для влажных компрессов при ранах и ожогах.

20 – 30-процентная настойка сырых цветов и отвар корней на растительном масле используется **для наружного применения и микроклизм.**

Яблоня дикая (лесная) – Malus silvestris Mill.

Фармакологические свойства и применение в медицине

Из плодов яблони лесной получают экстракт яблочнокислого железа, используемый при гипохромной анемии различного

происхождения. Чай из лесных яблок пьют при подагре, ревматизме, мочекаменной болезни, кашле, колитах. Печеные яблоки полезно есть при хронических запорах. Кашица из яблок применяется при кожных заболеваниях воспалительного и аллергического характера.

Лекарственное сырье

С лекарственной целью используют зрелые плоды и листья растения, собранные после цветения.

Лекарственные формы, рецепты

404. Чай из яблок лесных.

Берут 10 плодов яблони лесной, нарезают и кипятят 10 минут в 1 л воды, добавив по вкусу сахар или мед. Курс приема не ограничен.

405. Экстракт яблочнокислого железа ***(аптечный препарат).***

Принимают по 1 десертной ложке 2 – 3 раза в день при анемии.

Ярутка полевая – Thlaspi arvense L.

Фармакологические свойства и применение в медицине

В народной медицине ярутка применяется при воспалении яичников, раке матки, сахарном диабете, гипертонии, миокардите, для выведения токсических веществ из организма. Препараты ярутки оказывают антибактериальное, противоцинготное, усиливающее потенцию, гемостатическое, отхаркивающее, потогонное, мочегонное действие. В Испании применяется как вяжущее, наружно – при гнойных ранах, для полоскания горла при скарлатине. В Якутии применяется при уретритах. Свежие истолченные листья представляют собой ранозаживляющее средство. В Индии семена используются как возбуждающее, при отравлении ядами, при инфекционных болезнях, лихорадке, ревматизме, ишиасе.

Лекарственное сырье

Используют траву и плоды. Трава собирается во время цветения.

Лекарственные формы, рецепты

406. Настой.

1 – 1,5 столовые ложки травы на 200 мл кипятка, настаивают 4 часа в закрытой посуде, процеживают. Принимают по 1 чайной ложке 4 – 5 раз в день.

407. Порошок из листьев и плодов.

Принимают внутрь по 0,3 г 4 раза в день.

Противопоказания. Беременность.

Яснотка белая – Lamium album L.

Фармакологические свойства и применение в медицине

Растение используется в народной медицине как кровоостанавливающее, вяжущее, мочегонное и отхаркивающее средство, благоприятно действующее на обмен веществ. Внутрь препараты яснотки белой применяют при носовых, маточных, легочных, геморроидальных кровотечениях, а также при пиелонефритах, циститах, простатитах, диспепсических расстройствах и бессоннице. Полезны настои травы для регуляции менструального цикла, при аллергических поражениях кожи, белях.

Листья растения съедобны, могут использоваться в питании в сыром и приготовленном виде.

Лекарственное сырье

В качестве лекарственного сырья используют свежую и сушеную траву растения, собранную в период цветения.

Лекарственные формы, рецепты

408. Настой травы и листьев яснотки белой.

1 столовую ложку сухого измельченного сырья заливают стаканом кипятка, настаивают 20 минут, процеживают. Пьют по 1/2 стакана 3 – 4 раза в день. Курс лечения до 3 недель. После недельного перерыва курс повторяют.

409. Сок из листьев яснотки белой.

Свежие листья моют, дают стечь воде, мелко нарезают. Из массы получают сок. Принимают по 2 столовые ложки 3 раза в день при анемии, холецистите, гепатите.

Страх силу отнимает

Всем нам знакомо смятение, страх, горечь, приходящие с известием даже о подозрении на опухолевое заболевание, не говоря уже о том, если достоверность диагноза определена. Это непомерное и бесконечное чувство страха, которое преследует человека, является не менее убийственным, нежели сама болезнь злокачественного новообразования.

Великий Лев Толстой писал: “Жизнь должна и может быть неперестающей радостью”. Читатель скажет: “Помилуйте, какая же может оставаться радость, если стал известен такой диагноз – “новообразование”, да быть может, еще и подчеркнули медицинские работники о срочности операции или лечения, значит, вовсе не о радости речь идет!”

Да, действительно, не о радости. Но почему сразу же каждый узнавший печальную новость о себе или о родственнике, о знакомом или о друге, даже о недруге, внутренне содрогается, страшится и тревожится и мысленно завершает путь, как всем кажется, обреченного человека?

Есть у тамилов такая поговорка: “Держи голову прямо, если и гора на тебя рушится”. Легко ли удержать настроение при известии о нелегкой болезни? Безусловно, непросто. Однако уже в древности, в Салернском кодексе здоровья сказано: “Если врачей не хватает, пусть будут врачами твоими трое: веселый характер, покой и умеренность в пище”.

Осознание печального диагноза у современного человека порождает хроническое стрессовое состояние. Именно со снятия стресса и повышения способности к адаптации и следует начинать фитолечение при онкологических процессах.

Лучшими противострессовыми фитосредствами являются **адаптогены.** Они нетоксичны или малотоксичны, не вызывают привыкания.

Растительные адаптогены – это растительные средства, повышающие сопротивляемость организма и его устойчивость к различным неблагоприятным воздействиям. К таким растениям относятся: аралия маньчжурская, женьшень, заманиха высокая, элеутерококк колючий, лимонник китайский, родиола розовая, эхинацея пурпурная, астрагал шерстистый, левзея сафлоровидная, кадило сарматское.

Адаптогены используют для повышения сопротивляемости организма, для профилактики различных инфекций, для борьбы со стрессами, усталостью, для активизации иммунитета при всех заболеваниях, для выравнивания и активизации эмоций.

Запомните:

- Детям до 16 лет адаптогены следует принимать осторожно.
- Адаптогены могут повышать температуру тела.
- У детей и подростков адаптогены стимулируют половое развитие.
- У взрослых и пожилых людей адаптогены повышают уровень артериального давления.
- Прием адаптогенов следует проводить курсами по месяцу, затем делать перерывы на 2 недели.
- Передозировка адаптогенов приводит к аллергии.
- Всякое лекарственное средство помогает, если вы верите в его силу.

Аралия маньчжурская.

Небольшое дерево высотой от 1,5 до 4 метров со стволом, покрытым короткими шипиками, заканчивающимися кольцом из больших листьев. В Беларуси произрастает только как декоративное дерево, встречается в ботанических уголках и садах, у любителей-садоводов.

Лекарственное сырье

С лечебной целью используют корни растения, собранные весной или поздней осенью.

Фармакологическое действие растения

Стимулирует, тонизирует центральную нервную систему, активизирует иммунитет, снимает умственное и физическое утомление.

Аптечные препараты

410. Настойка на 70-процентном спирте. Принимают по 20 – 40 капель 2 – 3 раза в день по назначению врача.

411. Таблетки сапарал. Принимают по 1 таблетке 0,05 г 2 – 3 раза в день курсами по 15 – 30 дней по согласованию с врачом.

Астрагал шерстистоцветковый.

Многолетнее травянистое растение высотой 35 – 40 см с желтыми цветками, собранными в головчатые кисти. Распространено по всей европейской части СНГ. Растение богато минералами (железо, алюминий, фосфор, магний, кремний, барий, молибден, стронций, марганец, ванадий).

Лекарственное сырье

С лечебной целью используют надземную часть, собранную во время цветения.

Фармакологическое действие

Стимулирует кроветворение, иммунитет, действует кровоочистительно, успокаивающе, нормализует кровяное давление и сердечную деятельность.

Домашний препарат

412. столовую ложку измельченного сухого сырья заливают стаканом кипятка, настаивают 30 минут, процеживают. Принимают по 1 столовой ложке 2 – 3 раза в день до еды. Курс лечения 3 недели, затем препарат меняют.

Женьшень обыкновенный.

В естественных условиях произрастает на Дальнем Востоке, в Приморье, Китае, Корее и Монголии. В Беларуси выращивается в специальных питомниках и любителями-садоводами. Корень женьшеня богат гликозидами, витаминами группы В, минералами (натрий, калий, фосфор, магний, железо, кремний, алюминий, барий, марганец, стронций, теллур) и многими биологически активными веществами.

Лекарственное сырье

С лекарственной целью используется корень растения на 5 – 6 году жизни, заготавливается в период созревания ягод.

Фармакологическое действие

Обладает тонизирующим болеутоляющим действием, стимулирует кору головного мозга, тканевое дыхание, окислительные процессы, повышает работоспособность, иммунитет, газообмен, активизирует эндокринную систему, тонизирует артериальное давление.

Аптечные препараты

413. 10-процентная настойка женьшеня. Принимают по назначению врача по 15 – 30 капель 1 – 3 раза в день до еды в течение 30 – 40 дней.

ВНИМАНИЕ: В ПЕРИОД С ИЮЛЯ ПО СЕНТЯБРЬ ПРИЕМ ПРЕПАРАТОВ ЖЕНЬШЕНЯ ПРОТИВОПОКАЗАН!

414. Настойка спиртовая биомассы женьшеня. Принимают по 20 – 30 капель 3 – 4 раза в день до еды, курс лечения до 1 месяца.

415. Порошок или таблетка из корня женьшеня. Принимают по 0,15 – 0,3 г 3 раза в день до еды по назначению врача.

Заманиха высокая.

Колючий кустарник высотой 100 – 150 см с толстым корневищем. Встречается в Приморском крае России и на Дальнем Востоке.

Лекарственное сырье

С лечебной целью используют корневища с корнями, собранные осенью или ранней весной.

Фармакологическое действие

Оказывает адаптогенное действие, повышает иммунитет, активизирует работоспособность, реактивность организма, снимает усталость, повышает настроение, улучшает аппетит.

Аптечный препаат

416. Настойка на 70-процентном спирте. Принимать по 30 – 40 капель 2 – 3 раза в день до еды. Курс лечения 1 месяц под контролем врача.

Левзея сафлоровидная.

Многолетнее травянистое растение высотой 60 – 170 см с горизонтальным корневищем. Растет на Алтае, в Саянах, в горах Алатау. Корни содержат витамин С, каротин, алкалоиды, дубильные вещества, инулин.

Лекарственное сырье

С лечебной целью используются корни.

Фармакологическое действие

Препараты левзеи сафлоровидной повышают умственную и физическую работоспособность, реактивность организма, подавляют чувство усталости, активизируют иммунитет.

Аптечный препаат

417. Экстракт левзеи сафлоровидной. Принимать по 20 – 30 капель 3 раза в день до еды. Курс лечения 1 месяц.

Лимонник китайский.

Лиана длиной 10 – 15 м. Дико произрастает на Сахалине, в Приморье, Хабаровском крае. Широко культивируется садоводами-любителями в Беларуси. В растении содержаться различные глюкозиды, токоферол, аскорбиновая кислота, органические кислоты, обладающие высокой биологической активностью.

Лекарственное сырье

С лечебной целью используются семена, листья, корни растения.

Фармакологическое действие

Препараты из лимонника китайского оказывают адаптогенное, тонизирующее действие, повышают работоспособность при умственном и физическом перенапряжении, стимулируют деятельность сердечно-сосудистой и дыхательной систем, улучшают аппетит и настроение.

Аптечный препаат

418. Настойка плодов лимонника китайского. Принимать по 20 – 30 капель 2 – 3 раза в день до еды. Курс лечения 1 месяца под наблюдением врача.

Домашние препараты

419. Настой плодов лимонника китайского. 10 г измельченных плодов лимонника китайского залить стаканом кипятка, настоять 6 часов, процедить. Принимать по 1 десертной ложке 2 раза в день не позже 18.00 во избежание бессонницы.

420. Настой листьев лимонника китайского. Сухие или свежие листя растения (5 г) заливают стаканом кипятка, настаивают 30 минут, пьют как чай с медом. Курс применения регламентируется врачом.

Родиола розовая.

Травянистое двудомное растение с толстым мясистым корнем. Распространено в Забайкалье, Сибири, Казахстане, на Алтае, в Карпатах.

Лекарственное сырье

С лечебной целью используются корни и корневища, заготавливаемые после созревания семян.

Фармакологическое действие

Препараты оказывают адаптогенное, повышающее работоспособность действие, стимулируют обменные процессы, аппетит, повышают настроение.

Аптечный препаат

421. Жидкий экстракт (1 : 1 на 40-процентном спирте). Принимать по 10 – 30 капель 2 – 3 раза в день за 30 минут до еды. Курс лечения от 10 дней до 1 месяца под контролем врача.

Домашний препарат

422. Настойка корней. Измельченный сухой корень родиолы розовой заливают в соотношении 1 : 10 40-процентным спиртом и настаивают в темном месте 2 недели. Процеживают и принимают по 30 – 40 капель 2 – 3 раза в день до еды. Курс лечения до месяца под контролем врача.

Элеутерококк колючий.

Кустарник высотой 2 -5 м, произрастающий на Дальнем Востоке.

Лекарственное сырье

С лечебной целью используют корни и корневища, собранные осенью.

Фармакологическое действие

Оказывает адаптогенное, тонизирующее действие, повышает физическую и умственную работоспособность, нормализует функции желез внутренней секреции, повышает настроение.

Аптечный препаат

423. Спиртовой экстракт на 40-процентном спирте. Принимают по 20 – 40 капель 3 раза в день за 30 минут до еды. Курс лечения до месяца под контролем врача.

Эхинацея пурпурная.

Многолетнее травянистое растение высотой 60 – 100 см с многоглавым коротким корневищем и тонкими корнями. Растение – североамериканское. В Беларуси культивируется в садах, цветниках, как декоративное растение.

Лекарственное сырье

В качестве лекарственного сырья используют цветочные корзинки и корневище с корнями.

Фармакологическое действие

Укрепляет иммунную систему организма, оказывает болеутоляющее действие, повышает активность фагоцитов, обладает выраженной противобактериальной и противовирусной активностью.

Аптечные препараты

424. Настойка эхинацеи пурпурной на 70-процентном спирте. Принимать по 8 – 20 капель 3 раза в день до еды. Курс лечения до 1 месяца под контролем врача.

425. Капсулы эхинацеи пурпурной. Каждая капсула содержит 200 – 250 мг экстракта, приготовленного из листьев, цветков и корней с корневищами. Используют в качестве диетической добавки, принимать по 1 – 5 капсул в день во время еды в течение двух недель каждого месяца.

Кадило сарматское.

Многолетнее травянистое растение с четырехгранным стеблем 20 – 50 см высоты, опушенным длинными волосками. Произрастает в лесах Беловежской Пущи, занесено в Красную книгу. Выращивается многими любителями лекарственного садоводства. Содержит кумарины, флавоноиды, значительное количество железа, марганца, меди, серебра, ванадия, бора, бария.

Фармакологическое действие

Активизирует иммунитет, оказывает успокаивающее действие на центральную нервную и сердечно-сосудистую системы, стимулирует кроветворение, оказывает болеутоляющее действие.

Домашние препараты

426. Настой травы кадила сарматского. 1 столовую ложку сухой измельченной травы заливают стаканом кипятка и настаивают 30 минут, процеживают. Принимают по 1/3 стакана 3 раза в день перед едой. Курс лечения до месяца.

427. Настойка кадила сарматского на 45-процентном спирте. Готовят при соотношении масс 1 : 10. Настаивают 14 дней, процеживают. Принимают по 25 – 30 капель 3 раза в день в промежутках между приемами пищи. Курс лечения до 2 месяцев.

Помните, что передозировка адаптогенов приводит к повышению возбудимости, раздражительности, сердцебиению и нарушениям ритма сердечной деятельности, одышке, ослаблению активности при мышечной нагрузке, а далее – к депрессии.

Еще раз напоминаем, что передозировка адаптогенов угнетает иммунную систему. Умеренные и малые дозы адаптогенов – активизируют иммунную систему. Как тут не вспомнить восточную мудрость: "Лекарство не дается мешками"?!

Растения против опухолевых заболеваний

Природа – целитель болезней, а врач – подручный природы.

Немецкая поговорка.

Сведения о целительности растений практически при всех известных заболеваниях можно найти и в памятниках древнейших культур (санскритской, греческой, китайской, латинской, европейской, индийской), и в современных научных изысканиях. Славянская народная медицина, ростки которой продолжают развиваться и в Болгарии, и в Украине, и в Беларуси, продолжает сохраняться в народных традициях и подходах к самолечению в быту до настоящего времени, хотя исторические условия в последнем столетии явно не способствовали сохранению этих глубинных знаний и народного опыта траволечения.

Не случайно и в настоящее время растительный мир, окружающий нас, таит в себе непознанное, является кладовой неожиданностей и новых настоящих открытий как в лечении, так и в профилактике самых сложных недугов. Многовековая память народа донесла нам множество целительных фиторецептов. Разработки последних лет позволили открыть целительное влияние растительных средств при онкологических заболеваниях и последствиях радиации.

Лекарственные растения в комплексном лечении новообразований могут использоваться для профилактики опухолей, в ближайшем и отдаленном периоде после оперативного и лучевого лечения опухолей, в качестве поддерживающего лечения между курсами основной терапии для профилактики рецидивов и метастазирования.

В траволечении при онкологических заболеваниях обязательно следует учитывать фактор направленности действия растения на те или иные органы и системы организма человека. Ныне об этом факторе говорят, что нужно учитывать информационный код растения по действию на живые системы.

Следует заметить, что возникновение и развитие злокачественного новообразования влечет за собой многонаправленные резкие изменения и нарушения во всех органах, тканях, системах организма. Если предпринимается хирургическое вмешательство, химиотерапия, облучение, гормональная терапия, воздействующие на опухоль, то нарушения структуры и функции органов и систем усугубляются, что часто может приводить к субъективному ухудшению самочувствия больного, к усугублению нарушений различных функциональных показателей. Как же преодолеть это, казалось бы, закономерное ухудшение? Как помочь больному преодолеть этот разрушительный для него период?

Одним из возможных путей повышения эффективности лечения является **использование лекарственных растений.**

Еще раз отметим, что растения по своему действию на опухолевые процессы определенно отличаются друг от друга. Одни используются при опухолях желудочно-кишечного тракта, другие – при патологии печени, следующие – при опухолях женской половой сферы, еще иные – при новообразованиях легких, эндокринных желез, мозга и т. д. Некоторые растения оказывают противорецидивное действие, другие – противометастатическое,

профилактическое или антимутагенное действие. Не следует исключать и растения общей антитоксической активности, которые помогают преодолевать явления интоксикации, стимулируют клеточный иммунитет, регулируют основные виды обмена веществ (белковый, жировой, углеводный, минеральный, витаминный, водный). Опять же упомянем, что адаптогены помогают преодолеть состояние стресса, что так важно для улучшения состояния онкологических больных и для повышения сопротивляемости их организма заболеванию.

Поскольку при опухолевых поражениях нарушения могут касаться сразу нескольких органов и систем, в фитотерапии онкологических заболеваний применяются многокомпонентные сборы.

Многие целители относят некоторые растения к **средствам общего действия**: цикорий дикий, первоцвет весенний, медуница лекарственная, крапива двудомная, кукурузные рыльца, цмин песчаный, мята перечная, шалфей лекарственный, душица обыкновенная, мелисса лекарственная, тимьян ползучий, цветки, листья и плоды боярышника колючего, плоды шиповника коричного, рябины обыкновенной, корни с корневищами лапчатки прямостоячей, корни гравилата городского, кровохлебки лекарственной, листья омелы белой, трава подмаренника настоящего, сушеницы топяной, татарника колючего, корневища пиона уклоняющегося и др.

Для **наружного местного употребления** в народной медицине используются 20-процентные настойки почек тополя черного, березы повислой, осины белой, трава омелы белой, настоянная на 40-процентном спирте, а также 20-процентные настойки корней с корневищами таволги шестилепестковой, корней барбариса обыкновенного, кровохлебки лекарственной, 10-процентная настойка эхинацеи пурпурной. Спиртовые настойки используются как наружное средство каждое в отдельности, либо в композиционных сочетаниях с маслами, жирами. В качестве **эмульгаторов** в народном траволечении часто используются камеди: сливовая, вишневая, абрикосовая, черешневая. Композиционные препараты используют не только при лечении кожных онкологических заболеваний, но и для лечебных клизм, вводя их в прямую кишку, мочевой пузырь, уретру; применяют в качестве спринцеваний при эрозии шейки матки, раке шейки матки, влагалища, раке тела

6 Зак. 2921

матки. Такие смеси используют и при раке желудка, пищевода, применяют для полосканий при раке горла, ротовой полости.

Известный украинский фитотерапевт, руководитель “фитоцентра” на Киевщине, академик Е. С. Товстуха рекомендует использовать масляные настойки ряда растений и их частей: почек тополя черного, осины белой, березы повислой, корней с корневищами лапчатки прямостоячей, девясила высокого, гравилата городского, кровохлебки лекарственной, барбариса обыкновенного, одуванчика лекарственного, цикория дикого, цветочных корзинок календулы, травы зверобоя продырявленного, душицы лекарственной, мяты перечной, мелиссы лекарственной, чабера садового, тимьяна ползучего, василька синего, крапивы двудомной, корней эхинацеи пурпурной, листьев шалфея лекарственного, шишек хмеля обыкновенного.

Приготовление масляных настоек из растений.

Сырье тщательно моют в холодной проточной воде, дают обсохнуть в течение 4 – 5 часов, чтобы устранить остатки влаги. Тщательно измельчают и заливают горячим свежим подсолнечным или кукурузным маслом (температура 65 – 70 С) в соотношении 1 : 10. Настаивают 30 дней при комнатной температуре, ежедневно взбалтывая 2 – 3 раза. Процеживают и применяют наружно для масляных примочек на область опухолевого изменения, а также употребляют внутрь по 2 – 3 столовые ложки 2 – 3 раза в сутки на протяжении 2 – 4 месяцев при опухолевых заболеваниях.

Примечание. Приготовленные масляные настойки и их смеси в процессе употребления хранятся в холодильнике.

Приводим ряд фиторецептов приготовления композиционных масляных настоек противоопухолевого действия.

Масляные настойки из растений общего противоопухолевого действия.

428. Настойка лапчатки прямостоячей – 500 мл
Настойка гравилата городского – 200 мл
Настойка эхинацеи пурпурной – 300 мл

429. Настойка корней цикория дикого – 500 мл
Настойка почек осины белой – 300 мл
Настойка кровохлебки лекарственной – 200 мл

430. Настойка цветков календулы – 500 мл
Настойка мяты перечной – 300 мл
Настойка корней барбариса обыкновенного – 200 мл

431. Настойка корней медуницы лекарственной – 400 мл
Настойка календулы лекарственной – 200 мл
Настойка эхинацеи пурпурной – 200 мл

432. Настойка корней эхинацеи пурпурной – 500 мл
Настойка календулы лекарственной – 300 мл
Настойка лабазника шестилепесткового – 200 мл

433. Настойка татарника колючего – 300 мл
Настойка почек тополя черного – 500 мл
Настойка корней медуницы лекарственной – 200мл

434. Настойка корней цикория дикого – 300 мл
Настойка корней эхинацеи пурпурной – 200 мл
Настойка почек осины белой – 200 мл

Примечание: подготовленные маслянные настойки и их смеси в процессе употребления хранятся в холодильнике.

Настойки масляные из растений для лечения заболеваний онкологического характера женских мочеполовых органов.

435. Настойка корневищ медуницы лекарственной – 300 мл
Настойка травы мелиссы лекарственной – 500 мл
Настойка цветов календулы лекарственной – 200 мл

436. Настойка эхинацеи пурпурной – 500 мл
Настойка почек тополя черного – 300 мл
Настойка шалфея лекарственного – 200 мл

437. Настойка корней кровохлебки лекарственной – 400 мл
Настойка шишек хмеля обыкновенного – 200 мл
Настойка травы мяты перечной – 400 мл

438. Настойка корней девясила высокого – 500 мл
Настойка корней лабазника шестилепесткового – 200 мл
Настойка травы душицы обыкновенной – 300 мл

439. Настойка травы мелиссы лекарственной – 400 мл
Настойка корней цикория дикого – 300 мл
Настойка травы шалфея лекарственного – 200 мл

440. Настойка почек тополя черного – 500 мл
Настойка шишек хмеля обыкновенного – 200 мл
Настойка травы тимьяна ползучего – 300 мл

441. Настойка корней лабазника шестилепесткового – 200 мл
Настойка травы шалфея лекарственного – 300 мл
Настойка листьев крапивы двудомной – 200 мл

Масляные настойки для лечения онкологических заболеваний мужских мочеполовых органов.

442. Настойка мелиссы лекарственной – 500 мл
Настойка травы тимьяна ползучего – 300 мл
Настойка почек тополя черного – 200 мл

443. Настойка корней барбариса обыкновенного – 500 мл
Настойка корней эхинацеи пурпурной – 300 мл
Настойка листьев крапивы двудомной – 200 мл

444. Настойка корневищ лапчатки прямостоячей – 300 мл
Настойка корней девясила высокого – 200 мл
Настойка почек березы повислой – 300 мл

445. Настойка почек осины белой – 500 мл
Настойка корней одуванчика лекарственного – 300 мл
Настойка корней медуницы лекарственной – 200 мл

446. Настойка девясила высокого – 300 мл
Настойка почек березы повислой – 200 мл
Настойка корней эхинацеи пурпурной – 500 мл

447. Настойка крапивы двудомной – 500 мл
Настойка почек березы повислой – 300 мл
Настойка корней эхинацеи пурпурной – 200 мл

448. Настойка корней цикория дикого – 500 мл
Настойка травы душицы обыкновенной – 300 мл
Настойка почек тополя черного – 200 мл

Однако, не только в виде масляных настоек могут быть использованы растения при онкологических заболеваниях. Мы просто начали рассказ о противоопухолевых лекарствах этой группы доступных средств. Следует помнить, что лекарственные растения содержат довольно неоднозначные компоненты лечебного действия. Имеется весьма большой перечень групп соединений, которые биологически активны и оказывают на организм человека определенное фармакологическое воздействие. По химической природе биологически активные вещества относятся к различным группам: гликозиды, алкалоиды, ферменты, смолы, камеди, слизи, органические кислоты, эфирные и жирные масла, дубильные вещества, кумарины, сапонины, макро- и микроэлементы, витамины, растительные гормоны и др.

В каждом растении имеются многие группы биологически активных веществ, определяющие лечебную активность растительного препарата.

Из лекарственных растений готовят различные лекарственные препараты и лекарственные формы или употребляют растение в натуральном виде (порошки, соки, кашицы, пасты, пюре).

Как приготовить растительные средства.

Порошки из растений готовят из хорошо высушенного сырья, измельчая его в ступке, кофемолке или миксере.

Инфузы, напары (настои) и **отвары** – водные вытяжки из лекарственного сырья или водные растворы экстрактов, приготовленных согласно Государственной фармакопее. Для приготовления настоев, отваров растительный материал измельчают: листья, цветки и травы – до частиц размером не более 5 мм, стебли, кору – не более 3 мм, плоды и семена – не более 0,5 мм.

Инфузы и напары готовят из листьев, почек, трав, цветков.

Отвары готовят из грубых частей растения – коры, корней. Измельченные части растений или сборы помещают в эмалированную посуду или в посуду из нержавеющей стали, заливают холодной водой, закрывают крышкой и нагревают на кипящей водяной бане при частом помешивании: настой – в течение 15 минут, отвар – в течение 30 минут, затем охлаждают при комнатной

температуре: отвар – 10 минут, настой – не менее 45минут. После этого их процеживают и дополняют кипяченной водой до предписанного объема. Перед употреблением добавляют мед или сахар. В большинстве случаев инфузы, напары и отвары готовят при соотношении масс сырья и воды 1 : 20 – 1 : 30, реже 1 : 10, а из сильнодействующих растений только по предписанию врача – 1 : 30 – 1 : 100.

В домашних условиях настой готовят без кипячения, сырье заливают крутым кипятком и настаивают в тепле 1 – 2 – 4 – 6 часов (или в термосе).

Отвар трав кипятят от 5 минут до 2 часов и более. Для наружного употребления настой (отвар) готовят из двойной или тройной дозы сырья. Настои готовятся на 2 – 3 дня и хранятся в холодильнике.

Настойки и экстракты готовят на спирте или водке при соотношении сырья 1 : 5 – 1 : 10. Обычно настаивают сырье 14 дней, периодически взбалтывая, затем процеживают, отжимают и добавляют спирт до требуемого объема.

Настойки из сильнодействующих или ядовитых растений готовят при соотношении сырья 1 : 10 или 1 : 20.

Сборы, чаи – это смесь нескольких видов мелкоизмельченного растительного сырья. В сбор входит 3 – 10 компонентов. Из сборов также готовят настои, отвары, полоскания, спринцевания, микроклизмы.

Настои и отвары также могут использоваться для травяных ванн.

Для компрессов и припарок готовят **кашицы (пюре)** из растений.

Пар из ароматических растений, поступая через дыхательные пути (а площадь поверхности альвеол легких составляет 200 кв. м!), позволяет всасываться большому количеству веществ при таких простых ингаляциях и быстро и эффективно оказывать лечебное воздействие на организм в целом.

Эффективность траволечения также зависит от дозировки препаратов, хотя в ряде случаев имеют смысл и малые (гомеопатические) дозы.

Разовая дозировка лекарственных растений в зависимости от возраста больного обычно определяется по Д. Иорданову: от 25 до 60 лет – 1 доза, от 14 до 25 лет – 2/3 дозы, от 7 до 14 – 1/2 дозы, от 4 до 7 – 1/3 дозы, от 3 до 4 – 1/6 – 1/4 дозы, от 1 года до 2 – 1/8 – 1/4 дозы, до 1 года – 1/12 – 1/8 дозы.

РЕЦЕПТЫ ИСПОЛЬЗОВАНИЯ ЛЕКАРСТВЕННЫХ РАСТЕНИЙ ПРИ РАЗЛИЧНЫХ ФОРМАХ ОПУХОЛЕВЫХ ЗАБОЛЕВАНИЙ

Осторожность никогда не бывает излишней, а излишество вредит.

(Вольноопределяющийся Марек, друг бравого солдата Швейка).

Мы уже подчеркивали, что опухолевые процессы, или, как их в обиходе и профессиональной практике называют раковая болезнь, являются заболеванием всего организма. Хирургическое вмешательство на фазе, когда еще отсутствуют видимые метастазы, позволяет удалить первичный раковый очаг, а лучевая, химио- и гормонотерапия направлены на уничтожение раковых клеток. Есть и растения, которые способны убивать раковые клетки, либо повышать иммунные силы организма и активизировать силы самозащиты против агрессии раковых клеток.

Известно, что нормализация процессов обмена веществ у больного с опухолевым заболеванием, стимуляция естественных защитных сил организма могут привести к такому состоянию, когда раковая клетка погибнет благодаря противоопухолевому иммунитету человека.

Издавна люди обращались к целительным силам Природы при самых различных заболеваниях, в том числе и при опухолевых, накопляя новые и новые штрихи опыта народного траволечения опухолевых болезней. Мы обращаем внимание читателя на те растения и на те сборы и другие растительные препараты, которые не обладают токсичностью и могут быть использованы в домашних условиях, прежде всего с целью достижения противоопухолевого иммунитета, профилактики рецидивов заболевания.

Помните: эффект траволечения при опухолевых заболеваниях может быть достаточным лишь при многомесячном использовании растительных препаратов.

Профилактические и противоопухолевые сборы и чаи

Помните: траволечение всего лишь дополняет специальные методы лечения и профилактики заболеваний!

- Траволечение в домашних условиях должно проводиться лишь при наблюдении онколога и фитотерапевта!

Представляем ряд рецептов профилактического пользования, применяемые в народной медицине славянских народов.

449. Лист подорожника большого – 20 г
Трава земляники лесной – 20 г
Трава фиалки трехцветной – 20 г
Листья и цветки календулы – 20 г
Плоды шиповника коричного (измельченные) – 60 г

1 десертную ложку сбора заливают крутым кипятком, настаивают 30 минут, процеживают и пьют как чай с медом или фруктовым сиропом 2 – 3 раза в день. Спустя месяц сбор меняют.

450. Лист подорожника большого – 20 г
Цветки календулы – 20 г
Лист крапивы двудомной – 20 г
Лист смородины черной – 20 г
Трава душицы обыкновенной – 20 г
Лист календулы – 60 г

Применяется только женщинами! Растения можно использовать в свежем и сушеном виде. Заваривается как чай, пьют 2 – 3 раза в день. Курс лечения до 2 месяцев, затем сбор меняют.

451. Лист крапивы двудомной – 30 г
Лист подорожника ланцетолистного – 30 г
Трава подмаренника настоящего – 30 г
Трава репешка обыкновенного – 30 г
Трава горца птичьего – 30 г
Трава душицы обыкновенной – 30 г

Приготовление и дозировка как в предыдущем рецепте.

452. Измельченный березовый гриб чага – 30 г
Трава сабельника болотного – 20 г
Трава подмаренника настоящего – 20 г
Трава репешка обыкновенного – 20 г
Корни гравилата городского – 20 г
Корни солодки голой – 10 г

Готовится как сбор 450.

453. Листья крапивы двудомной – 40 г
Трава чистотела большого – 40 г

Листья календулы – 40 г
Листья смородины черной – 40 г
Корень солодки голой – 10 г
Корневище левзеи сафлоровидной – 20 г
Трава душицы обыкновенной – 30 г

Применяется как сбор 450. Через месяц сбор меняют.

454. Корни лопуха большого – 30 г
Корни кровохлебки лекарственной – 30 г
Корни сабельника болотного – 30 г
Корневище пиона уклоняющегося – 30 г
Трава подмаренника настоящего – 20 г
Листья крапивы двудомной – 20 г
Трава репешка обыкновенного – 20 г

Применяется как сбор 449.

455. Корневище пиона уклоняющегося – 40 г
Корень лопуха большого – 30 г
Корень одуванчика лекарственного – 30 г
Измельченный березовый гриб чага – 30 г
Трава чистотела большого – 20 г

Применяется как сбор 449.

456. Корневище родиолы розовой – 20 г
Корневище солодки голой – 20 г
Корень лопуха большого – 40 г
Трава чистотела большого – 60 г
Корневище аира болотного – 40 г
Корневище девясила высокого – 30 г
Корневище кровохлебки лекарственной – 30г
Лист подорожника большого – 30 г

Применяется как сбор 449.

457. Корневище солодки голой – 30 г
Корневище девясила высокого – 30 г
Трава репешка обыкновенного – 40 г
Трава володушки золотистой – 30 г
Трава хвоща полевого – 30 г
Трава горца птичьего – 30 г

Листья подорожника большого – 30 г
Лист крапивы двудомной – 30 г

Заваривать и принимать как чай. После 2 месяцев использования сбор меняют.

458. Корневище аира болотного – 20 г
Корневище кровохлебки лекарственной – 20 г
Корень шиповника коричного – 20 г
Плоды можжевельника обыкновенного – 20 г
Лист эвкалипта – 10 г
Трава сушеницы топяной – 30 г
Лист черники обыкновенной – 30 г
Цветки календулы – 30 г
Лист брусники обыкновенной – 30 г
Трава вероники лекарственной – 40 г

1 столовую ложку измельченного сбора заливают стаканом кипятка, настаивают ночь (лучше в термосе). Весь настой выпивают утром перед едой.

459. Корневище кровохлебки лекарственной – 30 г
Корень шиповника коричного – 20 г
Корневище аира болотного – 30 г
Трава вероники лекарственной – 20 г
Лист брусники обыкновенной – 20 г
Лист черники обыкновенной – 20 г
Трава дымянки белой – 20 г
Трава хвоща полевого – 30 г
Трава сушеницы топяной – 30 г
Трава пастушьей сумки обыкновенной – 20 г

Применять как сбор 458.

460. Трава буквицы толстолистной – 30 г
Трава дурнишника обыкновенного – 30 г
Трава омелы белой – 20 г
Листья с цветами клевера лугового – 30 г
Листья березы повислой – 30 г
Листья земляники лесной – 30 г
Цветы ромашки аптечной – 20 г
Корень солодки голой – 20 г

Корень лапчатки прямостоячей – 20 г
Плоды шиповника коричного – 30 г
Применять как сбор 449.

461. Трава душицы обыкновенной – 30 г
Трава зверобоя продырявленного – 20 г
Трава золототысячника зонтичного – 10 г
Листья крапивы двудомной – 30 г
Листья ореха грецкого – 30 г
Корень лопуха большого – 30 г
Применять как сбор 450. Курс использования не более 1 месяца

462. Цветы цмина песчаного – 30 г
Трава душицы обыкновенной – 40 г
Трава зверобоя продырявленного – 30 г
Цветки и листья клевера лугового – 30 г
Листья крапивы двудомной – 30 г
Листья ореха грецкого – 30 г
Корень лопуха большого – 30 г
Корень солодки голой – 30 г
Применять как сбор 450.

463. Трава полыни горькой – 20 г
Трава горца птичьего – 30 г
Трава фиалки трехцветной – 30 г
Трава хвоща полевого – 30 г
Трава чистотела большого – 30 г
Трава череды трехраздельной – 30 г
Лист ореха грецкого – 30 г
Трава душицы обыкновенной – 30 г
Корень лопуха большого – 30 г
Корень аира болотного – 30 г
Корень щавеля конского – 30 г
Применять как сбор 450.

464. Корень барбариса обыкновенного – 30 г
Корень ревеня тангутского – 30 г
Корень лопуха большого – 30 г
Корень аира болотного – 30 г

Корень шиповника коричного – 30 г
Семена тмина обыкновенного – 20 г
Слоевища ламинарии сушеные – 30 г
Плоды рябины обыкновенной – 30 г
Применять как сбор 449.

465. Цветы бузины черной – 50 г
Трава кипрея узколистного – 60 г
Листья подорожника большого – 50 г
Слоевище ламинарии сахаристой – 60 г
Трава мяты перечной – 30 г
Трава зверобоя продырявленного – 20 г
Корень барбариса обыкновенного – 40 г
Корень скорцонеры черной – 60 г
Корень солодки голой – 20 г
Семена тмина обыкновенного – 20 г
Применять как сбор 449.

466. Трава донника лекарственного – 30 г
Трава кипрея узколистного – 30 г
Слоевище ламинарии сахаристой – 40 г
Корень ревеня тангутского – 40 г
Корень солодки голой – 20 г
Корневище кровохлебки лекарственной – 30 г
Корень одуванчика лекарственного – 30 г
Плоды шиповника коричного – 40 г
Применять как сбор 449.

Как **профилактическое и противометастатическое** средство применяют настойки по 30 – 49 капель в день за 30 минут до еды на протяжении 3 месяцев. Такими настойками являются: **аптечные** настойки элеутерококка и пиона уклоняющегося; настойки **домашнего приготовления**: настойка бадана толстолистного и настойка чистотела большого.

Внимание: при нарушениях функции печени или появлении метастазов в печени настойки готовят на воде.

Приготовление водных настоек

467. Водная настойка чистотела большого.

30 г сухой измельченной травы чистотела заливают 500 мл воды и доводят до кипения в эмалированной посуде. Снимают с огня и дают постоять, процеживают, сливают в темную бутылку и хранят в холодильнике. Принимают по 100 мл 3 раза в день до еды. Курс лечения 2 – 3 месяца.

468. Водная настойка корня бадана толстолистного.

Измельчают корень до размеров частиц в 2 – 3 мм, кладут в эмалированную посуду, добавляют на каждые 50 г корня 350 мл воды, доводят до температуры 60 С, укутывают и настаивают 8 часов. Корень оставляют в настое, который хранят в холодильнике. Принимают по 70 – 100 мл 3 раза в день до еды. Курс лечения 3 месяца.

Спиртовые настойки домашнего приготовления

469. Настойка чистотела большого спиртовая.

12 г сухой измельченной травы чистотела большого заливают 500 мл водки и настаивают 14 суток при комнатной температуре, не на солнечном свету. Принимают по 20 – 30 мл перед обедом, разбавив 3 частями холодной кипяченой воды при приеме. Курс лечения 2 месяца.

470. Настойка элеутерококка колючего спиртовая.

100 г мелкоизмельченного корня элеутерококка колючего заливают 700 мл водки, настаивают 10 суток в темной бутылке. Не процеживая сливают по 15 – 20 мл, пьют ежедневно перед обедом, предварительно разведя водой в соотношении 1 : 3. Курс лечения 1 месяц, затем средство меняют.

471. Настойка пиона уклоняющегося спиртовая.

50 г корней измельчают, помещают в темную бутылку и заливают 500 мл водки. Настаивают 10 суток. Принимают ежедневно перед обедом по 10 – 20 мл, разведя водой в соотношении 1 : 3. Курс лечения 1 –2 месяца, затем средство меняют.

472. Настойка листьев лавровишни спиртовая.

Свежие листья лавровишни измельчают не позже двух часов после сбора и заливают водкой из расчета 500 мл водки на 100 г листьев. Настаивают сутки. Процеживают. Пьют по 1 чайной ложке через 2 часа после еды 2 – 3 раза в день. Курс лечения 1 месяц, затем средство меняют.

Все вышеприведенные препараты принимают как противорецидивные и профилактические средства при опухолевых заболеваниях различной локализации.

Лекарственные растения для профилактики рецидива опухоли после облучения, для профилактики метастазирования

Приводим прописи ряда фиторецептов такого предназначения.

473. Корни цикория обыкновенного – 30 г
Корни одуванчика лекарственного – 30 г
Корневища пырея ползучего – 30 г
Цветы и стебли гречихи посевной – 60 г
Плоды боярышника колючего – 20 г
Кукурузные рыльца – 30 г
Листья крапивы двудомной – 30 г
Листья смородины черной – 30 г
Листья облепихи крушиновидной – 30 г
Трава зубровки душистой – 15 г
Цветки цмина песчаного – 20 г

1 столовую ложку сбора заливают стаканом воды, кипятят на малом огне 10 минут, настаивают ночь. Процеживают и принимают по 100 мл 3 раза в день за 30 минут до еды. Курс лечения 2 – 3 года. Через каждые 1,5 – 2 месяца делают перерыв на 5 – 7 дней.

474. Плоды шиповника коричного молотые – 40 г
Корни цикория обыкновенного – 30 г
Корни одуванчика лекарственного – 30 г
Корни скорцонеры черной – 30 г
Плоды рябины обыкновенной – 40 г
Трава медуницы лекарственной – 30 г
Надземная часть вереска обыкновенного – 30 г
Цветки с листьями боярышника колючего – 20 г
Листья крапивы двудомной – 40 г
Листья первоцвета лекарственного – 40 г

Приготовление и применение как в предыдущем рецепте.

475. Корни кровохлебки лекарственной – 50 г
Корни лапчатки прямостоячей – 40 г
Корень алтея лекарственного – 40 г

Плоды шиповника коричного молотые – 40 г
Плоды рябины обыкновенной – 40 г
Трава эспарцета посевного – 30 г
Листья крапивы двудомной – 40 г
Трава тысячелистника обыкновенного – 30 г
Трава дубровника белого – 30 г
Цветы гречихи посевной – 50 г

1 столовую ложку сбора заливают стаканом кипятка, кипятят на малом огне 10 минут, настаивают 4 часа, процеживают. Пьют по 100 мл 3 раза в день до еды. Курс лечения от 2 до 8 месяцев. После каждого месяца приема делают перерыв 5 – 7 дней.

476. Корень алтея лекарственного – 40 г
Корень девясила высокого – 30 г
Корень цикория обыкновенного – 40 г
Корень барбариса обыкновенного – 30 г
Плоды рябины обыкновенной – 40 г
Плоды шиповника коричного молотые – 30 г
Трава пустырника обыкновенного – 20 г
Трава тысячелистника обыкновенного – 30 г
Цветы цмина песчаного – 20 г
Цветы ромашки аптечной – 30 г
Цветки вереска обыкновенного – 30 г
Кукурузные рыльца – 40 г
Трава эспарцета посевного – 30 г
Листья крапивы двудомной – 30 г

Приготовление и использование как в предыдущем рецепте.

477. Трава барвинка малого – 20 г
Листья и цветки барбариса обыкновенного – 60 г
Трава омелы белой – 40 г

1 столовую ложку измельченного сырья заливают стаканом кипятка, кипятят на малом огне 10 минут, настаивают 8 часов. Процеживают и пьют по 1 – 2 столовые ложки 3 раза в день через 2 часа после еды. Курс лечения 1 месяц. После перерыва в 2 недели курс повторяют.

478. Корни лапчатки прямостоячей – 60 г
Корни левзеи сафлоровидной – 30 г

Плоды лимонника китайского – 10 г
Корни лабазника шестилепестного – 40 г
Трава эспарцета посевного – 30 г
Цветки и листья боярышника кроваво-красного – 20 г

Приготовление и использование отвара как в предыдущем рецепте.

479. Цветы календулы лекарственной – 30 г
Трава чистотела большого – 20 г
Трава репешка обыкновенного – 30 г
Трава володушки золотистой – 20 г
Листья подорожника большого – 30 г
Трава череды трехраздельной – 30 г
Плоды тмина обыкновенного – 20 г
Трава душицы обыкновенной – 30 г

Сбор предназначен только для женщин!

1 столовую ложку сбора заливают стаканом кипятка, настаивают в термосе 4 часа, процеживают, пьют по 1/2 стакана настоя в день за 20 минут до еды. Курс лечения до 2 месяцев. После перерыва в 7 – 12 дней курс можно повторить.

480. Трава душицы обыкновенной – 60 г
Кора барбариса обыкновенного – 30 г
Трава тимьяна ползучего – 30 г

Приготовление и использование как в предыдущем рецепте.

481. Трава фиалки трехцветной – 30 г
Цветки багульника болотного – 10 г
Листья подорожника большого – 30 г
Листья крапивы двудомной – 40 г
Цветки и листья календулы – 40 г
Корень солодки голой – 30 г
Корень цикория обыкновенного – 30 г

Сбор заливают 1 л кипятка и настаивают 4 часа, пьют по 3/4 стакана 3 – 4 раза в день при трудноотделяемой мокроте. Курс лечения до 3 недель, затем сбор меняют.

482. Трава фиалки трехцветной – 30 г
Цветки багульника болотного – 10 г

Трава череды трехраздельной – 30 г
Семена аниса обыкновенного – 15 г
Трава тимьяна ползучего – 20 г
Листья мяты перечной – 30 г
Трава мать-и-мачехи – 30 г
Корень девясила высокого – 30 г

2 столовые ложки сбора заливают 2 стаканами кипятка, настаивают 4 часа, процеживают. Принимают по 3/4 стакана 3 раза в день при тяжелом обструктивном бронхите на фоне опухолевого процесса в легких.

483. Трава дягиля лекарственного – 30 г
Мука из зерен овса посевного – 30 г
Листья омелы белой – 20 г
Трава полыни обыкновенной – 20 г
Трава пырея ползучего – 30 г
Трава тысячелистника обыкновенного – 30 г
Трава чистотела большого – 30 г

1 столовую ложку измельченного сбора заливают стаканом кипятка, кипятят 1 минуту, настаивают 1 час, процеживают. Принимают по 1/4 стакана 3 раза в день до еды. Курс лечения до 2 месяцев.

484. Листья мать-и-мачехи – 30 г
Листья крапивы двудомной – 30 г
Листья подорожника большого – 20 г
Корень одуванчика лекарственного – 30 г
Плоды аниса обыкновенного – 15 г
Трава тимьяна ползучего – 30 г
Трава фиалки трехцветной – 30 г
Листья омелы белой – 20 г
Почки тополя черного – 30 г

1 столовую ложку сбора заливают стаканом кипятка, кипятят 5 минут, настаивают 2 часа, процеживают. Принимают по 1/3 стакана 3 раза в день за 30 минут до еды. Курс лечения до 2 месяцев. После перерыва в 2 недели курс можно повторить.

Для поддержания **иммунитета**, профилактики **рецидивов** и **метастазирования опухолей**, которые лечились облучением, могут оказаться полезными следующие отвары из композиционных сборов.

485. Трава дягиля лекарственного – 20 г
Мука из геркулеса – 30 г
Листья омелы белой – 30 г
Трава полыни обыкновенной – 20 г
Трава пырея ползучего – 30 г
Трава тысячелистника обыкновенного – 30 г
Трава чистотела большого – 30 г
Листья березы повислой – 30 г

1 столовую ложку сырья заливают стаканом кипятка, кипятят 3 минуты, настаивают 1 час, процеживают. Принимают по 1/4 стакана 3 раза в день до еды. Курс лечения 2 месяца. После перерыва в 7 – 10 дней курс лечения повторяют.

486. Корневище аира болотного – 30 г
Листья березы повислой – 30 г
Корень лопуха большого – 30 г
Листья омелы белой – 20 г
Трава пырея ползучего – 30 г
Цветки ромашки аптечной – 30 г
Листья смородины черной – 20 г
Листья тополя черного – 20 г

1 столовую ложку измельченного сырья заливают стаканом воды, кипятят 5 минут, настаивают 1 час, процеживают. Принимают по 1/4 стакана 3 раза в день до еды. Курс лечения 2 месяца, после недельного перерыва курс можно повторить.

487. Листья барбариса обыкновенного – 30 г
Листья смородины черной – 30 г
Листья брусники обыкновенной – 30 г
Цветы бузины черной – 20 г
Трава земляники лесной – 30 г
Цветки календулы лекарственной – 30 г
Листья омелы белой – 20 г
Листья первоцвета лекарственного – 20 г
Трава чистотела большого – 20 г
Плоды шиповника коричного – 30 г

1 столовую ложку измельченного растительного сырья заливают 1 стаканом воды, кипятят 3 минуты, настаивают 1 час, процеживают. Принимают по 1/4 стакана 3 раза в день до еды.

Курс лечения 2 месяца. После перерыва в 7 – 12 дней курс можно продолжить.

При повторных курсах траволечения средствами, представленными в данном рецепте, желательно исключать такой элемент, как омела белая. Ее можно заменить порошком березового гриба чага, порошком корня аира болотного, либо порошком корня солодки белой в количестве 20 г.

488. Кора ветвей облепихи крушиновидной – 40 г
Листья березы повислой – 30 г
Цветы гречихи посевной – 30 г
Цветы календулы лекарственной – 30 г
Трава зверобоя продырявленного – 30 г
Листья первоцвета весеннего – 30 г
Трава тысячелистника обыкновенного – 30 г
Трава чистотела большого – 30 г

1 столовую ложку измельченного сырья заливают стаканом кипятка, настаивают 2 часа, затем кипятят 3 минуты, процеживают. Принимать по 1/2 стакана 3 раза в день до еды. Курс лечения 2 месяца, затем сбор меняют.

489. Листья березы повислой – 30 г
Листья с цветками земляники лесной – 30 г
Зеленые стебли овса посевного – 30 г
Хвоя можжевельника обыкновенного – 10 г
Листья омелы белой – 10 г
Трава пустырника пятилопастного – 20 г
Трава синеголовника плосколистного – 20 г
Трава чистотела большого – 10 г
Листья мелиссы лекарственной – 20 г

1 столовую ложку измельченного сырья заливают стаканом кипятка, кипятят 3 минуты, настаивают 1 час, процеживают. Принимают по 1/2 стакана 3 раза в день до еды. Курс лечения 1 месяц, потом сбор меняют.

490. Листья барбариса обыкновенного – 30 г
Листья ореха грецкого – 10 г
Листья березы повислой – 20 г
Листья земляники лесной – 30 г

Трава медуницы лекарственной – 30 г
Зеленые стебли овса посевного – 30 г
Зеленые стебли ржи посевной – 30 г
Трава чистотела большого – 10 г
Цветки яблони лесной – 20 г

Приготовление и применение как в предыдущей прописи.

491. Плоды и корни аниса обыкновенного – 20 г
Листья березы повислой – 30 г
Трава тысячелистника обыкновенного – 30 г
Трава хвоща полевого – 30 г
Листья тополя черного – 30 г
Листья омелы белой – 20 г
Цветки гречихи посевной – 30 г
Цветки календулы лекарственной – 20 г
Листья крапивы двудомной – 30 г

1 столовую ложку измельченного сырья сбора заливают стаканом воды, кипятят 3 минуты, настаивают 2 часа, процеживают. Принимать по 1/2 стакана 3 раза в день до еды. Курс лечения 2 месяца. После недельного перерыва курс можно повторять. При повторных курсах следует заменять листья омелы белой порошком из чаги (20 г).

492. Листья любистка лекарственного – 30 г
Листья барбариса обыкновенного – 20 г
Листья омелы белой – 20 г
Листья березы повислой – 20 г
Трава полыни обыкновенной – 15 г
Листья тополя черного – 20 г
Трава тысячелистника обыкновенного – 30 г
Цветки яблони лесной – 20 г
Трава чистотела большого – 10 г
Трава яснотки белой – 20 г
Листья мяты перечной – 20 г

Приготовление и применение как в предыдущем сборе.

493. Трава будры плющевидной – 20 г
Листья элеутерококка колючего – 20 г
Корень родиолы розовой – 20 г

Листья лимонника китайского – 20 г

Корень шлемника байкальского (или корень девясила высокого) – 20 г

Листья подорожника большого – 40 г

Трава бадана толстолистного – 40 г

Листья ореха грецкого – 20 г

Корень пиона уклоняющегося (или пиона белоцветкового) – 20 г

1 столовую ложку сухого измельченного сырья заливают стаканом кипятка, настаивают 1 час, процеживают. Принимают по 100 мл за 30 минут до еды. Курс лечения 2 месяца, после чего сбор меняют.

494. Трава хвоща полевого – 30 г

Трава зверобоя продырявленного – 20 г

Лист эвкалипта – 10 г

Трава горца птичьего – 30 г

Корень цикория обыкновенного – 20 г

Полынь обыкновенная – 10 г

1 столовую ложку сбора заливают стаканом кипятка, кипятят на малом огне 10 минут, процеживают. Добавляют чайную ложку меда и пьют за 30 минут до еды. Курс лечения 2 месяца. После перерыва в 10 дней курс можно повторить.

495. Трава мяты перечной – 20 г

Трава шалфея лекарственного – 40 г

Листья подорожника большого – 30 г

Трава омелы белой – 20 г

Цветки бузины черной – 30 г

Цветки календулы лекарственной – 30 г

Трава фиалки душистой – 20 г

Трава дымянки белой – 20 г

1 столовую ложку сухого измельченного сбора заливают стаканом кипятка, настаивают 1 час, процеживают. Пьют теплым по 100 мл за 30 минут до еды. Курс лечения 2 месяца. После 1 – 2 недель перерыва курс повторяют в течение года.

496. Корень девясила высокого – 40 г

Корень аира болотного – 40 г

Корень барбариса обыкновенного – 30 г
Корень лопуха большого – 40 г
Корень щавеля конского – 40 г
Корень цикория обыкновенного – 40 г
Корень любистка лекарственного – 30 г
Корень солодки голой – 30 г
Трава фиалки душистой – 20 г
Трава татарника колючего – 30 г
Листья подорожника большого – 40 г
Трава фиалки трехцветной – 40 г

3 столовые ложки сухого измельченного сбора заливают 500 мл кипятка в термосе, настаивают 2 часа. Процеживают и пьют как чай с медом. Курс лечения 3 месяца, затем сбор меняют.

497. Трава звездчатки средней – 40 г
Листья вьюнка полевого – 20 г
Цветки календулы лекарственной – 30 г
Плоды паслена черного сухие – 10 г
Листья крапивы двудомной – 40 г
Листья смородины черной – 40 г
Листья лимонника китайского – 10 г

1 столовую ложку измельченного сухого сбора залить стаканом кипятка, настоять 1 час, процедить. Принимать по 100 мл за 30 минут еды. Курс лечения 1 год.

498. Порошок из березового гриба чага – 60 г
Почки березы повислой – 25 г
Лист подорожника большого – 40 г
Лист алоэ свежий – 30 г
Трава полыни горькой – 10 г

Сбор хорошо перемешивают. 1 столовую ложку сбора заливают стаканом кипятка, настаивают 1 час, процеживают. Принимают по 100 мл за 30 минут до еды. Курс лечения 1 год.

499. Трава барвинка малого – 30 г
Корень кровохлебки лекарственной – 30 г
Цветки ромашки аптечной – 30 г
Трава фиалки трехцветной – 30 г
Трава дымянки белой – 30 г

Листья крапивы двудомной – 40 г
Трава шалфея лекарственного – 30 г
Листья подорожника большого – 30 г
Корень девясила высокого – 30 г

1 столовую ложку сухого измельченного сбора заливают стаканом кипятка, настаивают 1 час, процеживают. Принимают по 100 мл за 30 минут до еды в течение года.

500. Трава хвоща полевого – 40 г
Цветки цмина песчаного – 30 г
Цветки календулы лекарственной – 30 г
Корень солодки голой – 20 г
Корень девясила высокого – 30 г
Корень родиолы розовой – 20 г

1 десертную ложку сбора заливают стаканом кипятка и настаивают в течение ночи в теплом месте или термосе, затем процеживают. Принимают по 50 мл за 30 минут до еды в течение 2 месяцев. После недельного перерыва курс можно повторить, и так – в течение года.

Растения, используемые при полипах в носу, гортани, желудке, кишечнике, мочевом пузыре

Известно, что полипы считаются предраковыми заболеваниями, и чаще всего при полипах предпринимается хирургический метод лечения.

Однако, в профилактике роста полипов и их злокачественного превращения используются различные растения. Наиболее обширную информацию о таких растениях предоставляет в справочнике “Травник” народный целитель В. Решетняк с соавторами (1992). Мы не абсолютно согласны с рекомендациями целителя, считаем, что со всеми полипами следует “расставаться” бесповоротно и радикально, используя чисто хирургическое или термокоагуляционное лечение, однако, всегда нужно помнить и о колебаниях и нерешительности больного. Согласитесь, уважаемый Читатель, что есть, и вероятно, будет консервативное воззрение каждого человека, который решение об операции принимает не сиюминутно после определения диагноза. Вот в это время раздумий нелишне будет использовать те средства, которые

могут притормозить болезнь. Именно с такой подсказкой и подаем мы народные рецепты травопользования при полипах.

Отвары. В качестве сырья для отваров (**внимание:** используется как монокомпонентные отвары и как отвары из сборов указанных растений!) рекомендуются: корневище аира болотного, трава будры плющевидной, цветущие верхушки донника лекарственного, трава дурнишника обыкновенного, трава дымянки лекарственной, трава зверобоя продырявленного, кора ивы белой, листья копытня европейского, корни лапчатки прямостоячей, корни лопуха большого, корни мать-и-мачехи, хвоя можжевельника обыкновенного, цветки календулы, корни, листья и завязи одуванчика лекарственного, листья и ветви омелы белой, листья и околоплодники ореха грецкого, корневище первоцвета лекарственного или весеннего, корневище пиона уклоняющегося, корневище полыни обыкновенной, трава репейничка обыкновенного, цветки ромашки аптечной, хвоя сосны обыкновенной, почки тополя черного, трава тысячелистника обыкновенного, трава хвоща полевого, трава чистотела большого, листья шалфея лекарственного.

Настои. Готовятся из цветков коровяка густоцветкового, семян льна обыкновенного, цветущих верхушек полыни обыкновенной.

Также рекомендуются соки из лука репчатого, корнеплодов моркови посевной и масло из цветков зверобоя продырявленного, почек тополя черного, плодов облепихи крушиновидной.

Приготовление как указано в Фармакопее. Использование – местно на область полипов, наружно для орошения полостей, для клизм, прием внутрь при полипах желудка и кишечника.

Помните: решая лечить полипы консервативно, обязательно согласуйте это с лечащим онкологом, хирургом. Допустимость консервативного лечения определяется только вашим врачом!

Растения, используемые для лечения онкологических заболеваний языка, губ, носа

Применяются полоскания, примочки, промывания, смазывания, для которых берут отвары, настои, соки, мази, приготовленные из растений.

Для **отваров** используются: корневище аира болотного, трава барвинка малого, листья и почки березы повислой, трава бо-

лиголова пятнистого, кора бузины черной, трава дурмана обыкновенного, трава дурнишника обыкновенного, корни лопуха большого, трава подмаренника настоящего, цветущие верхушки полыни обыкновенной, трава сушеницы топяной, верхушки и корни татарника обыкновенного, трава репейничка обыкновенного, листья и почки тополя черного, трава фиалки трехцветной, трава череды трехраздельной, трава чистотела большого.

Для **настоев** используются: цветки арники горной, гриб чага, листья березы повислой, цветки календулы, цветки ромашки аптечной, трава чистотела большого.

Для **настоек** используются следующие растения: почки березы повислой, трава болиголова пятнистого, цветки зверобоя продырявленного, корни лопуха большого, цветущие верхушки полыни горькой, почки тополя черного; за основу настойки берется 45-процентный спирт.

Соки лука репчатого, из травы очитка большого, корневища хрена обыкновенного также могут оказаться полезными при указанных онкологических заболеваниях.

Для **аппликаций** на места опухолевых образований также можно использовать растительные мази из корневища аира болотного, почек березы повислой, травы болиголова пятнистого, корней лопуха большого, травы сушеницы топяной, верхушек татарника обыкновенного, почек тополя черного, травы фиалки трехцветной, травы череды трехраздельной, травы чистотела большого.

Приводим несколько конкретных рецептов.

501. Цветки календулы лекарственной – 20 г
Листья первоцвета лекарственного – 20 г
Корневище пиона уклоняющегося – 10 г
Цветки ромашки аптечной – 30 г
Трава хвоща полевого – 30 г
Трава чистотела большого – 30 г
Листья шалфея лекарственного – 20 г

1 столовую ложку сухого измельченного сырья заливают стаканом воды, кипятят 3 минуты, настаивают 2 часа, процеживают. Используют наружно для полосканий, примочек, клизм; внутрь принимают по 1 столовой ложке 3 раза в день в течение 2 – 3 месяцев, затем сбор меняют.

502. Корневище аира болотного – 20 г
Трава болиголова пятнистого – 10 г
Корни лопуха большого – 20 г

2 столовые ложки сухого измельченного сырья заливают стаканом воды, кипятят 3 минуты, настаивают 1 час. Используют для примочек на опухолевые образования и язвы.

503. Трава сушеницы топяной – 20 г
Почки тополя черного – 20 г
Трава чистотела большого – 20 г
Корни лопуха большого – 20 г
Трава болиголова пятнистого – 20 г
Корневище аира болотного – 20 г

2 столовые ложки сбора заливают стаканом воды, кипятят 3 минуты, настаивают 1 час, процеживают. Используют для примочек на места опухоли.

504. Для приготовления *мази* 1 столовую ложку измельченного лука на 150 мл оливкового (подсолнечного) масла жарят, помешивая, до золотистого цвета, затем лук удаляют, добавляют 2 столовые ложки сбора (503), перемешивают, доводят смесь до кипения, снимают с огня, плотно накрывают, укутывают и ставят в теплое место на сутки, процеживают. Опухолевую рану сперва промывают отваром из этого же сбора, а затем смазывают места поражения. Хранят в прохладном месте.

505. Почки березы повислой – 20 г
Верхушки татарника обыкновенного – 20 г
Почки тополя черного – 20 г
Трава фиалки трехцветной – 20 г
Трава череды трехраздельной – 20 г
Трава чистотела большого – 20 г

2 столовые ложки сбора заливают стаканом воды, кипятят 3 минуты, настаивают 1 час, процеживают. Используют для примочек на места опухоли.

506. Для приготовления *мази* 1 столовую ложку измельченного лука на 150 мл оливкового (подсолнечного) масла жарят, помешивая, до золотистого цвета, затем лук удаляют, добавляют 2

столовые ложки сбора (505), перемешивают, доводят смесь до кипения, снимают с огня, плотно накрывают, укутывают и ставят в теплое место на сутки, процеживают. Опухолевую рану сперва промывают отваром из этого же сбора, а затем смазывают места поражения. Хранят в прохладном месте.

Фитотерапевт Е. С. Товстуха рекомендует для **поверхностных опухолевых процессов** использовать примочки и такой же отвар применять внутрь по следующему рецепту:

507. Почки тополя черного – 20 г
 Корни эхинацеи пурпурной – 15 г
 Корневище лапчатки прямостоячей 20 г
 Трава вереска обыкновенного – 20 г
 Трава подмаренника настоящего – 20 г
 Цветки робинии белой – 20 г
 Трава медуницы лекарственной – 20 г
 Листья крапивы двудомной – 20 г
 Листья молодила большого – 20 г

1 столовую ложку сбора заливают стаканом кипятка, кипятят 5 минут, настаивают 2 часа, процеживают. Используют для примочек и принимают отвар внутрь по 2 столовые ложки 3 раза в день до еды. Курс лечения до 3 месяцев, затем состав меняют.

Растения, используемые при онкологических заболеваниях кожи

Растительные препараты используются при онкологических заболеваниях кожи в виде примочек, для смазывания, а также в клизмах, спринцеваниях. Из растений готовят отвары, настои, настойки, соки, масла.

Для приготовления **отваров** используются: корневище аира болотного, кора и листья барбариса обыкновенного, трава барвинка малого, листья и почки березы повислой, трава болиголова пятнистого, корни и семена борщевика европейского, плоды боярышника колючего, листья брусники обыкновенной, трава будры плющевидной, плоды бузины черной, корневище валерианы лекарственной, трава вереска обыкновенного, корневище горца змеиного, трава горца перечного, трава горца птичьего, корневище девясила высокого, кора дуба обыкновенного, трава

дурнишника обыкновенного, трава душицы обыкновенной, трава дымянки лекарственной, трава дягиля лекарственного, трава зверобоя продырявленного, трава земляники лесной, кора ивы белой, кора калины обыкновенной, цветы калины обыкновенной, кора каштана конского обыкновенного, трава кирказона ломоносовидного, соцветия клевера лугового, корневище кровохлебки лекарственной, кора крушины ольховидной, трава лабазника вязолистного, цветки и молодая кора липы мелколистной, корни лопуха большого, листья мать-и-мачехи, ветви можжевельника казацкого, хвоя и плоды можжевельника обыкновенного, морковь посевная, кора облепихи крушиновидной, корни и листья одуванчика лекарственного, корни окопника лекарственного, ветви омелы белой, листья ореха грецкого, трава первоцвета лекарственного, цветочные корзинки пижмы обыкновенной, корни пиона уклоняющегося, листья подорожника большого, цветы полыни горькой, трава полыни обыкновенной, трава репейничка обыкновенного, цветы ромашки лекарственной, плоды рябины обыкновенной, корни солодки голой, почки сосны обыкновенной, цветочные корзинки татарника обыкновенного, трава тимьяна ползучего, почки и листья тополя черного, трава фиалки трехцветной, трава хвоща полевого, корни цикория обыкновенного, трава череды трехраздельной, листья черники обыкновенной, трава чистотела высокого, листья шалфея лекарственного, плоды шиповника коричного, корневище щавеля конского, цветы и листья яблони лесной и домашней.

Для приготовления **настоев** используются: гриб чага березы повислой, цветки бузины черной, цветущие верхушки донника лекарственного, соцветия клевера лугового, листья крапивы двудомной, семена льна обыкновенного, цветки календулы, цветки ромашки лекарственной, трава сушеницы топяной, шишки хмеля обыкновенного, трава чистотела большого.

Для приготовления **настоек** используются: почки березы повислой, трава болиголова пятнистого, плоды боярышника колючего, корневище валерианы лекарственной, корневище девясила высокого, коробочки с плодами дурмана обыкновенного, цветки зверобоя продырявленного, соцветия клевера лугового, корни лопуха большого, луковицы лука репчатого, плоды можжевельника обыкновенного, цветки календулы, плоды облепихи крушиновидной, трава очитка большого, корни переступня белого, кор-

ни пиона уклоняющегося, цветы полыни горькой, цветки ромашки лекарственной, смола сосны обыкновенной, почки тополя черного, трава чистотела большого.

Соки готовятся из: листьев алоэ древовидного, плодов барбариса обыкновенного, из ягод брусники обыкновенной, ягод земляники лесной, из листьев капусты огородной, луковиц лука репчатого, корнеплодов редьки черной посевной, из плодов рябины обыкновенной, зелени и корня сельдерея душистого, корнеплодов свеклы обыкновенной, из мякоти плодов тыквы обыкновенной, из корневища хрена обыкновенного, ягод черники обыкновенной, плодов яблони лесной и домашней, также применяется березовый сок.

Для смазывания используется масло из цветов зверобоя продырявленного и плодов облепихи крушиновидной.

Кроме того, готовят **мази** из почек березы повислой, травы болиголова пятнистого, соцветий клевера лугового, из корней лопуха большого на сливочном масле с добавлением белка куриного яйца, из цветов полыни горькой, цветов ромашки лекарственной, смолы сосны обыкновенной, почек тополя черного, травы чистотела большого.

Приводим несколько прописей рецептов, используемых при кожных онкологических заболеваниях.

508. Почки березы повислой – 20 г
Трава болиголова пятнистого – 20 г
Соцветия клевера лугового – 20 г
Корни лопуха большого – 20 г
Трава чистотела большого – 20 г
Трава володушки золотистой – 20 г

2 столовые ложки измельченного сухого сбора заливают стаканом кипятка, кипятят 3 минуты, настаивают 2 часа, процеживают. Используют для примочек на пораженные участки кожи.

509. Настойка из компонентов сбора 508.

Берут сырье и 40-процентный спирт в соотношении 1 : 5, настаивают в темном месте 2 недели, затем процеживают и используют для примочек в сочетании с отваром сбора 508 в следующем соотношении: 1 столовая ложка настойки на 100 мл отвара.

510. Мазь на основе сбора 508.

Берут 1 столовую ложку измельченного репчатого лука и жарят его до золотистого цвета в 150 мл оливкового (подсолнеч-

ного) масла, затем лук убирают, а в масло помещают 10 г сосновой смолы, растворяют ее на слабом огне, добавляют 3 столовые ложки сбора 508, хорошо все перемешивают, снимают с огня, плотно закрывают, настаивают сутки в теплом месте, процеживают. Наносят мазь на больные места после промывания отваром, приготовленным по рецепту 508. Мазь хранят в прохладном месте.

511. Почки березы повислой – 20 г
Трава болиголова пятнистого – 20 г
Цветки полыни горькой – 20 г
Цветки ромашки лекарственной – 20 г
Смола сосны обыкновенной – 20 г
Почки тополя черного – 20 г
Трава чистотела большого – 20 г

2 столовые ложки сбора заливают стаканом воды, кипятят 3 минуты, настаивают 2 часа, процеживают. Используют для примочек на больное место, смачивая для этого марлю или льняную ткань отваром. Курс лечения не менее месяца, затем сбор меняют.

512. Настойка из компонентов сбора 511.

Берут сырье сбора и заливают 40-процентным спиртом в соотношении 1 : 5. Настаивают 2 недели в темном месте, затем процеживают. Используют для примочек: 1 столовую ложку настойки смешивают с 100 мл отвара, приготовленного по рецепту 511.

513. Мазь на основе сбора 511.

Берут 1 столовую ложку измельченного репчатого лука и жарят его до золотистого цвета в 150 мл оливкового (подсолнечного) масла, затем лук убирают, а в масло помещают 10 г сосновой смолы, растворяют ее на слабом огне. Добавляют 3 столовые ложки сбора, хорошо все перемешивают, снимают с огня, плотно закрывают, настаивают сутки в теплом месте. Процеживают и наносят мазь на пораженные участки тела после примочек из отвара, приготовленным по рецепту 511. Мазь хранят в прохладном месте.

Растения, используемые при онкологических заболеваниях желудочно-кишечного тракта

В народной медицине при онкологических заболеваниях желудка, пищевода, кишечника используют многие растения, приготовленные в виде отваров, настоев, настоек, соков и масел.

Для приготовления **отваров** используются следующие лекарственные растения: корневище аира болотного, алтея лекарственного, трава барвинка малого, кора и листья барбариса обыкновенного, почки и листья березы повислой, плоды боярышника колючего, листья брусники обыкновенной, корневище валерианы лекарственной, листья вахты трехлистной, трава вереска обыкновенного, корневище горца змеиного, трава горца птичьего, корневище девясила высокого, трава дымянки лекарственной, трава дягиля лекарственного, трава зверобоя продырявленного, корневище кровохлебки лекарственной, трава лабазника вязолистного, корневище левзеи сафлоровидной, молодая кора липы сердцелистной, корни лопуха большого, трава любистка лекарственного, хвоя и плоды можжевельника обыкновенного, цветки календулы лекарственной, кора облепихи крушиновидной, зеленые стебли овса посевного, корни, листья и завязи одуванчика лекарственного, шишки ольхи клейкой, ветки омелы белой, трава первоцвета весеннего, корни пиона уклоняющегося, листья подорожника большого, трава и корневище полыни обыкновенной, трава репейничка обыкновенного, цветки ромашки аптечной, корни солодки голой, хвоя и смола сосны обыкновенной, трава сушеницы топяной, цветки и верхушки татарника колючего или обыкновенного, трава тимьяна ползучего, листья и почки тополя черного, трава тысячелистника обыкновенного, трава фиалки трехцветной, трава хвоща полевого, цветки цмина песчаного, листья черники обыкновенной, трава чистотела большого, листья шалфея лекарственного, плоды шиповника коричного, корневище щавеля конского.

Настои готовят из гриба чага с березы повислой, цветков боярышники колючего, листьев вахты трехлистной, травы золототысячника зонтичного, листьев земляники лесной, цветков калины обыкновенной, соцветий клевера лугового, листьев копытня европейского, цветков каштана конского обыкновенного, травы любистка лекарственного, травы мяты перечной, цветков

календулы, ромашки лекарственной, шишек хмеля обыкновенного, цветков цмина песчаного, травы чистотела большого.

Настойки готовятся из почек березы повислой, травы болиголова пятнистого, плодов боярышника колючего, корневищ валерианы лекарственной, корневищ девясила высокого, цветков зверобоя продырявленного, травы лабазника вязолистного, корней лопуха большого, плодов облепихи крушиновидной, корней пиона уклоняющегося, листьев подорожника большого, корневищ полыни обыкновенной, травы хвоща полевого, корневищ щавеля конского.

Соки готовят из листьев алоэ древовидного, ягод брусники обыкновенной, ягод бузины черной, ягод земляники лесной, корнеплодов моркови посевной, листьев подорожника большого, корнеплодов редьки посевной черной, свеклы обыкновенной, корневищ хрена обыкновенного, ягод брусники обыкновенной.

В лечении онкологических заболеваний желудочно-кишечного тракта также используются **растительные масла** из цветков зверобоя продырявленного, почек тополя черного, плодов облепихи крушиновидной.

Приводим ряд рецептов и других способов использования растительного сырья при данной патологии.

514. Листья омелы белой – 20 г
Корни эхинацеи пурпурной – 10 г
Корни с корневищами кровохлебки лекарственной – 20 г
Корни одуванчика лекарственного – 30 г
Корни медуницы лекарственной – 20 г
Трава подмаренника настоящего – 20 г
Листья мяты перечной – 10 г
Листья крапивы двудомной – 30 г
Плоды шиповника коричного – 40 г

1 столовую ложку сбора заливают стаканом кипятка, настаивают 30 минут, кипятят 5 минут под крышкой, процеживают. Принимают по 100 мл до еды 2 – 3 раза в день. Курс лечения 2 – 3 года, через 2 месяца делается перерыв на 7 дней.

515. Корни девясила высокого – 20 г
Корни солодки голой – 20 г
Трава чистотела большого – 10 г

Листья крапивы двудомной – 30 г
Цветки и стебли гречихи посевной – 40 г
Трава подмаренника настоящего – 30 г
Листья первоцвета лекарственного – 30 г
Трава золототысячника зонтичного – 10 г
Трава вереска обыкновенного – 20 г
Трава буквицы лекарственной – 20 г

Приготовление и использование как сбора 514.

516. Корни лопуха большого – 30 г
Корни цикория обыкновенного – 20 г
Трава барвинка малого – 15 г
Листья и плоды барбариса обыкновенного – 30 г
Цветки и листья боярышника колючего – 20 г
Трава тысячелистника обыкновенного – 30 г
Листья крапивы двудомной – 20 г
Семена льна посевного – 20 г
Трава зверобоя обыкновенного – 30 г
Листья мать-и-мачехи – 30 г

1 столовую ложку сбора заливают стаканом кипятка, кипятят 3 минуты, настаивают 30 минут, процеживают. Пьют по 50 мл 3 раза в день за 30 минут до еды. Курс лечения 2 – 3 месяца. После перерыва в 2 недели курс можно повторять.

517. Листья березы повислой – 30 г
Листья вахты трехлистной – 20 г
Трава зверобоя продырявленного – 20 г
Трава любистка лекарственного – 30 г
Зеленые стебли овса посевного – 20 г
Трава тысячелистника обыкновенного – 30 г
Трава чистотела большого – 20 г

1 столовую ложку сухого измельченного сбора заливают стаканом воды, доводят до кипения, кипятят 3 минуты, настаивают 2 часа, процеживают. Принимают по 100 мл 3 – 4 раза в день до еды. Курс лечения 3 месяца, затем сбор меняют или курс повторяют после двухнедельного перерыва.

518. Корневище аира болотного – 30 г
Корни лопуха большого – 20 г

Цветки календулы – 30 г
Листья омелы белой – 20 г
Трава первоцвета весеннего – 30 г
Трава чистотела большого – 20 г

1 столовую ложку сырья заливают стаканом воды, доводят до кипения, кипятят 3 минуты, настаивают 2 часа, процеживают. Принимают по 100 мл 3 – 4 раза в день до еды. Курс лечения до 3 месяцев, затем сбор меняют или курс повторяют после двухнедельного перерыва.

519. Цветки календулы – 30 г
Листья березы повислой –20 г
Листья вахты трехлистной – 20 г
Кора липы мелколистной – 20 г
Трава сушеницы топяной – 30 г
Цветки цмина песчаного – 20 г
Трава чистотела большого – 20 г
Листья барбариса обыкновенного – 30 г

1 столовую ложку сбора заливают стаканом воды, кипятят 3 минуты, настаивают 2 часа, процеживают. Принимают по 100 мл 3 – 4 раза в день до еды. Курс лечения до 3 месяцев, курс повторяют после двухнедельного перерыва, и так – в течение года.

Растения, используемые при онкологических заболеваниях поджелудочной железы

При онкологических заболеваниях поджелудочной железы круг растений, которые используются в народной медицине, несколько ограничен и представлен ниже перечисленными растительными средствами.

Отвары готовятся из цветущих верхушек гречихи посевной, листьев крапивы двудомной, листьев гулявника лекарственного, корней лопуха большого, цветков календулы, плодов укропа душистого, корней цикория обыкновенного, травы чистотела большого, коры и листьев шелковицы белой, листьев яблони большой лесной.

Настои готовят из гриба чага с березы повислой, листьев крапивы двудомной, травы медуницы лекарственной, цветков календулы, травы чистотела большого, травы гулявника лекарственного.

520. Цветущие верхушки гречихи посевной – 30 г
Корни лопуха большого – 20 г
Цветки календулы – 20 г
Корни цикория обыкновенного – 20 г
Трава чистотела большого – 20 г

1 столовую ложку сухого измельченного сбора заливают стаканом кипятка, кипятят 3 минуты, настаивают 2 часа, процеживают. Принимают по 100 мл 3 – 4 раза в день до еды. Курс лечения 2 – 3 месяца, затем сбор меняют.

521. Корни цикория обыкновенного – 30 г
Корневище пырея ползучего – 30 г
Корни с корневищами кровохлебки лекарственной – 30 г
Трава вероники лекарственной – 20 г
Корни медуницы лекарственной – 20 г
Корни лопуха большого – 20 г
Трава чистотела большого – 20 г
Трава мяты перечной – 20 г
Плоды шиповника коричного – 30 г
Плоды боярышника колючего – 20 г

1 столовую ложку сухого измельченного сбора заливают стаканом кипятка, доводят до кипения, кипятят 3 минуты, настаивают 2 часа, процеживают. Принимают по 50 мл 3 – 4 раза в день до еды. Курс лечения 2 – 3 месяца, затем сбор меняют.

522. Настойка прополиса.

Берут 100 г прополиса, измельчают и заливают 0,5 л 96-процентного спирта. Настаивают 3 суток, постоянно взбалтывая. Процеживают через ватно-марлевый фильтр. Принимают по 20 капель 3 раза в день с ложкой молока через 2 часа после еды. Курс лечения 2 месяца.

Настойка прополиса эффективна также для больных с онкологическими процессами в **печени**. Доза прополиса в таких случаях несколько выше: 30 – 40 капель на прием.

После химиотерапии и лучевой терапии онкологических заболеваний желудочно-кишечного тракта улучшение также наступает после приема адаптогенов, пчелиного молочка, пыльцы, стимулирующих иммунитет.

Растительные средства, используемые при онкологических заболеваниях почек, мочевого пузыря

В народной медицине при онкологических заболеваниях мочевого пузыря или почек используют многие растения в виде настоев, отваров и соков, которые используют внутрь и для обтираний. Следует отметить, что при нарушении выделительной функции почек, кожа выполняет значительную выделительную функцию, потому именно обтирания облегчают это очищение организма через кожу, и именно обтираниям принадлежит значительная роль в лечении.

Отвары готовят из травы и плодов аниса обыкновенного, листьев и корней бадана толстолистного, травы будры плющевидной, коры и листьев бузины черной, травы вереска обыкновенного, травы горца птичьего, корней девясила высокого, травы и корней дягиля лекарственного, травы зверобоя продырявленного, корней лопуха большого, цветков календулы, зерен овса посевного, листьев, завязей и корней одуванчика лекарственного, цветочных корзинок пижмы обыкновенной, травы подмаренника настоящего, листьев подорожника большого, травы полыни лечебной, травы пустырника сердечного, травы репейничка обыкновенного, почек сосны обыкновенной, листьев толокнянки обыкновенной, листьев тополя черного, травы тысячелистника обыкновенного, травы и плодов укропа душистого, травы фиалки трехцветной, травы хвоща полевого, корней и листьев цикория обыкновенного, травы чистотела большого, плодов шиповника коричного, травы яснотки белой.

В народной медицине при таких опухолях используют **настои** из листьев березы повислой, цветков бузины черной, травы горицвета весеннего, соцветий клевера лугового, листьев крапивы двудомной, цветков календулы, зеленых стеблей овса посевного, цветков робинии ложноакации, цветков ромашки аптечной, травы чистотела большого.

Есть указания на эффективное использование **сока** сельдерея душистого.

Приводим несколько рецептов растительных лекарств для онкологических больных с заболеваниями почек и мочевого пузыря.

523. Цветки календулы – 30 г
Зеленые стебли овса посевного – 30 г
Трава первоцвета весеннего – 30 г
Трава полыни лечебной – 10 г
Почки сосны обыкновенной – 20 г
Трава тысячелистника обыкновенного – 30 г
Трава хвоща полевого – 30 г
Трава чистотела большого – 20 г
Листья брусники обыкновенной – 30 г

1 столовую ложку сухого измельченного сбора заливают стаканом воды, доводят до кипения, кипятят 3 минуты, настаивают 1 час, процеживают. Принимают по 50 – 70 мл 3 – 4 раза в день до еды.

524. Листья крапивы двудомной – 30 г
Зеленые стебли овса посевного – 30 г
Цветки ромашки аптечной – 30 г
Трава сушеницы топяной – 20 г
Трава тысячелистника обыкновенного – 30 г
Трава чистотела большого – 10 г
Плоды шиповника коричного – 40 г

Приготовление и использование как в рецепте 523.

525. Листья березы повислой – 30 г
Зеленые стебли овса посевного – 30 г
Цветки ромашки лекарственной – 20 г
Трава хвоща полевого – 30 г
Трава чистотела большого – 10 г

Приготовление и использование как в рецепте 523.

Фитотерапевт академик Е. С. Товстуха рекомендует композиционные настойки, используемые при заболеваниях женских мочеполовых органов:

526. Настойка шалфея лекарственного – 100 мл
Настойка корней цикория обыкновенного – 40 мл
Настойка мелиссы лекарственной – 40 мл

Принимают по 1 чайной ложке с молоком 3 – 4 раза в день на протяжении 3 – 4 месяцев.

527. Настойка девясила высокого – 100 мл
Настойка лабазника шестилепесткового – 40 мл
Настойка душицы обыкновенной – 40 мл
Прием как в рецепте 526.

528. Настойка шишек хмеля обыкновенного – 100 мл
Настойка кровохлебки лекарственной – 40 мл
Настойка листьев мяты перечной – 40 мл
Прием как в рецепте 526.

529. Настойка корней эхинацеи пурпурной – 100 мл
Настойка листьев шалфея лекарственного – 40 мл
Настойка почек тополя черного – 40 мл
Прием как в рецепте 526.

530. Настойка листьев мелиссы лекарственной – 100 мл
Настойка листьев медуницы лекарственной – 40 мл
Настойка цветков календулы – 40 мл
Прием как в рецепте 526.

531. Настойка почек тополя черного – 100 мл
Настойка шишек хмеля обыкновенного – 40 г
Настойка травы тимьяна ползучего – 40 мл
Прием как в рецепте 526.

532. Настойка травы лабазника шестилепесткового – 100 мл
Настойка шалфея лекарственного – 40 мл
Настойка крапивы двудомной – 40 мл
Прием как в рецепте 526.

При онкологических заболеваниях **мужских половых органов** также используются композиционные настойки по ниже приведенным рецептам.

533. Настойка корней цикория обыкновенного – 100 мл
Настойка душицы обыкновенной – 40 мл
Настойка почек тополя черного – 40 мл
Принимаю по 2 чайные ложки 3 раза в день до еды. Курс лечения 3 – 4 месяца, затем композицию или сборы меняют.

534. Настойка листьев осины белой – 100 мл
Настойка корней одуванчика лекарственного – 20 мл
Настойка медуницы лекарственной – 60 мл
Прием как в рецепте 533.

535. Настойка почек березы повислой – 100 мл
Настойка девясила высокого – 40 мл
Настойка корневищ лапчатки прямостоячей – 40 мл
Прием как в рецепте 533.

536. Настойка корней барбариса обыкновенного – 100 мл
Настойка корней эхинацеи пурпурной – 40 мл
Настойка крапивы двудомной – 40 мл
Прием как в рецепте 533.

537. Настойка листьев мелиссы лекарственной – 100 мл
Настойка травы тимьяна ползучего – 40 мл
Настойка почек тополя черного – 40 мл
Прием как в рецепте 533.

Растения, используемые для лечения предстательной железы

Заболевания предстательной железы относятся к достаточно распространенным патологическим состояниям у мужчин. В народной медицине многие растения используют для лечения доброкачественных и злокачественных опухолевых заболеваний предстательной железы. Следует отметить, что наиболее эффективные препараты, регулирующий и нормализующие функции предстательной железы, или, как сокращенно ее называют, простаты, получены из растений.

Представляем Читателю ряд фиторецептов для больных с аденомой и онкологическими заболеваниями простаты. **Предупреждаем**, что все растительные препараты имеют вспомогательное значение, должны применяться под контролем врача!

538. Корень солодки голой молотый – 100 г
Корень эхинацеи пурпурной – 30 г
Листья лимонника китайского – 20 г

1 столовую ложку сбора заливают 500 мл кипятка, кипятят 10 минут, настаивают 30 минут, процеживают. Принимать по 100 мл до еды в течение 2 – 3 недель, затем сбор меняют.

539. Настойка листьев гинкго – 65 мл
Настойка травы горца перечного – 40 мл
Настойка корней лаконоса американского – 30 мл

Готовые настойки аптечного производства смешивают, хранят в темном месте. Принимают по 50 капель утром и вечером при аденоме простаты. Курс лечения до 1 месяца, затем препарат меняют.

540. Настойка пиона уклоняющегося – 40 мл
Настойка лимонника китайского – 30 мл
Настойка заманихи высокой – 40 мл

Приготовление и использование как в рецепте 539.

541. Почки тополя черного – 30 г
Семена овса посевного молотые – 10 г
Корни с корневищами девясила высокого – 20 г
Корневище пырея ползучего – 20 г
Корни крапивы двудомной – 20 г
Листья клевера лугового – 30 г

1 столовую ложку сбора заливают стаканом воды, кипятят на малом огне 5 минут, настаивают 4 часа. Принимают по 50 – 100 мл 3 раза в день за 30 минут до еды. Курс лечения 2 месяца. После месячного перерыва курс лечения сбором повторяют, во время перерыва можно применять другой сбор.

542. Почки березы бородавчатой – 30 г
Листья березы бородавчатой – 20 г
Корни с корневищами кровохлебки лекарственной – 20 г
Корни крапивы двудомной – 15 г

Приготовление и использование как в рецепте 541.

543. Почки осины белой – 30 г
Корни цикория обыкновенного – 20 г
Плоды шиповника коричного – 40 г
Плоды рябины обыкновенной – 30 г

Семена овса посевного молотые – 30 г
Листья лимонника китайского – 10 г

Приготовление и использование как в рецепте 541.

544. Почки тополя черного – 20 г
Листья омелы белой – 15 г
Корни с корневищами гравилата городского – 20 г
Плоды боярышника колючего – 15 г
Плоды бузины черной – 20 г
Корни эхинацеи пурпурной – 10 г

Приготовление и использование как в рецепте 541.

545. Трава вереска обыкновенного – 30 г
Трава горца птичьего – 30 г
Трава вероники лекарственной – 20 г
Цветки боярышника колючего – 10 г
Листья мяты перечной – 10 г

1 столовую ложку сбора заливают стаканом кипятка, настаивают 30 минут. Принимают по 50 – 100 мл в день за 30 минут до еды. Курс лечения 2 месяца при аденоме простаты, перерыв – 1 месяц, затем повторяют лечение данным либо другим сбором.

546. Листья лещины обыкновенной – 30 г
Трава душицы обыкновенной – 10 г
Цветки и листья алтея лекарственного – 20 г
Листья мяты перечной – 10 г

Приготовление и использование как в рецепте 545.

547. Листья брусники обыкновенной – 30 г
Трава горца птичьего – 20 г
Листья мелиссы лекарственной – 20 г
Листья лещины обыкновенной – 20 г
Листья земляники лесной – 15 г

Приготовление и использование как в рецепте 545.

548. Трава вереска обыкновенного – 30 г
Цветки цмина песчаного – 15 г
Кукурузные рыльца – 20 г
Листья ежевики сизой – 30 г

Листья лимонника китайского – 10 г

Приготовление и использование как в рецепте 545.

549. Трава вереска обыкновенного – 30 г

Листья крапивы двудомной – 20 г

Листья березы повислой – 20 г

Семена льна посевного – 15 г

Листья эхинацеи пурпурной – 10 г

Приготовление и использование как в рецепте 545.

550. Листья лещины обыкновенной – 30 г

Листья первоцвета лекарственного – 30 г

Листья скумпии обыкновенной – 10 г

Листья мать-и-мачехи – 30 г

Трава тимьяна ползучего – 20 г

Листья с цветами земляники лесной – 20 г

Приготовление и использование как в рецепте 545.

551. Трава горца птичьего – 30 г

Трава подмаренника настоящего – 20 г

Листья ежевики сизой – 20 г

Листья березы повислой – 20 г

Листья и цветки календулы – 20 г

Приготовление и использование как в рецепте 545.

552. Листья груши дикой лесной – 30 г

Цветки бузины черной – 15 г

Трава вероники лекарственной – 15 г

Трава зверобоя продырявленного – 10 г

Листья лимонника китайского – 15 г

Листья облепихи крушиновидной – 20 г

Приготовление и использование как в рецепте 545.

553. Листья осины белой – 20 г

Трава цикория обыкновенного – 20 г

Трава душицы обыкновенной – 10 г

Порошок из плодов калины обыкновенной – 15 г

Кукурузные рыльца – 20 г

Цветки и стебли гречихи посевной – 20 г

Листья мяты перечной – 10г
Приготовление и использование как в рецепте 545.

554. Трава вереска обыкновенного – 30 г
Шишки хмеля обыкновенного – 15 г
Плоды рябины обыкновенной – 20 г
Цветы робинии ложноакации белой – 20 г
Трава эрвы шерстистой – 20 г
Приготовление и использование как в рецепте 545.

555. Листья брусники обыкновенной – 30 г
Цветки василька синего – 10 г
Цветки ромашки лекарственной – 30 г
Цветки календулы – 20 г
Плоды рябины обыкновенной – 40 г
Трава эрвы шерстистой – 30 г
Приготовление и использование как в рецепте 545.

556. Трава буквицы лекарственной – 30 г
Трава вереска обыкновенного – 20 г
Трава подмаренника настоящего – 20 г
Трава горца птичьего – 30 г
Цветки рябины обыкновенной – 20 г
Листья мелиссы лекарственной – 20 г
Приготовление и использование как в рецепте 545.

557. Трава эрвы шерстистой – 40 г
Трава вереска обыкновенного – 30 г
Цветки календулы – 20 г
Трава горца птичьего – 20 г
Листья крапивы двудомной – 30 г
Листья смородины черной - 30 г
Приготовление и использование как в рецепте 545.

В народной медицине при онкологических заболеваниях предстательной железы внутрь в виде клизм, в свечах, в качестве растираний используются отвары, настои, соки, масла из целого ряда растений.

Отвары готовят из корневища аира болотного, корневища алтея лекарственного, почек и листьев березы повислой, травы болиголова пятнистого, корневища валерианы лекарственной, травы вереска обыкновенного, травы горца птичьего, зеленых шишек дурмана обыкновенного (строго под контролем врача или фармацевта – РАСТЕНИЕ ЯДОВИТО!), корня дягиля лекарственного, травы зверобоя продырявленного, коры ивы белой, шелухи плодов каштана конского обыкновенного, семян льна обыкновенного, листьев лещины обыкновенной, корней лопуха большого, зеленых стеблей овса посевного, корней окопника лекарственного, ветвей омелы белой, коры осины белой, травы полыни обыкновенной, травы пустырника сердечного, цветков ромашки лекарственной, травы татарника обыкновенного, почек тополя черного, мякоти плодов тыквы обыкновенной, травы чистотела большого, плодов шиповника коричного.

Настои готовят из гриба чага, собранного с березы повислой, цветков и листьев мяты перечной, цветков календулы, ромашки лекарственной, травы чистотела большого, сушеницы топяной.

Полезным и целительным считается **сок** моркови посевной, гранатовый сок, клюквенный.

Используются также растительные **масла** из цветков зверобоя продырявленного, цветков календулы, плодов облепихи крушиновидной, почек тополя черного, плодов шиповника коричного.

Каждое из указанных растений может быть использовано для монокомпонентного растительного лекарства, а может использоваться и композиционно в сборах, рецепты некоторых из которых мы приводим ниже.

558. Листья березы повислой – 30 г
Листья лещины обыкновенной – 20 г
Трава полыни обыкновенной – 20 г
Трава пустырника сердечного – 15 г
Трава чистотела большого – 20 г
Трава эрвы шерстистой – 30 г
Листья облепихи крушиновидной – 30 г

1 столовую ложку сухого измельченного сырья сбора заливают стаканом кипятка, кипятят 3 минуты, настаивают 30 минут, процеживают. Принимают по 1/2 стакана 3 раза в день за 30 ми-

нут до еды. На ночь и после туалета рекомендуется делать клизмы с применением масла облепихи. Курс лечения 2 месяца затем сбор меняют. Общая продолжительность фитотерапии до 1 года.

559. Листья березы повислой – 30 г
Трава вереска обыкновенного – 30 г
Шелуха плодов каштана конского обыкновенного – 20 г
Кора осины обыкновенной – 20 г
Цветы ромашки лекарственной – 30 г
Трава чистотела большого – 15 г
Листья смородины черной – 30 г
Листья крапивы двудомной – 30 г

Приготовление и использование как в рецепте 558.

560. Шелуха плодов каштана конского обыкновенного – 20 г
Листья лещины обыкновенной – 30 г
Листья облепихи крушиновидной – 20 г
Корни лопуха большого – 20 г
Почки тополя черного – 20 г
Трава эрвы шерстистой – 30 г

Приготовление и использование как в рецепте 558.

561. Цветки календулы – 30 г
Молотое зерно овса посевного – 30 г
Трава первоцвета лекарственного – 20 г
Трава полыни лечебной – 20 г
Почки сосны обыкновенной – 20 г
Трава тысячелистника обыкновенного – 20 г
Трава хвоща полевого – 20 г
Трава чистотела большого – 20 г
Трава эрвы шерстистой – 30 г

1 столовую ложку сухого измельченного сырья заливают стаканом кипятка , кипятят 3 минуты, процеживают. Принимают 3 – 4 раза в день по 1/4 - 1/2 стакана до еды. Курс лечения 2 месяца, после месячного перерыва курс повторяют либо меняют сбор.

562. Литья крапивы двудомной – 20 г
Зеленые стебли овса посевного – 20 г
Цветки ромашки лекарственной – 30 г

Трава сушеницы топяной – 20 г
Листья эхинацеи пурпурной – 20 г
Трава тысячелистника обыкновенного – 20 г
Трава чистотела большого – 20 г
Плоды шиповника коричного – 30 г

Приготовление и использование как в рецепте 561.

563. Листья березы повислой – 30 г
Зеленые стебли овса посевного – 30 г
Цветы ромашки лекарственной – 20 г
Трава хвоща полевого – 20 г
Трава чистотела большого – 20 г

Приготовление и использование как в рецепте 561.

Растения, применяемые при онкологических заболеваниях женской половой сферы

В народной медицине используется много растительных средств для лечения онкологических заболеваний влагалища, матки, яичников, которые применяются как внутрь, так и местно в виде тампонов, примочек, ванночек, спринцеваний.

Отвары готовят из корневища аира болотного, листьев березы повислой, травы болиголова пятнистого, корневища горца змеиного, травы горца перечного, травы зверобоя продырявленного, коры и веток ивы белой, цветков каштана конского обыкновенного, травы лабазника вязолистного, корней лопуха большого, цветков календулы, коры облепихи крушиновидной, корней одуванчика лекарственного, веток омелы белой, листьев ореха грецкого, травы пастушьей сумки, корней пиона уклоняющегося, листьев подорожника большого, верхушек полыни горькой, травы полыни обыкновенной, хвои сосны обыкновенной, травы сушеницы топяной, цветков ромашки лекарственной, верхушек татарника колючего, листьев и почек тополя черного, травы фиалки трехцветной, травы хвоща полевого.

Для приготовления **настоев** используются гриб чага березы повислой, трава болиголова пятнистого, цветы каштана обыкновенного, трава мяты перечной, цветы календулы, цветы ромашки аптечной, трава чистотела большого.

Настойки для внутреннего применения готовятся из почек березы повислой, травы болиголова пятнистого, цветков зверобоя про-

дырявленного, корней лопуха большого, цветков календулы, плодов облепихи крушиновидной, цветущих верхушек полыни горькой, из корневища полыни обыкновенной, околоплодников софоры японской, корней татарника обыкновенного, почек тополя черного.

Масляные настойки готовят и используют для тампонов и примочек из цветов зверобоя продырявленного, плодов облепихи крушиновидной, почек тополя черного.

При онкологических заболеваниях женской половой сферы используют также цветки каштана конского обыкновенного, из которых выдавливают **сок**, а также сок лука репчатого, корнеплодов моркови посевной, травы очитка большого, чеснока посевного.

Приводим наиболее употребляемые в народном траволечении рецепты.

564. Корневище аира болотного – 30 г
Корни лопуха большого – 20 г
Цветки календулы – 20 г
Корни одуванчика лекарственного – 30 г
Корни скорцонеры черной – 20 г
Корни барбариса обыкновенного – 20 г
Цветки ромашки аптечной – 20 г
Хвоя сосны обыкновенной – 10 г

1 столовую ложку сбора заливают стаканом кипятка, кипятят 3 минуты, настаивают 1 час, процеживают. Принимают по 1/4 - 1/2 стакана 3 раза в день до еды. Курс лечения 2 – 3 месяца, затем сбор меняют.

565. Трава болиголова пятнистого – 10 г
Цветки календулы – 20 г
Цветки ромашки лекарственной – 20 г
Цветущие верхушки татарника обыкновенного – 10 г
Почки тополя черного – 10 г
Трава хвоща полевого – 10 г
Листья подорожника большого – 20 г

2 столовые ложки сухого измельченного сбора заливают стаканом воды, кипятят 3 минуты, снимают с огня, добавляют 1 столовую ложку измельченного репчатого лука, перемешивают. Плотно закрывают и укутывают, настаивают 2 часа, затем проце-

живают. Теплым делают спринцевания на ночь или смачивают тампоны и вводят их во влагалище.

При опухолях **молочных желез** у женщин также есть народные рецепты лечения.

566. Листья ореха грецкого – 50 г
Листья крапивы двудомной – 50 г
Семена из плодов калины обыкновенной – 30 г

Перемалывают на кофемолке составные сбора. Берут 3 столовые ложки порошка, размешивают в 0,5 кг жидкого меда. Принимают мед по 1 столовой ложке 3 раза в день до еды. Используется для профилактики онкологических заболеваний молочной железы и в процессе лечения опухолей, после операции, облучения. В состав меда можно также добавить порошок размолотых ядер ореха грецкого или лещины, семечек подсолнуха. Курс лечения до полугода.

567. Цветки мальвы лесной свежие – 200 г
Трава дымянки лекарственной – 100 г

Сырье заливают 1 л кипятка и настаивают 1 час, затем процеживают. Выпивают в течение дня вместо воды, пьют по 100 мл перед едой. В зимнее время используют высушенные компоненты. Курс лечения до 2 месяцев.

568. Листья крапивы двудомной – 100 г
Листья подорожника большого – 100 г
Трава горца птичьего – 50 г
Трава бодяка овощного – 50 г
Трава зверобоя продырявленного – 50 г
Цветки акации белой (робинии ложноакации) – 50 г

1 чайную ложку сбора заливают стаканом кипятка, настаивают 20 – 30 минут. Пьют 2 раза в день по стакану с медом или фруктовым сиропом. Курс лечения до 2 месяцев, затем сбор меняют.

Перечень препаратов из растений можно продолжить, но опять же **подчеркнем**, что склоняясь к использованию фитотерапевтических средств при онкологических заболеваниях, советуйтесь с лечащим врачом!

Каждый вправе использовать любой шанс для выздоровления, но непозволительно опоздать с выбором метода лечения!

Рецепты болгарских травников для лечения рака желудка

569. Сосново-древесные пилюли.

Берут 50 г сосновой живицы и 75 г угля из древесины липы, растирают в порошок, выкатывают пилюли в кукурузной муке величиной с кукурузное зерно. Принимают по 1 пилюле 3 раза в день за 30 минут до еды. Курс лечения до 2 месяцев.

570. Пилюли с прополисом.

Растапливают не доводя до кипения 400 г сливочного масла и 100 г прополиса. Когда остынет, процеживают и добавляют 2 столовые ложки меда. Готовят пилюли размером с кукурузное зерно, обваливая их в кукурузной муке. Принимают по 3 пилюли 3 раза в день за 30 минут до еды. Курс лечения до 2 месяцев.

571. Отвар корня дягиля лекарственного с настоем полыни.

Берут 10 г измельченного сухого корня дягиля лекарственного и заливают стаканом воды, доводят до кипения, процеживают и снова доводят до кипения. Этим отваром заливают 4 г листьев полыни горькой, настаивают 15 минут. Процеживают и выпивают отдельными глотками в течение дня. Курс лечения 2 месяца.

572. Отвар корня арники горной и чистотела большого.

Берут по 1/2 чайной ложки измельченных корней арники горной и чистотела большого, заливают стаканом кипятка, кипятят 3 минуты, настаивают 20 минут, процеживают. Пьют отдельными глотками в течение дня в промежутках между приемами пищи. Курс лечения 1 месяц, после двухнедельного перерыва курс повторяют.

573. Настойка из корней лопуха, корневищ аира, почек тополя.

Берут 35 г корней лопуха, 10 г корневищ аира болотного, 5 г почек тополя черного и заливают 500 мл водки. Настаивают 2 недели. Пьют по 1 столовой ложке 3 раза в день до еды. Курс лечения 3 недели.

8 Зак. 2921

574. Взбивают 3 свежих яйца, смешивают с 0,5 кг меда, добавляют 10 столовых ложек порошка из цветков зверобоя, 3 измельченных лимона без семян и все тщательно перемешивают. Затем, непрерывно помешивая, вливают по каплям 500 мл оливкового масла и размешивают в течение 1 – 2 часов. Принимают по 1 столовой ложке в 6.00 и 9.00 утра натощак. Курс лечения 2 месяца.

575. Берут по 50 г молотых семян льна, сахарной пудры, питьевой соды, порошка дочерна горелого картофеля и 20 г рафинированной серы. Принимают по 1 чайной ложке 3 раза в день после еды, запивая каждый раз смесью соков: сока столовой свеклы 50 г, яблочного сока 50 г, лимонного сока 5 г. Курс лечения 2 месяца.

576. Берут по 2 столовые ложки корней василька синего, травы тысячелистника, травы хвоща полевого. 2 столовые ложки сбора заливают 500 мл воды и кипятят до объема жидкости 300 мл. Отвар используют при желудочных кровотечениях: пьют по 2 столовые ложки отвара каждый час. После прекращения кровотечения отвар пьют еще 2 дня по 2 столовые ложки в день.

577. Берут по 1 чайной ложке семян льна, плодов аниса, укропа, листьев скумпии. Заливают сбор 1 л воды, кипятят 10 минут, процеживают. Пьют вместо воды при метеоризме.

578. Берут 200 г листьев алоэ древовидного, по 50 г корня буквицы лекарственной, стальника полевого и бузины травянистой, заливают все 2,5 л красного вина, добавляют 2 кг меда и варят на водяной бане 1 час. Принимают по 1 столовой ложке 3 раза в день за 30 минут до еды. Курс лечения 2 месяца.

579. Берут 1 столовую ложку корневищ арники горной и такое же количество корневищ горца змеиного, 1/2 чайной ложки травы чистотела большого и заливают 0,5 л кипятка. Процеживают и пьют по глотку в течение дня.

580. Берут по 50 г корней стальника колючего, герани кроваво-красной, травы листовника обыкновенного, зверобоя, буквицы, чабреца, цветков робинии белой и ромашки аптечной. 4 столовые ложки смеси заливают 1 л кипятка и кипятят на малом огне 30 минут или пока объем не уменьшится вдвое. Пьют по 75 мл через 20 минут после еды 3 – 4 раза в день. Курс лечения 2 месяца.

581. Берут по 50 г травы репешка обыкновенного, тысячелистника обыкновенного, зверобоя продырявленного, гравилата городского, календулы, полыни горькой, листьев манжетки обыкновенной, травы горца перечного, вяза граболистного, подорожника большого, земляники лесной, крапивы двудомной, корней горечавки крестовидной, шишек хмеля обыкновенного, 2 столовые ложки этой смеси заливают 0,5 л кипятка и кипятят 10 минут. Пьют по 75 мл через 2 часа после еды. Курс лечения до 2 месяцев.

582. Берут 50 г травы репешка обыкновенного, 30 г татарника обыкновенного, 50 г цветков ромашки аптечной, 50 г календулы, 20 г травы омелы белой. 1 столовую ложку сбора заливают 0,5 л кипятка, кипятят 5 минут, процеживают. Принимают по 50 мл 3 раза в день. Курс лечения 2 месяца.

583. Берут по 3 столовые ложки цветков тысячелистника, листьев подорожника большого, корней буквицы лекарственной, травы зверобоя продырявленного, золототысячника малого, герани кроваво-красной, смесь заливают 2 л оливкового масла. На водяной бане выдерживают 1 час, настаивают 2 – 3 дня, процеживают. Принимают по 1 столовой ложке 3 раза в день за 30 минут до еды. Курс лечения 2 месяца.

584. Берут 100 г травы и корней буквицы лекарственной, 50 г окопника обыкновенного, по 50 г травы хвоща полевого и омелы белой, цветков лаванды колосковой, 30 г корней гравилата городского и такое же количество цветков календулы. 2 столовые ложки смеси заливают 600 мл кипятка и выдерживают на водяной бане 15 минут, процеживают. Принимают по 50 мл 5 раз в день в промежутках между приемами пищи. Курс лечения 1,5 месяца.

585. Берут 100 г листьев крапивы двудомной, по 50 г травы зверобоя продырявленного, травы омелы белой, цетрарии, корневищ пырея ползучего, корня алтея лекарственного, листьев березы и черники обыкновенной. Заваривают 1 чайную ложку смеси как чай, кипятят 3 минуты, настаивают 10 минут. Пьют теплым до еды 2 раза в день с медом. Принимают после операции по поводу рака желудка в течение 3 месяцев.

586. Берут 50 г соцветий бодяка полевого, 35 г корней лопуха большого, 25 г соцветий лопуха большого, 10 г корневищ аира болотного, 5 г почек тополя черного, заливают 1 л кипятка, настаивают 30 минут, процеживают. Принимают с медом по 1 стакану 3 – 4 раза в день. Курс лечения до 2 месяцев.

Профилактическая диета Национального Онкологического Института США

Принципы профилактической противораковой диеты разрабатываются во всех странах, в некоторых из них, например в США, Японии, Австралии, Англии, Южной Африке, они широко популяризируются среди населения.

Считается, что реальная и посильная задача нынешней медицины – научиться направлять иммунологические силы организма на борьбу против опухолевого процесса. Зависимость нашего организма от продуктов питания в борьбе с опухолями – факт очевидный, и задача рационализировать питание является вполне посильной для каждого.

Существует представление, что есть прямая связь между характером питания и злокачественным новообразованием. Такие органы, как молочная железа у женщин, предстательная железа у мужчин, а также желудок и кишечник богаты жировой тканью. А именно жировая ткань способна приобретать свойства гормональной железы, и тогда образующиеся гормоноподобные соединения жировой ткани приобретают свойства канцерогенов.

Признано во многих национальных институтах онкологии, что на возникновение опухолей влияют условия внешней среды, и в сфере этого влияния главным является питание.

Существует взаимосвязь между правильным и достаточным по качеству питанием и уменьшением риска заболеть раком.

Следует, однако, помнить, что в самих продуктах питания могут содержаться канцерогенные, то есть способствующие опухолевому процессу, вещества. Такими веществами изобилуют следующие продукты: жареные зерна кофе, сухофрукты, высушенные на открытом пламени, в дыму, выпеченный хлеб, копченая дымом колбаса, рыба, мясо, а также жиры многократного использования.

Окружающая среда также во многих местах загрязнена полициклическими ароматическими углеводами (бензапирен, например), которые имеют канцерогенное действие. Такие соединения содержатся в подсолнечном масле, хлебе, организме морских животных. Немалую вредность для человека составляют гормональные препараты, используемые для ускоренного нарастания массы животных, птиц. Эти вещества содержатся в знаменитых окорочках и мясных продуктах западных фирм, щедро поставляемых в страны постсоветского пространства и отвергаемых в странах-производителях информированным населением.

Однако продукты питания следует рассматривать не только как возможный источник канцерогенов, но и оценивать их по содержанию веществ, препятствующих возникновению опухолевых процессов. Именно последним и принадлежит важная профилактическая роль в противодействии опухолевым процессам.

Явным и подтвержденным противоопухолевым действием обладают: каротин, витамины B_1, B_2, B_6, йод, магний, железо, аскорбиновая кислота, витамин Е (токферолы), селен, кальций, витамин Д.

Все продукты, богатые указанными веществами, могут быть отнесены к разряду профилактических в отношении онкологических заболеваний.

Полезные советы:

- Уменьшите потребление жира до 30% ежедневного калоража питания.
- Удвойте потребление волокон (клетчатки) от 25 до 35 г в день.
- Широко включайте в свой рацион кочанную, цветную, брюссельскую капусту, турнепс, репу, редис.
- Употребляйте больше продуктов с витаминами А и С.
- Не употребляйте алкоголь!
- Не курите!
- Мясные продукты готовьте в духовке или микроволновой печи.

Пример профилактической диеты (по данным Национального Онкологического Института США):

1-й день

Завтрак

Раздробленная пшеница
Апельсин
Простой йогурт
Снятое молоко
Кофе

Обед

Тунец (консервы)
Майонез
Салат из листьев кресс-салата, редиса, сельдерея (заправки для салатов без жира)
Чай со льдом

Полдник

Молоко снятое
Сухие крекеры

Ужин

Вареная говядина
Вареный картофель
Горошек
Фруктовый салат

2-й день

Завтрак

Каша без заправки
Молоко снятое
Грейпфрут
Тост с корицей
Яблочное масло
Кофе

Обед

Салат из кресс-салата, свежего шпината, свежего помидора, сельдерея, салатной заправки
Яблоко
Ржаные крекеры
Нежирный творог
Апельсиновый сок

Полдник

Голубика
Йогурт нежирный

Ужин

Белое мясо индейки
Хлеб
Зеленые бобы
Початок кукурузы
Маргарин

3-й день

Завтрак

Рисовые лепешки
Ванильный йогурт
Поджаренная проросшая пшеница
Свежая клубника
Маргарин
Молоко снятое
Кофе

Обед

Бутерброд с индейкой (грудка индейки, тосты из зерен пшеницы)
Зеленый горошек
Морковь
Перец зеленый
Простой йогурт

Полдник

Банан

Ужин

Вареная на пару камбала, политая лимонным соком
Размятые желуди с яблочным соусом
Аспарагус
Хлеб грубого помола с джемом
Молоко снятое

4-й день

Завтрак

Дробленая пшеница
Молоко снятое
Персиковый компот

Нежирный творог

Кофе

Обед

Консервированный тунец, смешанный с майонезом

Пшеничные крекеры

Салат с обезжиренной заправкой

Полдник

Яблочный сок

Шербет

Свежая клубника

Ужин

Постная жареная говядина

Хлеб грубого помола

Кетчуп

Готовая горчица

Лук

Нарезанный сельдерей

Морковь

Початок кукурузы

Молоко снятое

5-й день

Завтрак

Овсянка без заправки

Грейпфрут

Нежирный фруктовый йогурт

Молоко снятое

Кофе

Обед

Салат из кресс-салата, индюшачьей грудки, нарезанного лука, сельдерея, зеленого перца, салатной заправки

Банан

Охлажденный чай

Полдник

Печеное яблоко

Молоко снятое

Ужин

Сваренные на пару морские гребешки

Овощная смесь (коричневый рис, морковь, капуста брокколи, имбирный соус)

Хлеб грубого помола

Маргарин

6-й день

Завтрак

Каша из готовой смеси

Молоко снятое

Хлеб грубого помола

Джем

Апельсин

Кофе

Обед

Салат из куриной грудки без кожи, сваренных холодных макарон, майонеза, зеленого перца, красного перца, лука

Холодный чай

Полдник

Лимонный йогурт

Ужин

Постное жареное мясо

Печеная сладкая картофелина

Капуста брокколи

Чайная ложка маргарина

Фруктовый салат

Шербет

7-й день

Завтрак

Глазированный рогалик с двумя ложками яблочного масла

Нежирный йогурт

Кофе

Обед

Салат из кресс-салата, свежего шпината, моркови, петрушки, зеленого перца, малокалорийной заправки

Хлеб грубого помола

Маргарин

Нежирный творог

Апельсиновый сок

Полдник

Дыня

Свежая клубника

Ужин

Устрицы
Зеленые бобы
Луковый суп
Хлеб грубого помола
Маргарин
Печеный картофель
Цветная капуста
Нежирный йогурт

Как видно из вышеприведенного примерного меню, не все продукты имеются в нашем повседневном обиходе. Но аналогично приведенным ингредиентам можно использовать те, которые более характерны для нашего населения: куриное мясо или телятину вместо индюшатины, кальмары вместо морского гребешка, а также использовать свеклу, топинамбур, огурцы, фасоль, сою, кефир, простоквашу, ряженку и др.

Поэтому Читателю в подборе пищи для профилактики опухолевых заболеваний следует ориентироваться, прежде всего, на вышеуказанные авторами рекомендации в соответствии с реальными возможностями использования отечественных продуктов питания.

В странах СНГ в настоящее время широкое распространение нашло использование различных пищевых добавок импортного производства. В частности, полезными могут быть пищевые добавки из группы антиоксидантов, которые воздействуют на иммунную систему, что важно для профилактики опухолей.

Приведем описание некоторых пищевых добавок.

Бета-каротин

Получают из морского растения, является натуральным бета-каротином. Мощный антиоксидант, превращающий свободные радикалы молекул кислорода в обычные молекулы кислорода. Способствует сохранению в организме витамина С. Производится в капсулах, каждая из которых содержит 15 мг натурального бета-каротина и несколько каротиноидов.

Принимается по 1 – 2 капсулы в день во время приема пищи.

Мульти-каротин

Улучшает клеточный обмен, а также противодействует свободным радикалам. Мульти-каротин обеспечивает значительно

большую питательную поддержку клеткам, в сравнении с просто бета-каротином, так как в нем присутствуют каротиноиды, схожие с содержащимися в моркови.

Принимается по 1 – 2 капсулы в день во время приема пищи в качестве диетической добавки.

На курс используется 60 капсул.

Супер Си

Натуральный продукт, содержащий аскорбат кальция и лимонные биофлавоноиды, улучшающие абсорбцию витамина С. В продукте также содержится гесперединн, поддерживающий в здоровом состоянии коллаген (белок соединительной ткани), а также рутин, который оказывает укрепляющее действие на стенки кровеносных сосудов и поддерживает их эластичность.

Препарат обладает способностью превращать окисленный витамин Е в нормальный, улучшает усвояемость антиоксиданта селена, усиливает естественные защитные функции организма.

Принимается по 1 – 2 капсулы в день во время приема пищи в качестве диетической добавки.

На курс используется 60 капсул.

Экстракт из виноградных зерен (Грэйп Сид Экстракт)

Натуральный продукт, содержащий мощные антиоксиданты – проантоцианиды. Добавка изготавливается из зерен винограда, произрастающего во Франции и Италии. В препарате в высокой концентрации содержатся биофлавоны – протоантоцианиды. Последние обладают способностью укреплять стенки кровеносных сосудов и улучшать периферийную циркуляцию крови, повышают сопротивляемость, уменьшают усталость глаз.

Селект-Е

Пищевая добавка из пищевых источников, которая улучшает функционирование сердечно-сосудистой системы, противодействует окислению жира и холестерина. Представляет собой смесь токоферолов, аналогичную по составу витамину Е, содержащемуся в пищевых продуктах. Используется в качестве диетической добавки по 1 – 2 капсулы в день во время еды. На курс используется 60 капсул.

Ультра Антиоксиданс

Обеспечивает естественную защиту клеток организма. Содержит высокоэффективные экстракты зеленого чая, куркумы, чертополоха и черники. Содержит полный набор основных "за-

щищающих" витаминов, микроэлементов и питательных веществ, включая бета-каротин, витамины С и Е, селен, биофлавоноиды.

Принимается в качестве диетической добавки по 1 таблетке 2 раза в день после еды.

Зеленый чай

Защищает иммунную систему, повышает усвоение крахмала и сахара, способствует росту количества полезных для организма бактерий в желудочно-кишечном тракте. Более 5000 лет японцы и китайцы, отличающиеся долголетием, пьют зеленый чай, который помогает им сохранить отменное здоровье на многие годы.

Потребление неферментированного чая оказывает противораковое воздействие, благодаря содержащимся в нем полифенолам и галокатехинам. Зеленый чай противодействует пищевой аллергии, способствует росту полезных бактерий в пищеварительном тракте и помогает бороться с инфекцией.

Зеленый чай расфасовывается в *капсулы* (продукт Эмеральд Грин Ти), принимается 1 – 3 раза в день во время еды.

Применение растительных антиоксидантных пищевых добавок в указанном виде облегчает обеспечение организма противораковыми компонентами естественного происхождения, способствует оздоровлению.

Побеждать целлюлит – предупреждать опухоли

Нельзя развязать узел, не зная как он завязан.

Аристотель

Известно, что целлюлит развивается при повреждении жировой ткани, чему способствуют несколько основных факторов: недостаточность кровоснабжения тканей, неудовлетворительный отток внутритканевой жидкости через вены и лимфатическую систему.

Итак, целлюлитная ткань плохо снабжается кровью. Относительный недостаток кровоснабжения и кислородного снабжения приводит к накоплению метаболитов, некоторые из которых, как мы уже отмечали, могут стимулировать клеточный рост, в том числе и опухолевый. Кроме того, химические веще-

ства, пестициды и другие вредные элементы, содержащиеся в потребляемых продуктах питания и воде, задерживаются в жировой ткани, которая таким образом защищает другие ткани от их вредного воздействия.

Скорость прохождения жиром метаболического цикла зависит от снабжения тканей кислородом и питательными веществами, а также от количества жировыводящих рецепторов на определенном участке тела. Таким путем жировая ткань, обильно снабжаемая кровью, легко сжигается, если организм испытывает потребность в дополнительной энергии. При ограничении целлюлитной ткани соединительно-тканными прослойками и ухудшении ее кровоснабжения в ткани попадает недостаточное количество крови, и жир просто не может быть использован организмом. Так получается неподатливая масса недоступного изолированного жира – участок целлюлита.

Британский доктор Элизабет Дэнси выделяет ряд особенностей развития целлюлита, которые мы приводим ниже.

Помните!

- Недостаток кислорода в тканях приводит к накоплению токсичных продуктов жизнедеятельности – метаболитов.
- Токсические метаболиты наносят ущерб тканям.
- Недостаточное снабжение тканей кислородом способствует образованию вокруг жировых клеток толстых "пограничных" целлюлитных волокон.
- Недостаточное кровоснабжение не обеспечивает удаление жира из жировых тканей.
- Скопление токсических метаболитов в венах приводит к образованию арахидоновой кислоты и других вредных веществ, наносящих ущерб окружающим тканям.
- Арахидоновая кислота и другие вредные продукты жизнедеятельности клеток повреждают стенки вен, истончая их.
- Истонченные вены пропускают кровь и тканевую жидкость в ткани, что приводит к их воспалению.
- Увеличенное венозное давление способствует возникновению варикоза, вздутию и разрыву вен.
- Варикоз, вздутые и лопнувшие вены приводят к целлюлиту.
- Лимфатическая жидкость содержит белки, которые при замедлении ее тока могут отделяться от жидкости и образовывать желеобразную массу.

• В загустевшей лимфатической жидкости образуются толстые грубые волокна, которые утолщаются еще больше при воздействии фибробластов.

• Волокна окружают жировые клетки и в конечном итоге могут образовывать стеатомы.

• Жировые клетки не могут отдать содержащийся в них жир, когда организму требуется дополнительная энергия.

• Целлюлит постоянно прогрессирует и борьба с ним требует значительных усилий.

Наиболее часто у женщин целлюлитом поражаются ягодицы, бедра и колени, но он может развиваться и на животе, затылке, предплечьях. Больше возможностей заболеть целлюлитом имеют полные люди, хотя этот процесс может развиться и у худощавых. В развитии целлюлита имеет значение избыточное потребление жиров, углеводов, нерегулярное питание с употреблением чипсов, шоколада и печенья. Недостаток микроэлементов, избыток соли и воды, употребление алкоголя – вот еще дополнительные факторы, способствующие развитию целлюлита. Считают, что употребление искусственных пищевых продуктов, таких как красители, ароматизаторы, консерванты, пестициды, искусственные заменители сахара, гормонов также положительно сказываются на развитии этого процесса.

Обратим внимание Читателя на растительные средства, используемые при лечении целлюлита. Следует отметить, что они имеют вспомогательное значение, наряду с диетическими усилиями, активностью, физическими упражнениями и др.

Дикий каштан – Centella asiatica

Используются экстракты в виде гелей, мазей, кремов, таблеток. Рекомендуется для лечения застарелого целлюлита со множественными очагами, целлюлита плечевого пояса, для лечения заболеваний вен, при накоплении жидкости в тканях. Экстракт растения действует на фибробласты, стимулируя образование нормальной фиброзной ткани и уменьшая выработку анормальных коллагенов, келлоидной рубцовой ткани и склеродермы, встречающихся в целлюлитной ткани.

Экстракт дикого каштана особенно полезен при лечении запущенных формах целлюлита, при насыщении ткани ног фиброзной тканью, жидкостью и жиром, а также при наличии очагов целлюлита на руках, ягодицах и животе.

Ламинария и фукус пузырчатый – Laminaria saccharina et Fucus vesiculosus

Используются для лечения отечных тканей; запоров, нерегулируемого набора веса.

Морские водоросли богаты йодом, который, как известно, стимулирует активность щитовидной железы, регулирующей темп обмена веществ в организме. Известно также то, что именно гормоны щитовидной железы являются естественными противоопухолевыми средствами. Статистика свидетельствует о том, что практически не встречаются опухоли у лиц с повышенной функцией щитовидной железы, и запатентован способ профилактики злокачественных опухолей методом насыщения организма гормонами щитовидной железы.

Ламинария и фукус содержат также растительный клей, слизистое вещество, которое оказывает противозастойное действие при пероральном употреблении. Растительный клей способствует выведению из организма избытка жидкости, что особенно полезно в случаях перенасыщения ею тканей. Водоросли облегчают прохождение пищи по кишечнику и тем самым благоприятствуют лечению запоров, вздутия живота и заболеваний органов пищеварения.

При использовании таких водорослей следует придерживаться дозировки, избегая ее превышения из-за наличия йода.

Гинкго двулопастной – Ginkgo biloba

Родиной этого дерева является Китай, встречается в ботанических садах Крыма и Кавказа, в заповедниках Великобритании И Канады. Листья дерева и семена в последнее время широко используются для изготовления растительных биодобавок и препаратов, популярность которых ширится и возрастает во всем мире. Препараты из гинкго используют, прежде всего, для лечения больных вен, задержки жидкости, утолщения ног, самопроизвольно возникающих нарушений целостности сосудов (синяки). Гинкго содержит активные компоненты (гинкго гетеросиды), укрепляющие малые вены, однако, в отличие от препаратов каштана конского, они не влияют на деятельность фибробластов.

Препараты гинкго производятся фирмой Нутри Пауэр и др. в капсулах типа "Гинкго билоба", "Гинкго Фитосом", "Сэкью-Эйд", "Эктив-Майнд", "Сэкьюлейшн Гинкго".

Красный виноград – Vitis Vinifera

Используется для получения экстрактов из плодов, листьев, кожуры, коры и виноградной лозы. Растение содержит флавоноиды и танины, укрепляющие стенки малых вен и лимфатических узлов, и тем самым улучшающие отток крови от ног. Полезное действие оказывают как съедобные части винограда, так и таблетки, приготовленные из экстрактов всего растения. Обычно указания по применению биодобавок из винограда имеются на упаковке препарата.

Артишок – Cynara scolymus

Обычно рекомендуется для лечения запоров, которые, как известно, создают условия для самоинтоксикации и стимуляции атипического деления клеток, то есть ракового процесса. Следовательно, все усилия по нормализации стула и регулярности отправлений необходимо расценивать как противоопухолевое действие. Кроме того, артишок, по ряду указаний, очень полезен в лечении целлюлита. Блюда и вытяжки из артишока активизируют деятельность кишечника, способствуют выведению из организма токсинов, солей, тяжелых металлов, радионуклидов. Воздействуя на печень, препараты и блюда из артишока стимулируют вывод продуктов жизнедеятельности организма из ее тканей, а также оказывают мочегонное действие и ускоряют вывод из организма избыточной жидкости. Кроме того, артишок способствует выведению жира из жировых клеток, и потому его использование целесообразно при ожирении и целлюлите, для профилактики опухолевых заболеваний.

За рубежом артишок продается в магазинах здоровой пищи, а вытяжки из него – в аптеках в виде таблеток. Очищающее действие препаратов на печень очень активно, и при патологии этого органа следует начинать лечение с малых доз препаратов артишока.

При целлюлите инъекции из препаратов артишока делаются непосредственно в поврежденные целлюлитом ткани.

Хвощ лесной

Зеленое растение, относится к семейству папоротников и наиболее часто встречается на заболоченных местностях. Характерно, что в составе стебля растения содержится кремний. Этот минерал в неорганической форме бесполезен для организма человека, однако в растениях, прежде всего в хвощах, присутству-

ет органический кремний, который легко усваивается организмом и признан в настоящее время одним из важнейших микроэлементов. Кремний укрепляет стенки малых артерий и вен, также способствует восстановлению их внутренней поверхности, поврежденной действием свободных радикалов и холестерола. Кремний обладает целительным действием при целлюлите и используется за рубежом как гомеопатический препарат или в виде инъекций в ткани, пораженные целлюлитом.

Хвощ полевой

Широко используется в народной медицине как средство для регуляции состояния мелких сосудов почек и периферических тканей, как мочегонное средство, известен также как противоопухолевое растение. Действие препаратов хвоща полевого идентично средствам из хвоща лесного. Трава зарегистрирована официально и отпускается аптечной сетью.

Завершая книгу, авторы считают своим долгом напомнить, что главным средством полноценного и стойкого здоровья является сохранение нормального обмена веществ, активности иммунной системы, а это возможно только, прежде всего, при ведении здорового образа жизни, при адекватном преодолении стрессов и разумном пользовании теми благами, которыми располагает матушка-природа, частью которой является разнообразнейший мир растений – наших вдохновителей, целителей, нашей здоровой и защищающей пищи!

Приложение 1.

Дозирование растений
(*количество граммов сырья в 1 столовой ложке*).

Кора калины – 10
Кора дуба – 10
Кора крушины – 10
Корень алтея – 3
Корень одуванчика – 10
Корень солодки – 10
Корень щавеля – 20,5
Корень девясила – 16
Корни кровохлебки – 3
Корни валерианы – 8
Корни синюхи – 3
Кукурузные рыльца – 3,3
Листья барбариса – 10
Листья брусники – 3
Листья крапивы – 5
Листья мать-и-мачехи – 5
Листья мяты – 10
Листья подорожника – 5
Листья толокнянки – 10
Листья трилистника – 10
Листья шалфея – 5
Плоды аниса – 15
Плоды боярышника – 15
Плоды калины – 5
Плоды тмина – 10
Плоды можжевельника – 10
Плоды укропа – 5
Плоды фенхеля – 5
Плоды черемухи – 10
Плоды шиповника – 10
Почки березы – 20
Почки сосновые – 10
Соплодия ольхи – 5
Цветки боярышника – 5
Цветки бузины черной – 5
Цветки липы – 3,5
Цветки календулы – 10
Цветки ромашки – 2,5
Цветки тысячелистника – 7,5
Трава перца водяного – 10
Трава горца почечуйного – 10
Трава горца птичьего – 5
Трава душицы – 5
Трава пастушьей сумки – 5
Трава полыни горькой – 5
Трава сушеницы топяной – 5
Трава фиалки трехцветной – 5
Трава хвоща полевого – 5
Трава череды – 3,3

Литература

1. **Балицкий К. П., Воронцова А. Л.** «Лекарственные растения и рак». – Киев: Навукова думка, 1982.
2. **Болтарович З. Е.** «Народная медицина украинцев». – Киев: Навукова думка, 1990.
3. **Гродзинский А. М.** «Лекарственные растения». – Киев, 1989.
4. **Йорданов Д. и др.** «Фитотерапия». – София, 1970.
5. **Жигар М. П., Николайчук Л.В.** «Мир целебных корней». – Минск: Ураджай, 1991.
6. **Товстуха Е. С.** «Фитотерапия». – Киев: Здоровье, 1990.
7. **Николайчук Л. В., Козюк Е. С.** «Растения-целители». – Минск: Ураджай, 1996.
8. **Николайчук Л. В., Носаль И. М.** «Лекарственные растения и способы их применения в народе». – Киев: Госмедиздат, 1960.
9. **Ененко Ю. А., Гришина В. С. и др.** «Фитотерапия в онкологии». – Луганск: Изд-во Лугань, 1994.
10. **Решетняк В. В., Цигура И. В.** «Травник». – Харьков: Прапор, 1992.

ФАРМАЦЕВТИЧЕСКИЙ ЗАВОД "ГАЛЕН", АЛТАЙСКИЙ КРАЕВОЙ ФИТОЦЕНТР

Выпускает реабилитационные фитолектиновые комплексы, используя лучшие горно-алтайские травы, собранные на заповедных экологически чистых территориях и имеющих самый высокий рейтинг в мире.

Комплексы разработаны известным на Алтае и в Сибири врачом-онкологом ***Корепановым С.В.*** В основу положен тщательный анализ старинных и новейших рецептов, опыт Тибетской и народной медицины, а также результаты 30-летних исследований ученых биологов в области растительных лектинов (Киевский Государственный университет, Львовский Государственный медицинский институт, за что в 1998 году группа авторов была удостоена Государственной премии). В разработке оказывали помощь ботаники-профессионалы высокого класса, Московский онкологический НИИ им. А.П. Герцена, НПО "Алтайский онкологический центр" и специалисты в области молекулярной биологии.

Достижения науки в области растительных лектинов, научно-обоснованная оригинальная технология сбора, переработки, точная дозировка составов и биологическая совместимость трав позволили создать фитокомплексы, обеспечивающие высокую эффективность в организме.

Комплексы прошли клинические испытания на базе НПО "Алтайский онкологический центр" и НИИ фармакологии Томского научного центра Российской академии медицинских наук, где показали хорошие результаты.

Основу комплексов составляют активные и сочетаемые лектины. Лектины по своей природе – сложные металлосодержащие гликопротеины (сравнительно недавно открыты) и являются главными регуляторами внутри- и межклеточных процессов. Их основные функции:

- информационная – считывают информацию с эритроцитов,
- транспортная – перемещают углеводы, лекарства, иммуноглобулины, гормоны и т. д.,
- защитная – повышают деление Т и В лимфоцитов – важнейших компонентов имунной системы,
- подавляют развитие вирусов: гриппа, герпеса и т. д.,
- антиадгезивная и др.

При любом заболевании, химиотерапии, неблагоприятной экологической обстановке, а также после перенесенных стрессов, физических и психических нагрузок организм испытывает острый недостаток лектинов, что ведёт к функциональным расстройствам органов, тормозит обменные процессы, ведёт к воспалениям, снижает иммунитет, способствует зашлаковыванию тканей.

Выпускаемые комплексы «АЛФИТ» помогают качественному и количественному полноценному восстановлению лектинового спектра организма. Поэтому они действуют широкомасштабно и очень эффективны при:

- профилактике онкозаболеваний;
- коррекции кроветворной функции и предупреждения осложнений при химиолучевой терапии онкобольных (значительно повышает эффективность традиционной противоопухолевой терапии);
- профилактике и лечении мастопатий;
- повышении иммунитета;
- профилактике и лечении трофических поражений кожи, незаживающих ран и язв, ожогов, несрастания костей,

гастритов, колитов, воспалительных процессов почек, печени, бронхов, лёгких;

- выведении избытка солей при подагре, остеохондрозе, артрозах;
- отёках сердечного и почечного происхождения;
- профилактике и лечении ОРЗ, гриппа, герпеса и других вирусных инфекций, а также лицам с пониженным иммунитетом и хроническими формами бактериальных и вирусных инфекций;
- профилактике и лечении заболеваний щитовидной железы и сахарного диабета;
- восстановлении потенции мужчин и др.

Комплексы прошли клинические испытания на базе НПО «Алтайский онкологический центр», НИИ фармакалогии Томского научного центра Российской академии медицинских наук, НИИ микробиологии МО РФ. Имеется множество хороших отзывов врачей и больных о результативности выпускаемых препаратов. По оценке Международного симпозиума по лектинологии (Лондон, июль 1999 г.) мировых аналогов комплексам «АЛФИТ» не существует.

Комплексы различной направленности, выпускаются в виде мелкоизмельченных брикетированных трав, рассчитанных на утренний (“АЛФИТ-1”) и вечерний (“АЛФИТ-2”) приемы.

СПОСОБ ПРИМЕНЕНИЯ:

«Алфит-1»: 1 брикет залить 0,5-1 стакана кипятка. Настаивать 10-15 мин. «Водяной бани» не требуется. Принимать утром по 0,5-1 стакана тёплого настоя за 30 мин. до еды. Выпитый осадок усиливает действие. «Алфит-1» оказывает мягкое тонизирующее действие.

«Алфит-2»: применяется вечером за 30 мин. до еды по той же схеме.

Стоимость месячного курса намного меньше похожих по действию препаратов, выпускаемых за рубежом. Каждый комплекс рассчитан на 30 дней. Состав комплексов указан на упаковке.

Все выпускаемые комплексы имеют регистрационные удостоверения Минздрава, протоколы соответствия, протоколы радиационной и экологической безопасности.

Справки можно получить у представителя по Центральной и Восточной Европе в г. Минске:

213-01-99. Код (017) или (1037517);

E-mail: pb8560@mail.ru или pb8560@usa.net

ЗАИНТЕРЕСОВАНЫ В РЕГИОНАЛЬНЫХ ПРЕДСТАВИТЕЛЯХ

Внимание: Сырьё, из которого изготовляются комплексы, собрано на особых локальных территориях, имеющих подложку реликтового кремния. Поэтому оно обладает высочайшей биологической активностью. Кроме этого, в основу изготовления положены технологические ноу-хау производителя. Не зная зон произрастания, точного астрологического времени сбора сырья, ноу-хау изготовления и точную дозировку каждого компонента, повторить комплексы невозможно, даже зная состав.

Остерегайтесь подделок!

НАПРАВЛЕННОСТЬ И ОСНОВНЫЕ ПОКАЗАНИЯ ВЫПУСКАЕМЫХ КОМПЛЕКСОВ «АЛФИТ»

Направленность: **ИММУННОМОДУЛИРУЮЩИЙ**

Обладает общеукрепляющим, профилактическим противоопухолевым, иммунномодулирующим действием

Основные показания:

- Профилактическое противоопухолевое средство.
- Дополнительный общеукрепляющий компонент в лечении онкологических больных на всех этапах.
- Реабилитационное средство после перенесенных болезней и операций.
- Регулятор обмена веществ (особо рекомендуется при сахарном диабете, диатезах).
- Мягкий корректор иммуннодефицитных состояний (особо рекомендуется в группе часто и длительно болеющих детей).
- Эффективное антистрессовое средство.
- Эффективное средство для профилактики и лечения гриппа и герпеса.
- При мастопатии, миомах, хронических гинекологических заболеваниях.
- При простатитах у мужчин.

Направленность: **МАСТОПАТИЙНЫЕ**

Улучшение обмена веществ, тропность к молочной железе, седативная направленность трав обеспечивают клинический эффект мастопатийного сбора

Основные показания:

- Лечение фиброзно-кистозной мастопатии, масталгии.
- Профилактика мастопатий.
- Реабилитация после перенесенных послеродовых маститов.

Направленность: **ПЕЧЕНОЧНЫЕ**

Обладает желчегонным и гепатопротекторным (улучшающим работу печени) действием

Основные показания:

- Заболевания печени и желчного пузыря (гепатиты, холангиты, холецеститы, циррозы, рак печени).
- Защитное и реабилитационное средство для печени при массивном медикаментозном лечении заболеваний других органов и систем, интоксикациях различной этиологии.

Направленность: **ДЛЯ ЛЕЧЕНИЯ И ПРОФИЛАКТИКИ ЗАБОЛЕВАНИЙ ЩИТОВИДНОЙ ЖЕЛЕЗЫ**

Высокое содержание йода, биологически активных веществ и микроэлементов обеспечивают лечебный эффект сбора в случаях нарушений функции щитовидной железы, вызванных недостатком йода, а также при миомах и мастопатиях. Нормализует обмен веществ, обусловленный дисфункцией щитовидной железы

Основные показания:

- Используется как дополнительное средство для лечения заболеваний щитовидной железы и профилактике зоба.
- Гиперплазия щитовидной железы.
- Недостаток йода в пище.
- Миомы.
- **Мастопатии.**

Направленность: **ДЛЯ ЛЕЧЕНИЯ ПРОСТАТИТА**

Обладает противовоспалительным, уросептическим, умеренным мочегонным действием. Мягко стимулирует потенцию. Тропность к предстательной железе обеспечивает клинический эффект фитосбора:

Основные показания:

- Улучшается кровообращение, обмен веществ в предстательной железе.
- Улучшается секреция и состояние сока предстательной железы (уменьшается количество лейкоцитов, увеличивается количество лецитиновых зерен).
- Стимулируется действие половых желез (опосредованно через центральную и вегетативную нервную системы).

*** Заболевания предстательной железы различной этиологии:**

- острые простатиты (как дополнительный компонент лечения);
- хронические простатиты;
- **профилактика аденомы простаты.**

  Фитосборы не заменяют антибактериальных препаратов при лечении специфических простатитов

***Направленность:* ДЛЯ ЛЕЧЕНИЯ И ПРОФИЛАКТИКИ САХАРНОГО ДИАБЕТА**

Стимулирует выработку инсулина в организме, обладает сахароснижающим действием, регулирует углеводный обмен, повышает общую резистентность организма. Кроме того, компоненты сборов, содержащие глициферровую кислоту, придают настою сладкий вкус, не увеличивая при этом содержания сахара

Основные показания:

- Профилактика сахарного диабета.
- Лечение сахарного диабета.
- Лечение заболеваний поджелудочной железы (хронические панкреатиты, опухоли, кисты), обуславливающих снижение выработки инсулина.

***Направленность:* ПОЧЕЧНЫЕ**

Обладает противовоспалительным, мочегонным, уросептическим действием. Нормализует капиллярную проницаемость почечных клубочков. Диуретическое действие не сопровождается сколько-нибудь существенным выделением с мочой калия

Основные показания:

- **Заболевания почек и мочевыводящих путей:** хронический пиелонефрит, **гломерулонефрит** (под наблюдением врача), **почечнокаменная болезнь;**
  - острые циститы;
  - хронические циститы.
- **Как дополнительное средство** может применяться при:
  - остром пиелонефрите;
  - туберкулезе почек и мочевого пузыря;
  - онкологических заболеваниях почек и мочевыводящих путей.
- **Гестозы.**
- **Отеки сердечного и почечного происхождения.**

***Направленность:* ДЛЯ ЛЕЧЕНИЯ И ПРОФИЛАКТИКИ АЛЛЕРГИИ**

Обладает противогистаминным действием, снимает спазм сосудов, уменьшает проницаемость стенок капилляров, снижает отечность тканей. Обладает противовоспалительным и обезболивающим эффектом, а при применении местно – регенерирующей способностью

Основные показания:

- Профилактика аллергии.
- Лечение аллергии: крапивницы, сенной лихорадки, сывороточной болезни, геморрагических васкулитов, вазамоторных ренитов, зудящих дерматозов, аллергических конъюнктивитов, бронхиальной астмы, экзем и других типов аллергий.
- Для уменьшения гипотензивного действия гистамина.

Направленность: ЖЕЛУДОЧНО-КИШЕЧНЫЕ

Обладает противовоспалительным, спазмолитическим, обезболивающим, обволакивающим, регенерирующим действием по ходу всего желудочно-кишечного тракта, легким слабительным действием. Нормализуют кислотность желудочного сока

Основные показания:

- Хронические гастриты с нарушенной кислотностью.
- Обострение хронического гастрита.
- Эрозивно-язвенные гастриты.
- Язвенная болезнь желудка и двенадцатиперстной кишки.
- Дуодениты.
- Хронические этороколиты, колиты.

Направленность: ЛЕГОЧНЫЕ

Обладает противовоспалительным действием, способствует активному отделению мокроты в регенерации мерцательного эпителия

Основные показания:

- Острые респираторные заболевания.
- Фарингиты.
- Бронхоэктатическая болезнь.
- Трахеобронхиты.
- Пневмонии.
- Туберкулез (как дополнительное средство), онкозаболевания (как дополнительное средство).

Направленность: ПРОТИВОВОСПАЛИТЕЛЬНЫЕ, КРОВООСТАНАВЛИВАЮЩИЕ

Основные показания:

- Кровотечения различной этиологии и локализации (маточные, легочные, желудочно-кишечного тракта).
- Воспалительные процессы гениталий.
- Реабилитация в постабортный и послеродовой периоды.
- Смягчение побочных действий внутриматочных контрацептивов (ВМС).
- Неспецифические кольпиты (местно).

Направленность: СЕРДЕЧНЫЕ

Улучшает метаболические процессы в миокарде, коронарное кровообращение. Обладает мягким кардиотоническим, мочегонным, седативным и гипотензивным действием

Основные показания:

- Ишемическая болезнь сердца.
- Миокардиодистрофии различного генеза.
- Кардионевроз.
- Нейроциркуляторная дистония при явлениях сердечной недостаточности.

Направленность: ТОНИЗИРУЮЩИЕ

Обладает тонизирующим общеукрепляющим действием, нормализует пониженное артериальное давление. Усиливает потенцию у мужчин

Основные показания:

- Кровотечения различной этиологии и локализации (маточные, лёгочные, желудочно-кишечного тракта).
- Воспалительные процессы гениталий.
- Реабилитация в постабортный период.
- Послеродовой период.
- Смягчение побочных действий внутриматочных контрацептивов.

Направленность: ГИПОТЕНЗИВНЫЕ

Снижает артериальное давление, обладает успокаивающим действием

Основные показания:

- Гипертоническая болезнь.
- Любые формы симптоматической гипертензии.
- Нейроциркуляторная дистония.

Направленность: СЕДАТИВНЫЕ

Обладает седативным (успокаивающим) и легким гепотензивным действием, дает положительные результаты у больных с функциональными расстройствами ЦНС и вегетативной нервной системы, в климактерическом периоде

Основные показания:

- Раздражительность.
- Эмоциональная лабильность.
- Переутомление.
- Нарушение сна.
- Нарушение настроения.
- Климактерические расстройства.
- Кардионеврозы.
- Нейроциркуляторная дистония.
- Психосоматические расстройства.
- Абстинентный синдром.

Направленность: ДЛЯ СНИЖЕНИЯ ВЕСА

Обладают анорексическим действием (снижающим аппетит). Мягкое мочегонное и слабительное действие усиливает обменные процессы, что способствует снижению веса

Основные показания:

- Алиментарное ожирение.
- Адипозогинетальное ожирение (дополнительное средство).
- Булимия (повышенный аппетит).
- Снижение избыточного веса.

Направленность: СЛАБИТЕЛЬНЫЕ

Действует на химорецепторы толстой кишки, усиливая её моторику за счёт действия натрагликозидов. Действие проявляется через 8-10 часов

Основные показания:

- Острые запоры.
- Хронические запоры.
- Хронический спастический колит.
- Долихосигма (сегментальная).

Направленность: ВИТАМИННЫЙ

Содержит физиологически сбалансированный комплекс витаминов (А, B_1, B_2, С, Е, РР, К) и микроэлементов (Cu, Fe, Mn и т.д.). Оказывают общеукрепляющее и иммуномодулирующее действие. Обладают приятным вкусом и ароматом

Основные показания:

- Восполняет витаминную и минеральную недостаточность.
- Нормализует обмен веществ, снижает уровень холестерина в крови.
- Используется для профилактики и лечения простудных заболеваний.
- Хорошее средство для реабилитации после перенесенных тяжелых заболеваний и операций.
- Способствует выводу из организма тяжелых металлов и токсинов.

Содержание

Для записей

Научно-популярное издание

Николайчук Лидия Владимировна
Зубицкая Наталья Петровна
Козюк Елена Степановна

РАСТЕНИЯ В ЛЕЧЕНИИ И ПРОФИЛАКТИКЕ ОПУХОЛЕЙ

Ответственный за выпуск
А.П. Астахов

Подписано в печать 13.11.2000. Формат 84х108/32. Бумага газетная. Гарнитура "Таймс". Печать офсетная. Усл. печ. л. 11,76. Тираж 11 000 экз. Заказ 2921.

Налоговая льгота – Общегосударственный классификатор Республики Беларусь ОКРБ 007-98, ч.1; 22.11.20.600.

Издательство «Современное слово», лицензия ЛВ № 132
от 23.12.97 г. 220117, г. Минск, проспект газеты «Известия», 43.
Тел./факс в Минске (017) 242-07-52, 230-31-42, 266-34-39;
в Москве (095) 171-28-13, 170-06-50.

Отпечатано с оригинал-макета заказчика в типографии издательства «Белорусский Дом печати». 220013, г. Минск, проспект Ф.Скорины, 79.